JN000109

全国在宅医療テスト
公式問題集

たんぽぽ先生の 在宅報酬 〔改訂版〕

Q&A

2022年度 診療報酬改定 完全対応

たんぽぽクリニック
永井康徳 / 江篭平紀子 著
日経ヘルスケア 編

日経BP

はじめに

　本書は、2014年11月から2019年3月まで日経ヘルスケアで連載した「クイズ在宅報酬　教えて！ たんぽぽ先生」をベースに書籍化したもので、2016年7月に『たんぽぽ先生の在宅報酬算定マニュアル』の姉妹書として発行しました。その後、2018年度診療報酬・介護報酬同時改定を踏まえて内容をリニューアルし、同年7月に改訂版を出版しました。今回は2022年度診療報酬改定、2021年度介護報酬改定を踏まえて大幅なリニューアルとなりました。在宅医療の重要なテーマについて選択式の問題を出題し、分かりやすい解説を加えています。巻末には、全国在宅医療テストの実際の問題と解説も掲載しました。

　医療法人ゆうの森では、「全国在宅医療テスト」を毎年実施させていただいています。全国在宅医療テストは、北海道から沖縄まで全国の多くの人に受験していただき、2021年度は約2700人が受験するまでに規模が拡大しました。毎年、事業所単位で受験されるケースも多く、在宅医療制度の知識を年1回勉強して患者さんをマネジメントする知識の習得に大いに役立っていると思います。

　この全国在宅医療テスト（通常版）においては、『たんぽぽ先生の在宅報酬算定マニュアル第7版』が公式テキスト、本書が公式問題集という位置付けになります。本書では、解説部分に『在宅報酬算定マニュアル第7版』の関連ページを記載しており、セットで学習できるようにしています。また、読んで知識を学ぶだけでなく、問題を解くことで在宅報酬算定のポイントが実践的に分かり、理解が進むと考えています。現に、全国在宅医療テストの成績上位者の多くは、本書をうまく活用しています。在宅医療の現場で患者さんに適切に対応できる生きた知識が身に付きますし、解説も充実していますので、全国在宅医療テストの受験者には必携であり、在宅医療の多くの実践者の学びと研修に役立つものと確信しています。

　今後、多死社会を迎える日本で在宅医療は鍵となる医療です。ただ、報酬制度の複雑さから、患者さんに対して自信を持って真に必要な在宅医療をマネジメントできる人がなかなかいないのが現状です。本書の読者の方々が、それぞれの地域や事業所で、報酬算定に関するしっかりとした知識を身に付け、患者さんのマネジメントの核となり、質の高い在宅医療の普及の一翼を担ってくれることを夢見て私たちは本書を作りました。皆様のお役に立てることを願っております。

※全国在宅医療テストの受験は、医療法人ゆうの森のウェブサイト（http://www.tampopo-clinic.com/）でお申し込みください。

2022年8月8日
医療法人ゆうの森　たんぽぽクリニック
永井 康徳

本書の使い方

- 本書は、図表をふんだんに盛り込んで「在宅医療の基礎の基礎」を分かりやすく解説した第1章の10ケースと、在宅報酬の算定等に関するクイズをまとめた第2～6章の51ケースを合わせた全61ケースで構成されています。まず第1章で、初めて在宅医療に携わる人でも理解しやすいよう、在宅報酬の仕組みの全体像を解説。第2章では、在宅医療の提供プロセスに沿って選択式のクイズを出題、次ページ以降に答えと解説を掲載しました。第3～5章はそれぞれ、「在宅診療（訪問診療など）の報酬」「訪問看護の報酬」「制度関連や高齢者施設・住宅、訪問リハビリの報酬」の分野ごとに、同じく選択式のクイズをまとめました。第6章では、医療法人ゆうの森が毎年実施している「全国在宅医療テスト」のビギナー版と通常版の過去問題（抜粋）と解説を掲載しました。

- 第1章で在宅報酬の仕組みを大まかに捉え、第2章で在宅医療の提供プロセスに沿って知識を学び、第3～5章で分野ごとの基礎知識を高め、その後、第6章で各基礎知識をどう組み合わせて在宅報酬を算定すべきかを学べます。

- 各章の区切りなどには、たんぽぽ先生である著者の永井康徳氏のコラムを掲載しました。同氏の「在宅医療の信条」がつづられています。

- 各設問の解説には、姉妹書である『たんぽぽ先生の在宅報酬算定マニュアル（第7版）』の該当ページを記したので、併読しながら習熟度を高めることが可能です。

［ 第2～5章の掲載例 ］

問題ページ

...... Question
報酬算定などに関する選択式クイズを出題します。
複数解答でお答えください

Question
2-4 訪問診療や往診などを
受けられる条件は？

● 訪問診療の対象は
患者の状態などによって変わります。
以下の中でその対象となるのは
どれでしょうか？　　　　　（複数解答）

❶ 訪問診療は、患者の求めに応じて患家を訪問して診療を行う

❷ 訪問診療の対象は、要介護認定を受けているか、身体障害者手帳の交付を受けている者に限られる

❸ 医師の配置義務のある施設の患者は原則、訪問診療の適応外となる

❹ 介護老人保健施設は、併設医療機関以外の医療機関による往診料、在宅療養指導管理材料加算の算定のみ認められる

❺ 医療機関の所在地と患家の所在地の距離が16kmを超える場合、特殊な事情などがあるケースを除いて往診料や在宅患者訪問診療料を算定できない

51

解説ページ

Character & Explanation

さくらさんとあすなろくんが疑問をぶつけ、
たんぽぽ先生がそれに答える会話形式で解説します

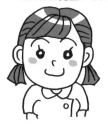 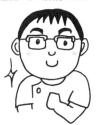 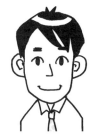

新人看護師 さくらさん
入職1年目。患者へのより良い
在宅医療の提供を目指し勉強の毎日

重鎮 たんぽぽ先生
言わずと知れた本書の執筆者。
新人職員の教育には人一倍熱心

新人事務員 あすなろくん
入職1年目。一人前の事務員を
目指して日々奮闘中

Linkage

姉妹書『たんぽぽ先生の在宅報酬算定マニュアル（第7版）』の関連ページを記してあるので、併読しながら勉強できます

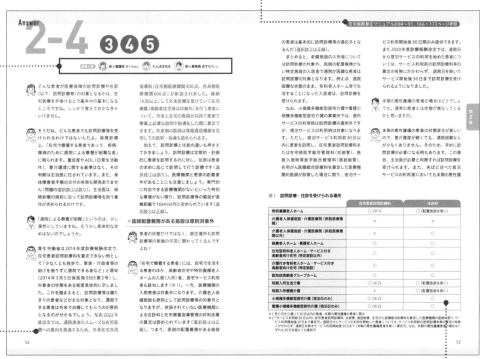

※解説本文中、青マーカーの敷かれた部分は、
2022年度診療報酬改定、2021年度介護報酬改定で見直された内容になります

Chart

分かりやすいように、
図表をふんだんに入れました

［ 第6章の掲載例 ］

問題ページ

通常問題
在宅報酬に関する設問を4題出題。
5つの選択肢から複数解答する形となっています

臨床問題
在宅医療の現場で遭遇しそうなケースを提示。
在宅報酬の算定に関する複数のテーマが盛り込まれています。このケースを基に選択式のクイズを出題します

全国在宅医療テスト ビギナー版

（2021年過去問題より抜粋）

通常問題

通常問題1 在宅医療を受けられる場所と在宅医療の対象者について、正しい記述はどれでしょうか？（複数解答） ➡ 解答は244ページ

① 通所介護事業所に訪問した場合は、在宅患者訪問診療料も往診料も算定できない
② 末期の悪性腫瘍患者が小規模多機能型居宅介護（宿泊時）を利用する場合、宿泊サービス利用前30日以内に自宅で訪問診療を行っていれば、サービス利用開始後30日を超えても在宅患者訪問診療料と在宅時医学総合管理料を算定できる
③ 短期入所生活介護や短期入所療養介護は、配置医師以外であれば往診料を算定できるが、在宅患者訪問診療料は算定できない
④ 30歳代の末期の悪性腫瘍患者の場合は、通院可能であっても在宅医療の対象となる
⑤ 認知症対応型共同生活介護（認知症高齢者グループホーム）や特定施設に入居する在宅療養対象者は、在宅患者訪問診療料も往診料も算定できる

通常問題2 往診料と在宅患者訪問診療料について、正しい記述はどれでしょうか？（複数解答） ➡ 解答は245ページ

① 往診料は、1日および1週間単位の訪問回数や、同一月に算定できる医療機関に制限がない
② 訪問診療を行う場合、患者や家族等の署名付きの同意書を作成し、カルテに添付しなければならない
③ 在宅患者訪問診療料（II）は、同一敷地内の有料老人ホームなどに併設された医療機関が、その施設の入居者に訪問診療を行った場合に算定するが、隣接する敷地内の施設の入居者は対象ではない
④ 渡り廊下でつながった建物は、在宅患者訪問診療料（I）の1の「同一建物居住者」に該当する
⑤ 同一患者でも、在宅患者訪問診療料や往診料は1人しか算定できず、2人目以降は初診料または再診料を算定する

通常問題3 訪問看護指示と情報提供書について、正しい記述はどれでしょうか？（複数解答） ➡ 解答は246ページ

① 特別訪問看護指示書は原則として月に1回しか発行できないが、気管カニューレを装着している場合と人工呼吸器を装着している場合は月に2回発行できる
② 主治医が訪問看護の実施を指示する場合、訪問看護ステーションの場合は訪問看護指示書を交付し、他の医療機関の場合は診療情報提供書を発行する
③ 自院の看護師に訪問看護を依頼する場合、診療日に指示内容をカルテに記載する
④ 特別訪問看護指示書の作成日は、診療日でなくてもよい
⑤ 他の医療機関に訪問看護を指示した場合の有効期間は1カ月である

242

通常問題4 訪問看護について、正しい記述はどれでしょうか？（複数解答） ➡ 解答は247ページ

① 医療保険の訪問看護の原則は、週3日以下の訪問、1日1回の訪問、利用できる訪問看護ステーションは1カ所である
② 「厚生労働大臣が定める疾病等」（別表第7）に該当し、90分以上の訪問看護を訪問看護計画に組み込まれていれば長時間訪問看護加算を算定できる
③ 要介護認定を受けている入院中の患者が外泊時に訪問看護を利用する場合、介護保険で算定する
④ 利用者の身体的理由から1人の看護師等による訪問看護が困難であると認められる場合は、医療保険でも介護保険でも複数名訪問看護加算の算定が可能である
⑤ 入院する日は原則として医療保険からの訪問看護は算定できないが、訪問看護の後、患者が緊急入院した場合は算定できる

臨床問題 ➡ 解答は248ページ

ケース

85歳、要介護4、アルツハイマー型認知症で寝たきり状態の患者。A診療所から月2回の訪問診療を受けている。誤嚥性肺炎を起こしてB病院に入院し、治療を受けて退院の運びとなった。

真皮を越える褥瘡ができて毎日の処置が必要となったため、退院後にA診療所より特別訪問看護指示書が発行され、C訪問看護ステーションによる訪問看護が開始された。2週間が経過したが褥瘡は改善せず、老衰により食事量も低下してきた。今後の方針を決めるため、A診療所の主治医の呼び掛けでD居宅介護支援事業所のケアマネジャーの3人が自宅でカンファレンスを開催した。患者は点滴などの治療は望まず自然な看取りを希望したので、A診療所から週1回の訪問診療、C訪問看護ステーションから週4回の訪問看護を行った。患者の状態は徐々に悪化し、1カ月後に家族に見守られながら自宅で永眠した。
※A診療所とC訪問看護ステーションは特別の関係にある

問題1 このケースにおいて、正しい記述はどれでしょうか？（複数解答）

① この患者は、在宅時医学総合管理料の「厚生労働大臣が定める状態」の点数を算定できる
② ケアマネジャーは、カンファレンスの報酬は算定できない
③ 特別訪問看護指示書を月2回発行することはできない
④ この患者は、在宅移行早期加算を算定できる
⑤ この患者は「厚生労働大臣が定める状態等」（別表第8）に該当する

問題2 このケースの訪問看護について、正しい記述はどれでしょうか？（複数解答）

① C訪問看護ステーションは、在宅患者緊急時等カンファレンス加算を算定できる
② C訪問看護ステーションは、1日に複数回の訪問看護を提供できる
③ A診療所の訪問診療とC訪問看護ステーションの訪問看護は、同日に算定できない
④ 毎日の訪問看護が必要になった場合、2カ所まで訪問看護ステーションの利用が可能になる
⑤ C訪問看護ステーションは、複数名で訪問看護を行うことができる

第6章

243

解 説 ページ

········ Important point

ケースと問題の全体を通して、
問題を解くための勘所や押さえるべきポイントを
提示しています。
その上で、各設問の答えと解説に進んでいきます

········ Answer & Explanation

問題ページの設問ごとに
答えと解説をまとめました。
文章中では「答え」の部分の文字は
色を変えて分かりやすいようにしました

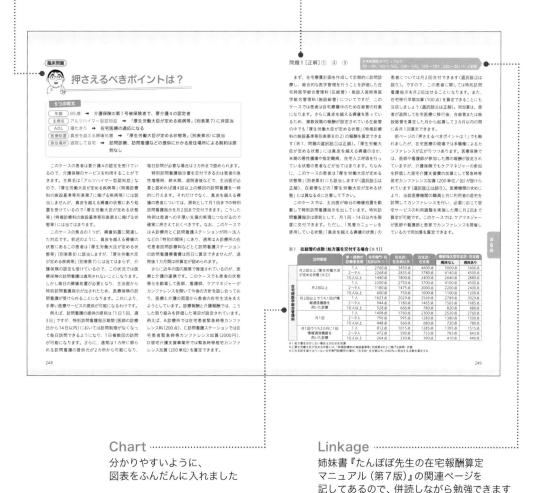

Chart ········
分かりやすいように、
図表をふんだんに入れました

Linkage ········
姉妹書『たんぽぽ先生の在宅報酬算定
マニュアル（第7版）』の関連ページを
記してあるので、併読しながら勉強できます

CONTENTS

第1章　在宅医療の基礎を学ぼう！

14　Basic **1-1**
注目高まる在宅医療ってそもそもなに？

16　Basic **1-2**
保険診療上、在宅医療の対象となる患者は？

18　Basic **1-3**
訪問診療・往診が受けられる場所はどこ？

20　Basic **1-4**
在宅診療の報酬はどんな仕組みになっている？

22　Basic **1-5**
訪問看護の報酬はどんな仕組みになっている？

24　Basic **1-6**
介護保険サービスは在宅医療にどう関わってくる？

26　Basic **1-7**
介護保険の居宅介護支援サービスってなに？

28　Basic **1-8**
訪問リハビリテーションってどんなサービス？

30　Basic **1-9**
薬局薬剤師は在宅医療でどんな役割を果たす？

32　Basic **1-10**
在宅医療における食支援とは？

34　コラム・たんぽぽ先生の「在宅医療の信条」①
初診は患者による医師の"面接試験" 覚悟を持って臨んでほしい

第2章　在宅医療の提供プロセスに沿って学ぶ報酬算定

36　イラストで見る在宅医療の提供プロセス

38　コラム・たんぽぽ先生の「在宅医療の信条」②
在宅医療の普及に不可欠な地域連携 地域の実情に合わせた連携の構築を

39 Question 2-1
退院前のカンファレンスを評価した報酬ってあるの？

43 Question 2-2
退院後数カ月間に取り組むべきことは？

47 Question 2-3
「在宅医療の5つの呪文」ってなに？

51 Question 2-4
訪問診療や往診などを受けられる条件は？

55 Question 2-5
在総管と施設総管の算定対象となる患者は？

59 Question 2-6
訪問看護の提供に関する医師の指示はどう出すの？

63 Question 2-7
訪問看護の基本報酬はどんな仕組みになっているの？

67 Question 2-8
訪問看護が医療保険適用となるのはどんなとき？

71 Question 2-9
同一日に訪問診療と訪問看護は提供できるの？

75 Question 2-10
在宅での食支援はどうやって実施する？

79 Question 2-11
介護施設での在宅医療 どこまで提供可能なの？

83 Question 2-12
人生の最終段階の医療・ケア決定プロセスGLってなに？

87 Question 2-13
在宅ターミナルケアの報酬はどんな仕組み？

第3章　在宅診療の報酬

92　コラム・たんぽぽ先生の「在宅医療の信条」③
在宅医療で最重要となる患者情報の把握 「在宅医療制度の5つの呪文」の実践を

CONTENTS

93 Question 3-1
訪問診療を提供する際の注意点は？

97 Question 3-2
訪問診療料を算定する際の留意点は？

101 Question 3-3
初回の訪問診療や電話等再診で算定すべき報酬は？

105 Question 3-4
往診をする際に気をつけることは？

109 Question 3-5
在総管などの加算にはどんなものがあるの？

113 Question 3-6
在総管・施設総管にはどんな費用が含まれている？

117 Question 3-7
在宅で使用できる注射薬や特定保険医療材料とは？

121 Question 3-8
在宅がん医療総合診療料でどんな在宅医療が可能になる？

125 Question 3-9
機能強化型の在支診・在支病にはどんな要件がある？

129 Question 3-10
在宅医療専門診療所が在支診になるには？

133 Question 3-11
在宅療養指導管理料の算定ルールは？

137 Question 3-12
寝たきりの患者への栄養指導管理の留意点は？

141 Question 3-13
頻回訪問加算と在宅移行早期加算の要件は？

145 Question 3-14
在宅緩和ケア充実診療所・病院加算などはどう算定？

149 Question 3-15
オンライン診療はどうやって実施する？

第4章　訪問看護の報酬

154　コラム・たんぽぽ先生の「在宅医療の信条」④
在宅患者の「食べたい」という意思を大切に　終末期に受けたい医療・ケアにつながる

155　Question 4-1
介護保険の訪問看護　どんな提供の決まりがある?

159　Question 4-2
機能強化型訪問看護はどんな役割を担う?

163　Question 4-3
質の高い訪問看護にはどんな評価がある?

167　Question 4-4
提供回数の制限なく訪問看護を受けられる患者の状態は?

171　Question 4-5
特別訪問看護指示を出すとどんなケアが可能になる?

175　Question 4-6
訪問看護での点滴注射の指示はどう出すの?

179　Question 4-7
医療保険における訪問看護の加算などにはどのようなものがあるの?

183　Question 4-8
介護保険における訪問看護の加算などにはどのようなものがあるの?

187　Question 4-9
訪問看護ステーションからの訪問リハビリテーションはどう提供するの?

第5章　制度関連や高齢者施設・住宅、訪問リハビリの報酬

192　コラム・たんぽぽ先生の「在宅医療の信条」⑤
在宅医療ですべき診療は何ですか?　人生会議で患者の限られた命と向き合う

193　Question 5-1
「40歳以上65歳未満」の人で介護保険を利用できるのは?

CONTENTS

197　Question 5-2
公費負担医療制度にはどんな種類がある？

201　Question 5-3
高額療養費制度で患者の自己負担はどうなる？

205　Question 5-4
障害福祉サービスはどんな人が利用対象になる？

209　Question 5-5
指定難病に関する医療費助成ってどんな仕組み？

213　Question 5-6
同一建物居住者、同一患家ってなに？

217　Question 5-7
介護保険の居宅療養管理指導 どんな職種が実施可能なの？

221　Question 5-8
薬剤師による訪問薬剤管理指導はどう活用する？

225　Question 5-9
医療機関からの訪問リハビリはどう提供する？

229　Question 5-10
訪問リハビリの加算にはどんなものがある？

233　Question 5-11
ショートステイ先で訪問診療などを提供できるの？

237　Question 5-12
マッサージ、はり、きゅうは診療報酬と併算定可？

第6章　全国在宅医療テスト 過去問題

242　全国在宅医療テスト　ビギナー版

251　全国在宅医療テスト　通常版

第 **1** 章

在宅医療の基礎を学ぼう！

注目高まる在宅医療

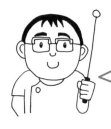

死亡者数は年々増加しています。最も年間死亡者数が多くなると予想されるのは2040年。2015年から約39万人増えると推計されています（図1）。一方、「人生の最期を迎える時に生活したい場所」の希望を見ると、自宅や高齢者住宅、認知症高齢者グループホームといった在宅医療の提供が必要になる場所が30％超を占めます（図2）。ところが、昔に比べて今は病院での死亡の割合がかなり高い状況にあります（図3）。死亡者数が今後増える面でも、患者が最期に迎えたい場所の希望を実現する意味でも、訪問診療や訪問看護といった在宅医療の普及は大変重要になるわけです。近年は病院の機能再編や病床削減が進められていることもあり、患者ができるだけ長く自宅で生活できる環境づくりを在宅医療で後押しすることもとても大切になっています。

図1　死亡数の推移と将来推計

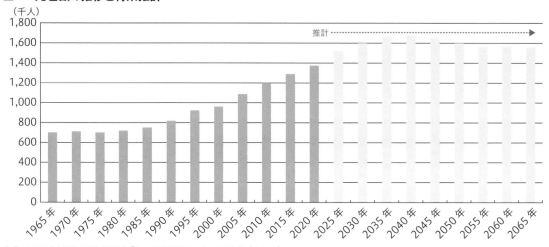

出典：2020年以前は厚生労働省「人口動態統計」による死亡数（日本人）
　　　2025年以降は国立社会保障・人口問題研究所「日本の将来推計人口（2017年4月推計）」の死亡中位仮定による推計結果

図2　人生の最期を迎える時生活したい場所

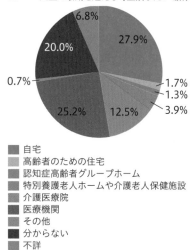

- 自宅
- 高齢者のための住宅
- 認知症高齢者グループホーム
- 特別養護老人ホームや介護老人保健施設
- 介護医療院
- 医療機関
- その他
- 分からない
- 不詳

出典：厚生労働省「2018年高齢期における社会保障に関する意識調査」

図3　死亡の場所の推移

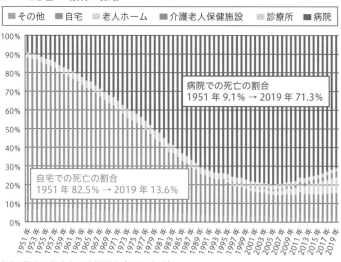

出典：厚生労働省人口動態調査（2019年度）

ってそもそもなに？

表1　在宅医療の歴史

		往診・訪問診療など	訪問看護など
創成期	1981年	往診料が診療報酬に位置付けられる	
	1984年	緊急往診加算が新設される	
	1986年	寝たきり老人訪問診療料や各種の指導管理料が創設される	
	1990年		訪問看護が診療報酬に位置付けられる
	1992年	寝たきり老人在宅総合診療料（月2回以上訪問診療を行った場合に月1回算定）が新設される	訪問看護ステーションが制度化される
	1994年	在宅時医学管理料、在宅末期総合診療料、ターミナルケア加算、看取り加算などが新設される	訪問栄養指導、訪問薬剤管理指導などが新設される
発展期	2000年	介護保険制度の創設に伴い、居宅療養管理指導費が創設される	介護保険制度の創設に伴い、訪問看護費や薬剤師、栄養士などが対象の居宅療養管理指導費が創設される
	2004年	在宅患者訪問点滴注射管理指導料が新設される	医療保険における1日複数回の訪問看護が評価される
	2006年	在宅療養支援診療所（在支診）が創設される。在宅時医学管理料と寝たきり老人在宅総合診療料を再編し、在宅時医学総合管理料が新設される	医療保険における重症者への訪問看護の報酬が引き上げられる。介護保険では24時間対応、在宅ターミナルケア、短時間の訪問看護が評価される
	2008年	在宅療養支援病院（在支病）が創設、居住系施設入居者への訪問診療の評価が新設される	医療保険において居住系施設入居者への訪問看護の評価が新設される
	2012年	機能強化型在支診・在支病が創設、ターミナルケアと看取りが別個に評価される。退院支援や地域連携も評価される	医療保険において入院患者の試験外泊時の訪問看護や退院支援指導が評価される。介護保険において訪問看護ステーションからの訪問リハビリが適正化される
	2014年	地域包括診療料・加算、在宅療養後方支援病院が新設される	医療保険において同一建物居住者への訪問看護が適正化、機能強化型訪問看護ステーションが創設される
成熟期	2016年	患者の状態や居住場所に応じてきめ細かく評価した管理料に見直される。在宅専門診療所が創設される	医療機関による訪問看護の評価が引き上げられる
	2018年	「人生の最終段階における医療の決定プロセスに関するガイドライン」等の内容を踏まえ、患者本人の意思決定支援が訪問診療や訪問看護の在宅ターミナルケア加算の要件とされる	医療保険において退院時共同指導の評価の引き上げ、療養情報の共有に関する報酬の新設などが行われる
	2022年	在支診・在支病に、人生の最終段階ガイドラインの内容を踏まえた適切な意思決定支援に係る指針の作成が要件化される。機能強化型在支診・在支病に地域との協力推進が求められる	医療保険において専門性の高い看護師による訪問看護が評価される。退院支援や退院日のターミナルケアのさらなる充実が図られる

図4　在宅医療提供体制のイメージ

在宅医療の提供体制に求められる医療機能

①退院支援：入院医療機関と在宅医療に係る機関との協働による退院支援の実施
②日常の療養支援：多職種協働による患者や家族の生活を支える観点からの医療の提供、緩和ケアの提供、家族への支援
③急変時の対応：在宅療養者の病状の急変時における往診や訪問看護の体制および入院病床の確保
④看取り：住み慣れた自宅や介護施設等、患者が望む場所での看取りの実施

多職種連携を図りつつ、24時間体制で在宅医療を提供

在宅医療において積極的役割を担う医療機関

①〜④の機能の確保に向け、積極的役割を担う
（在支診や在支病など）
・自ら24時間対応体制の在宅医療を提供
・他医療機関の支援
・医療、介護、障害福祉の現場での多職種連携の支援

在宅医療に必要な連携を担う拠点

①〜④の機能の確保に向け、必要な連携を担う役割
（医師会等関係団体、保健所、市町村など）
・地域の関係者による協議の場の開催
・包括的かつ継続的な支援に向けた関係機関の調整
・関係機関の連携体制の構築　　　　　など

※在宅医療の体制構築に係る指針（疾病・事業及び在宅医療に係る医療体制について [2017年3月31日付け医政地発0331第3号 厚生労働省医政局地域医療計画課長通知]）を参考に作成

国も1980年代以降、診療報酬制度などを通じて在宅医療の普及を図ってきました（表1）。「家に帰りたい人が帰れるようにする」「多職種連携で患者を支える」形の提供体制ができつつあります（図4）。これからは「在宅医療で地域づくりを行い、社会問題の解決に結び付ける」、さらには「在宅医療で文化を変える」の実現を視野に入れるべきでしょう。

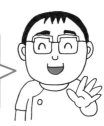

1-2 保険診療上、在宅医療

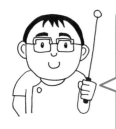

社会保障費の抑制が急務となる中、保険診療はできるだけコストがかからず、それでいて効果的な医療を提供していく流れが強まっています。この観点から、コストの高い入院を極力避けて、できるだけ在宅医療で診ることが不可欠になります。その中核的な役割を担う訪問診療の提供量は、2011年から2020年までに2倍近くに達しました（図1）。一方で近年大きな課題となりつつあるのが、医療的ケア児を対象とした在宅医療の整備です。0歳から19歳までの医療的ケア児は増加傾向にあり、こうした患者への在宅医療の提供も重要になっています（図2）。訪問診療と並んで重要な在宅診療が往診です。保険診療上、在宅医療の対象となるのはどのような患者か、訪問診療と往診はどう違うのか――。まずは、これらをしっかり理解することが重要です。

図1　在宅患者訪問診療料、往診料の算定件数の推移

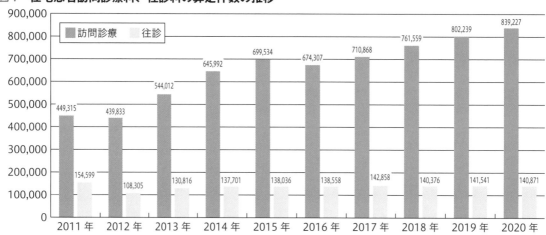

出典：厚生労働省「社会医療診療行為別統計（旧・社会医療診療行為別調査）」

図2　年齢階級別の医療的ケア児数の年次推移（推計）

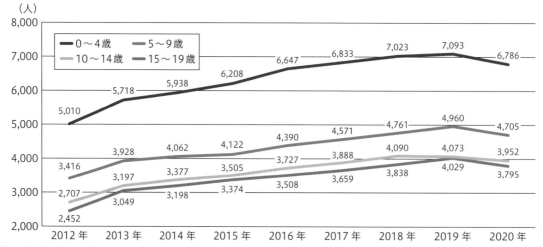

出典：厚生労働省「社会医療診療行為別統計（旧・社会医療診療行為別調査）」

の対象となる患者は？

図3　在宅医療の対象患者

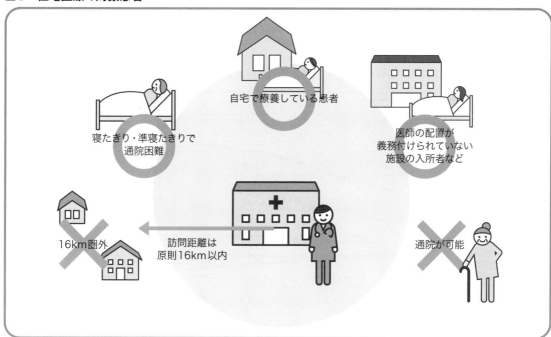

寝たきり・準寝たきりで
通院困難

自宅で療養している患者

医師の配置が
義務付けられていない
施設の入所者など

16km圏外

訪問距離は
原則16km以内

通院が可能

表1　往診料と在宅患者訪問診療料の相違点

	往診料	在宅患者訪問診療料
基本的な内容	急な発熱などの際、患者や家族などからの求めに応じて患家に出向く	計画的な医学管理の下、定期的に患家に出向く
訪問回数の制限	回数の制限はなし	原則として週3回まで（厚生労働大臣が定める疾病等、急性増悪などは除く）
算定回数	1日に2回以上の算定可	1日に1回のみ算定
夜間などの加算	夜間・休日加算、深夜加算、緊急往診加算	なし

同一日に訪問診療と往診を行っても、いずれか一方の点数しか算定できない。ただし、訪問診療後に病状が急変した場合などは往診料を算定できる

保険診療上、病気があれば誰でも在宅医療を受けられるわけではありません。「在宅で療養を行っている患者で、疾病・傷病のために通院による療養が困難な者」になります（図3）。また、医師の配置が義務付けられていない有料老人ホームの入居者でも、通院が困難な患者は対象になります。さらに、医療機関と患家の距離が16kmを超える範囲は原則、在宅医療は実施できません。訪問診療と往診の違いの理解も大事です。訪問診療は計画的に患者の状態を医学管理するため定期的に訪問して診療する形態、往診は患者や家族らの求めに応じて患家に赴き診療する形態です。訪問回数の制限などの違いもあります（表1）。

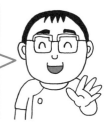

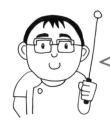

現在、高齢者の生活場所は多様化しています。2000年の介護保険制度の創設以降、認知症高齢者グループホームや有料老人ホーム、サービス付き高齢者向け住宅などの高齢者住宅が急増（図1）。結果、訪問診療や往診の提供の場は自宅以外にも広がっています。ただ、どこの生活の場でも訪問診療や往診を実施できるわけではありません。その判断基準の1つが医師の配置義務です（表1）。まずは、各介護施設・高齢者住宅の医師の配置要件をしっかり押さえておきましょう。

図1　高齢者向け住まい・施設の件数

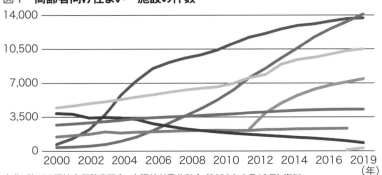

有料老人ホーム	14,118
認知症高齢者グループホーム	13,721
特別養護老人ホーム	10,502
サービス付き高齢者向け住宅	7,425
介護老人保健施設	4,279
軽費老人ホーム	2,306
介護療養型医療施設	806
介護医療院	246

出典：第182回社会保障審議会・介護給付費分科会（2020年8月19日）資料

表1　高齢者施設・住宅の医師および看護職員の配置要件と管理料の算定の可否

施設・住宅の種類		医師の配置義務	看護職員の配置義務	管理料
特別養護老人ホーム（介護老人福祉施設）		○	○	施設総管（※1）
介護老人保健施設		○	○	―
介護療養型医療施設		○	○	―
介護医療院		○	○	―
軽費老人ホーム（A型）		○（※2）	○	施設総管
軽費老人ホーム（B型）		×	×	―（※3）
軽費老人ホーム（ケアハウス）	特定施設	×	○（※4）	在総管
	特定施設以外	×	×	在総管
養護老人ホーム		○	○	施設総管（※5）
有料老人ホーム	特定施設	×	○（※4）	施設総管
	特定施設以外	×	×	施設総管
サービス付き高齢者向け住宅	特定施設	×	○（※4）	施設総管
	特定施設以外	×	×	施設総管
認知症高齢者グループホーム		×	×	施設総管
小規模多機能型居宅介護、看護小規模多機能型居宅介護		×	○（※6）	在総管（※7）
短期入所生活介護		○（※8）	○	施設総管（※7）
短期入所療養介護（※9）		○	○	―

○：配置義務あり　×：配置義務なし

※1 死亡日から遡って30日以内の患者、末期の悪性腫瘍患者に限る　　※2 併設する特養との連携が図れる場合は医師を配置しなくても構わない
※3 軽費老人ホームB型は自炊可能な高齢者が対象のため、定期的な在宅医学管理の対象になりにくい
※4 「外部サービス利用型特定施設入居者生活介護」の場合は、看護職員の配置義務なし
※5 定員110人以下の施設のみ算定可能　　※6 非常勤でも構わない
※7 宿泊日に限り、サービス利用前30日以内に訪問診療料、在総管、施設総管、在宅がん医療総合診療料（訪問診療料等）を算定した医療機関の医師のみ、サービス利用開始後30日まで（末期の悪性腫瘍患者を除く）算定可能。医療機関の退院日からサービス利用を開始した患者については、サービス利用前の訪問診療料等の算定にかかわらず、退院日を除き30日まで（末期の悪性腫瘍患者を除く）算定できる
※8 併設型の場合、本体施設との兼務可　　※9 本体施設（病院、老健施設など）の人員基準がクリアできていればよい

られる場所はどこ？

図2　訪問診療・往診が可能な自宅以外の施設・住宅など

介護保険施設
- 特別養護老人ホーム
- 介護老人保健施設
- 介護医療院
- 介護療養型医療施設
  （2023年度末に廃止予定）

高齢者住宅・居宅サービス事業所
- **軽費老人ホーム（A型、B型、ケアハウス）、養護老人ホーム**
- **有料老人ホーム**
- **サービス付き高齢者向け住宅**
- **特定施設、地域密着型特定施設、外部サービス利用型特定施設**
- **認知症高齢者グループホーム**
- 短期入所生活介護事業所
- （看護）小規模多機能型居宅介護事業所（宿泊サービス利用者のみ）

濃い青字：訪問診療・往診が可能
薄い青字：対象が限定されるが、訪問診療・往診が可能

第1章

表2　特養などの入所者、高齢者住宅の入居者、短期入所生活介護などの利用者に対する初・再診料、在宅報酬の算定の可否

	往診料	在宅患者訪問診療料	在宅がん医療総合診療料	在宅患者訪問看護・指導料、訪問看護療養費
特別養護老人ホーム	○（配置医師を除く）	○（※1）	×	○（末期悪性腫瘍のみ）
介護老人保健施設・介護医療院（併設医療機関）	×	×	×	×
介護老人保健施設・介護医療院（併設医療機関以外）	○	×	×	×
軽費老人ホーム・養護老人ホーム	○	○	○	○（※2）
住宅型有料老人ホーム・サービス付き高齢者向け住宅（特定施設以外）	○	○	○	○
介護付き有料老人ホーム・サービス付き高齢者向け住宅（特定施設）	○	○	×	○（※2）
認知症高齢者グループホーム	○	○	○	○（※2）
短期入所生活介護	○（配置医師を除く）	○（※3）（配置医師を除く）	×	○（※4）
短期入所療養介護	○（配置医師を除く）	×	×	×
小規模多機能型居宅介護（宿泊）	○	○（※3）	○（※3）	○（※5、6）
看護小規模多機能型居宅介護（宿泊）	○	○（※3）	○（※3）	○（※5、6）

※1　死亡日から遡って30日以内の患者、末期の悪性腫瘍患者に限る
※2　「厚生労働大臣が定める疾病等」（別表第7）に該当するか、急性増悪などで一時的に頻回の訪問看護が必要な特別訪問看護指示期間中の患者に限る
※3　サービス利用前30日以内に訪問診療料、在総管、施設総管、在宅がん医療総合診療料（訪問診療料等）を算定した医療機関の医師に限り、サービス利用開始後30日まで（末期の悪性腫瘍患者を除く）算定可能。退院日からサービスの利用を開始した患者については、サービス利用前の訪問診療料等の算定にかかわらず、退院日を除きサービス利用開始後30日まで（末期の悪性腫瘍患者を除く）算定できる
※4　末期の悪性腫瘍患者でサービス利用前30日以内に在宅患者訪問看護・指導料または訪問看護療養費を算定した医療機関、訪問看護ステーションの看護師等に限り算定可能
※5　「厚生労働大臣が定める疾病等」（別表第7）および急性増悪などで一時的に頻回の訪問看護が必要な特別訪問看護指示期間中の患者に限る。宿泊サービス利用前30日以内に在宅患者訪問看護・指導料または訪問看護療養費を算定した医療機関、訪問看護ステーションの看護師等に限り、宿泊サービス利用開始後30日まで（末期の悪性腫瘍患者を除く）算定可能
※6　宿泊サービス利用日の日中に実施した訪問看護については、在宅患者訪問看護・指導料または訪問看護療養費を算定できない

介護老人保健施設や介護医療院などは常勤医の配置が義務付けられており、訪問診療や往診を原則行えません。一方で、急増する高齢者住宅には基本的に医師の配置義務がないため訪問診療や往診の提供が可能です（図2）。その中で例外的なのは特別養護老人ホームでしょう。特養は医師の配置義務がありますが非常勤でもよく、介護的なケアに重点が置かれています。そのため、対象者は限定されていますが、訪問診療や往診を実施できます（表2）。

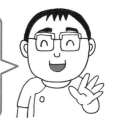

1-4 在宅診療の報酬はどん

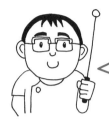

在宅診療の報酬は非常に複雑です。大きく分けると、「在宅患者診療・指導料」「在宅療養指導管理料」「薬剤料」「特定保険医療材料料」で構成されます（図1）。その中で基本の報酬となるのが、往診料や在宅患者訪問診療料、在宅時医学総合管理料（在総管）、施設入居時等医学総合管理料（施設総管）です（図2）。前の2つは診療するたびに出来高で算定し、24時間・365日対応できる医療機関の体制を評価した後ろ2つは患者1人につき月1回算定します。このほか、これら基本報酬の加算や患者ごとの指導管理等を評価した報酬、書類交付や連携対応などの報酬があります。

図1 医科診療報酬点数表上の在宅医療の報酬の分類

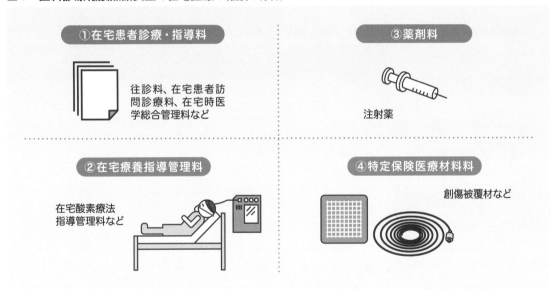

①在宅患者診療・指導料
往診料、在宅患者訪問診療料、在宅時医学総合管理料など

③薬剤料
注射薬

②在宅療養指導管理料
在宅酸素療法指導管理料など

④特定保険医療材料料
創傷被覆材など

図2 在宅医療関連の診療報酬の構造

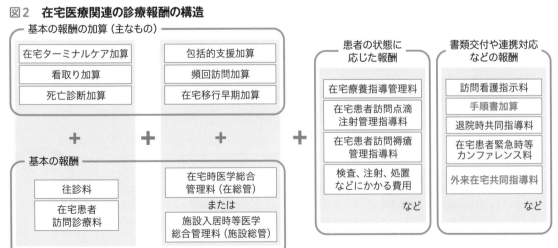

基本の報酬の加算（主なもの）
在宅ターミナルケア加算	包括的支援加算
看取り加算	頻回訪問加算
死亡診断加算	在宅移行早期加算

＋

基本の報酬
| 往診料 | 在宅時医学総合管理料（在総管） |
| 在宅患者訪問診療料 | または 施設入居時等医学総合管理料（施設総管） |

＋

患者の状態に応じた報酬
- 在宅療養指導管理料
- 在宅患者訪問点滴注射管理指導料
- 在宅患者訪問褥瘡管理指導料
- 検査、注射、処置などにかかる費用

など

＋

書類交付や連携対応などの報酬
- 訪問看護指示料
- 手順書加算
- 退院時共同指導料
- 在宅患者緊急時等カンファレンス料
- 外来在宅共同指導料

など

青字は2022年度診療報酬改定の変更点

な仕組みになっている？

図3 往診料や在宅患者訪問診療料、医学管理料、指導管理料、在宅がん医療総合診療料の評価構造

① 患者等の求めに応じて患家で診療を
行った場合の評価
・緊急や夜間休日などに応じて加算

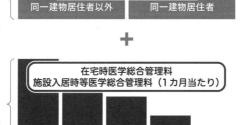

往診料

② 定期的に訪問して診療を
行った場合の評価
・居住場所により段階的に評価
・乳幼児等の診療、看取り等については、
加算により評価
・原則として週3回の算定を限度とする
が、末期の悪性腫瘍等一部の疾患につ
いては例外を規定

在宅患者訪問診療料（1回当たり）
同一建物居住者以外　　同一建物居住者

＋

③ 総合的な医学的管理等を
行った場合の評価
・単一建物診療患者数、重症度および月
の訪問回数により段階的に評価
・特別な指導管理を必要とし、頻回の診
療を行った場合等は加算により評価

在宅時医学総合管理料
施設入居時等医学総合管理料（1カ月当たり）

＋

④ 指導管理などに対する評価

在宅人工呼吸指導管理料など、
その他の特別な指導管理等に応じた評価

在宅がん医療総合診療料

※末期の悪性腫瘍の患者に、
週4回以上の訪問診療・訪
問看護等の総合的な医療
を提供した場合の包括的
な評価
※特に規定するものを除き、
診療に係る費用は包括

表1 医学管理料の報酬構造（在支診・在支病の在宅時医学総合管理料［処方箋交付］の場合）

訪問頻度			在宅時医学総合管理料		
			単一建物診療患者数		
			1人	2～9人	10人以上
月2回以上	厚生労働大臣が定める状態（※）		4600点	3780点	2400点
	上記以外		3700点	2000点	1000点
		うち情報通信機器を使って1回以上診療	2569点	1465点	780点
月1回			2300点	1280点	680点
	情報通信機器を使って2カ月に1回診療		1285点	733点	390点

「月の訪問回数」「患者の状態」「情報通信機器の活用」「単一建物の診療患者数」に応じて異なる点数が設定されている。さらに、医療機関の類型によっても報酬額は違ってくる

※特掲診療料の施設基準等別表第8の2に掲げる疾病・状態

「Basic1-2」で触れましたが、往診料は患者等の求めに応じて患家で診療した際に算定する一方、在宅患者訪問診療料は定期的・計画的に患家で診療した際の報酬です。この在宅患者訪問診療料とセットになってくるのが、在総管と施設総管です（図3）。加えて、人工呼吸器の指導管理など患者の状態に応じた報酬を算定することになります。これら各種の報酬にも様々なルールがあり、細かく報酬額が設定されています。例えば、在宅療養支援診療所（在支診）・在宅療養支援病院（在支病）の在総管（処方箋の交付あり）だけ見ても、表1のようになんと15段階の点数が設けられています。

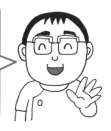

1-5 訪問看護の報酬はどん

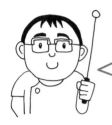

訪問看護の利用者数は増加の一途です。特に2000年の介護保険制度の創設以降、急増しています（図1）。訪問看護の報酬は介護保険と医療保険の双方に位置付けられています。患者が要介護認定を受けている場合、介護保険の給付が優先されますが、「厚生労働大臣が定める疾病等」（特掲診療料の施設基準等別表第7）や特別訪問看護指示期間中（急性増悪時、終末期、退院直後など）に該当するときは医療保険が適用されます。介護保険では、訪問看護ステーションも医療機関も訪問看護費を算定しますが、所定単位数は異なります（表1）。

図1　訪問看護利用者数の推移

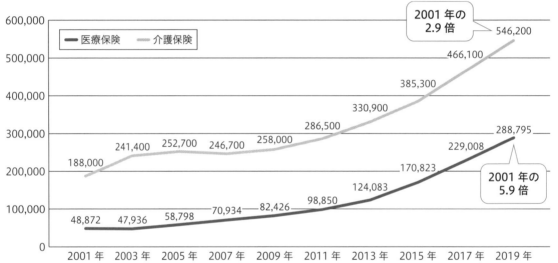

出典：介護給付費等実態統計（旧・介護給付費実態調査）（各年5月審査分）、訪問看護療養費実態調査（2001年のみ8月、ほかは6月審査分より推計）

表1　介護保険の訪問看護費

【訪問看護ステーションの訪問看護費（保健師、看護師による場合）】

	要介護者	要支援者
20分未満	313単位	302単位
30分未満	470単位	450単位
30分以上60分未満	821単位	792単位
60分以上90分未満	1125単位	1087単位
定期巡回・随時対応型訪問介護看護事業所と連携する場合	2954単位/月	―

【医療機関の訪問看護費（保健師、看護師による場合）】

	要介護者	要支援者
20分未満	265単位	255単位
30分未満	398単位	381単位
30分以上60分未満	573単位	552単位
60分以上90分未満	842単位	812単位
定期巡回・随時対応型訪問介護看護事業所と連携する場合	2954単位/月	―

※准看護師の場合、「保健師、看護師による場合」の所定単位数の90％に相当する単位数、「定期巡回・随時対応型訪問介護看護事業所と連携する場合」の所定単位数の98％に相当する単位数をそれぞれ算定する

な仕組みになっている？

表2 医療保険の訪問看護の報酬体系

訪問看護療養費			在宅患者訪問看護・指導料		
【訪問看護ステーション】			【医療機関】		
訪問看護 基本療養費（Ⅰ）	（週3日目まで） （週4日目以降）	5550円 6550円	在宅患者 訪問看護・指導料	（週3日目まで） （週4日目以降）	580点 680点

※准看護師の場合は基本療養費−500円、在宅患者訪問看護・指導料−50点 ※理学療法士等の場合は日数によらず5550円
※専門性の高い看護師による訪問（緩和ケア、褥瘡ケア、人工肛門・人工膀胱ケア）は、月1回まで1万2850円または1285点

| 訪問看護
基本療養費（Ⅱ） | 2人まで（週3日目まで）
（週4日目以降）
3人まで（週3日目まで）
（週4日目以降） | 5550円
6550円
2780円
3280円 | 同一建物居住者
訪問看護・指導料 | 2人まで（週3日目まで）
（週4日目以降）
3人まで（週3日目まで）
（週4日目以降） | 580点
680点
293点
343点 |

※准看護師の場合は基本療養費−500円、在宅患者訪問看護・指導料−50点（3人以上は−250円、−25点）
※理学療法士等の場合は日数によらず5550円（3人以上は2780円）
※専門性の高い看護師による訪問（緩和ケア、褥瘡ケア、人工肛門・人工膀胱ケア）は、月1回まで1万2850円または1285点

+

| 訪問看護
管理療養費 | （月の初日）機能強化型1
機能強化型2
機能強化型3
機能強化型以外
（2日目以降） | 1万2830円
9800円
8470円
7440円
3000円 | | | |

| 訪問看護
基本療養費（Ⅲ） | （入院中1回または2回） | 8500円 | 退院前訪問指導料（入院中1回または2回） | | 580点 |

※在宅療養に備えて一時的に外泊をしている入院中の患者に対して訪問看護を行う場合（准看護師でも同額）　　退院後訪問指導料（1回につき）　580点

| 訪問看護ターミナルケア療養費1
訪問看護ターミナルケア療養費2 | 2万5000円
1万円 | 在宅ターミナルケア加算
（看取り介護加算等算定なしの場合）
（看取り介護加算等算定ありの場合） | 2500点
1000点 |

| 訪問看護情報提供療養費1（月1回）
訪問看護情報提供療養費2（年度1回＋入学月等）
訪問看護情報提供療養費3（月1回） | 1500円
1500円
1500円 | |

| 各種加算（緊急訪問看護加算、特別管理加算など） | 各種加算（緊急訪問看護加算、特別管理加算など） |

出典：厚生労働省「第486回中央社会保険医療協議会総会」（2021年8月25日）資料

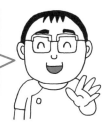

医療保険では、訪問看護ステーションからの訪問看護の基本報酬は訪問看護療養費（訪問看護基本療養費、訪問看護管理療養費）になります。訪問看護基本療養費は患家で行う毎回のサービスを評価したもので、訪問看護管理療養費はサービスを提供できる体制を整えていることを評価したものです。一方、医療機関からの訪問看護の基本報酬は在宅患者（同一建物居住者）訪問看護・指導料で、訪問看護ステーションの訪問看護管理療養費に相当する報酬はありません。これら基本報酬に加えて、患者の状態や連携対応などに応じて加算等を算定できます（表2）。

23

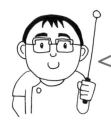

介護保険サービスは大きく分けると、「訪問」「通所」「短期入所」「施設」の4種類のサービスがあります（図1）。多くの患者が、医療保険と介護保険双方のサービスを併用しています。この際に問題として生じるのが、特定のサービスがどちらの保険からの給付になるのか、介護保険でこのサービスを利用しているが、医療保険のこのサービスは受けられるのか──といった使い分けです。診療報酬・介護報酬制度では詳細なルールを設けていますが、それを押さえておかなければ患者が必要なサービスを受けられないことになりかねません。

図1　介護保険サービスの種類

	予防給付サービス（要支援者向け）	介護給付サービス（要介護者向け）
都道府県・政令指定都市・中核市が指定・監督を行うサービス	**●介護予防サービス** 【訪問サービス】 ・介護予防訪問入浴介護 ・介護予防訪問看護 ・介護予防訪問リハビリテーション ・介護予防居宅療養管理指導 【通所サービス】 ・介護予防通所リハビリテーション 【短期入所サービス】 ・介護予防短期入所生活介護 ・介護予防短期入所療養介護 ・共生型介護予防短期入所生活介護 ・介護予防特定施設入居者生活介護 ・介護予防福祉用具貸与 ・特定介護予防福祉用具販売	**●居宅サービス** 【訪問サービス】 ・訪問介護 ・訪問入浴介護 ・訪問看護 ・訪問リハビリテーション ・居宅療養管理指導 ・共生型訪問介護 【通所サービス】 ・通所介護 ・通所リハビリテーション ・共生型通所介護 【短期入所サービス】 ・短期入所生活介護 ・短期入所療養介護 ・共生型短期入所生活介護 ・特定施設入居者生活介護 ・福祉用具貸与 ・特定福祉用具販売 **●施設サービス** ・介護老人福祉施設　・介護老人保健施設 ・介護療養型医療施設　・介護医療院
市町村が指定・監督を行うサービス	**●介護予防支援** **●地域密着型介護予防サービス** ・介護予防小規模多機能型居宅介護 ・介護予防認知症対応型通所介護 ・介護予防認知症対応型共同生活介護（認知症高齢者グループホーム）	**●居宅介護支援** **●地域密着型サービス** ・定期巡回・随時対応型訪問介護看護 ・小規模多機能型居宅介護　・看護小規模多機能型居宅介護 ・夜間対応型訪問介護　・認知症対応型通所介護 ・認知症対応型共同生活介護（認知症高齢者グループホーム） ・地域密着型通所介護　・地域密着型特定施設入居者生活介護 ・地域密着型介護老人福祉施設入所者生活介護 ・共生型地域密着型通所介護
市町村が実施する事業	**●地域支援事業** ・介護予防事業　　・任意事業　　・介護予防・日常生活支援総合事業（新しい総合事業） ・包括的支援事業（総合相談支援事業、権利擁護事業、包括的・継続的ケアマネジメント支援事業、介護予防ケアマネジメント事業）	

※市町村には東京23区を含む

図2　患者の居住場所等を考慮した医療保険と介護保険の給付調整のイメージ

要介護者については原則、介護保険からの給付が医療保険より優先される。ただし、「厚生労働大臣が定める場合」などに該当すると医療保険からの給付が認められる。ポイントは、医療保険の訪問診療や訪問看護などの提供の可否は患者の居住場所によって異なる点。その判断基準の１つが、居住場所に医師や看護職員が配置されているかどうか。医師や看護職員の配置が手厚いほど、医療保険の訪問診療や訪問看護の提供は制限される

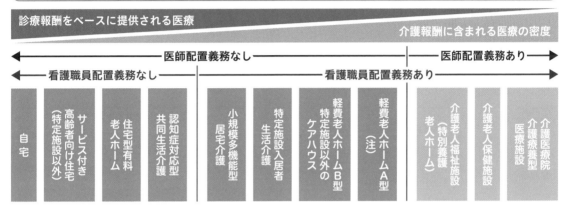

診療報酬をベースに提供される医療　　　　　　　　　　　　　　　介護報酬に含まれる医療の密度

医師配置義務なし　　　　　　　　　　　　　　　　　　　医師配置義務あり

看護職員配置義務なし　　　　　　　　　看護職員配置義務あり

| 自宅 | サービス付き高齢者向け住宅（特定施設以外） | 住宅型有料老人ホーム | 認知症対応型共同生活介護 | 小規模多機能型居宅介護 | 特定施設入居者生活介護 | 軽費老人ホームB型特定施設以外のケアハウス | 軽費老人ホームA型（注） | 介護老人福祉施設（特別養護老人ホーム） | 介護老人保健施設 | 介護医療院介護療養型医療施設 |

注）併設する特養との連携が図れる場合は医師を配置しなくても構わない
厚生労働省「第79回社会保障審議会介護給付費分科会」（2011年9月5日）資料などを基に作成

図3　訪問看護が医療保険・介護保険のどちらからの給付になるかの判断の仕方

厚生労働大臣が定める疾病等
├─ 該当する → 医療保険
└─ 該当しない → 要介護認定
　　├─ なし → 医療保険
　　└─ あり → 特別訪問看護指示期間
　　　　├─ 該当する → 医療保険
　　　　└─ 該当しない → 介護保険

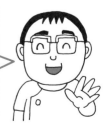

医療保険と介護保険のサービスの使い分け（給付調整）で特に注意が必要なのが、患者の居住場所の違いです。そのイメージをまとめたのが図2です。訪問診療や訪問看護を提供できるかどうかの判断のポイントは、各介護施設・高齢者住宅などにおける医師・看護職員の配置義務です。常勤医の配置が義務付けられている介護医療院や介護老人保健施設では原則として在宅医療を実施できず、医師・看護職員の配置義務が薄れるにつれて在宅医療を提供できる範囲が広がります。このほか、医療保険と介護保険の双方に報酬が設定されている訪問看護では、どちらの給付となるのかの詳細なルールがあるので確認しておきましょう（図3）。

Basic 1-7 介護保険の居宅介護

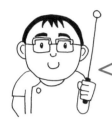

介護保険の要介護認定者ができる限り自立した在宅生活を送るためには、居宅サービスを組み立てる居宅介護支援・介護予防支援は非常に重要なサービスです。居宅介護支援は要介護者が、介護予防支援は要支援者が対象になります（表1）。医療者との関わりが多いのは居宅介護支援の方でしょう。居宅介護支援業務に当たる介護支援専門員（ケアマネジャー）は、利用者の課題分析から居宅サービス事業者や医療機関などとの連携による居宅サービス計画（ケアプラン）の作成、サービスの実施状況の把握、さらには給付管理まで幅広い役割を担います（図1）。

表1　居宅介護支援・介護予防支援の利用対象者や人員基準の概要

	居宅介護支援	介護予防支援
定義	利用者の心身の状況、置かれている環境、希望等を勘案し、居宅サービス計画または介護予防サービス計画を作成し、サービス事業者などとの連絡調整を行う	
利用対象者	居宅の要介護者	居宅の要支援者
管理者	専ら管理業務に従事する常勤の主任介護支援専門員1人（管理上支障がない場合は、当該事業所の介護支援専門員または同一敷地内の他の事業所等の職務に従事可能）	
従業者	利用者35人に介護支援専門員1人が標準（うち1人は常勤）	保健師その他の指定介護予防支援に関する知識を有する職員（介護支援専門員、社会福祉士、経験のある看護師など）を1人以上

図1　居宅介護支援業務のフローチャート

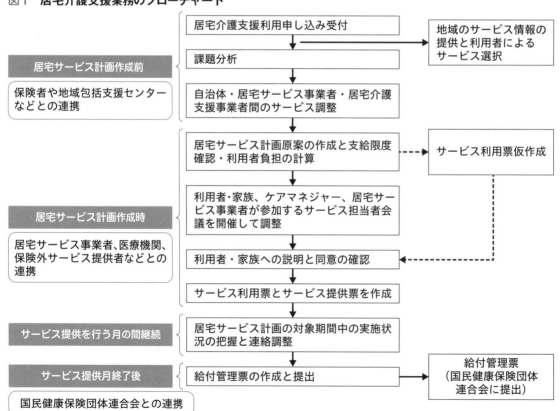

支援サービスってなに？

表2　居宅介護支援費等の報酬

			単位数（1カ月につき）		備考
要介護者	(I)	居宅介護支援費 (i)	要介護1・2	1076単位	取り扱い件数40件未満の場合、または40件以上
			要介護3・4・5	1398単位	である場合の40件未満の部分
		居宅介護支援費 (ii)	要介護1・2	539単位	取り扱い件数40件以上である場合の40件以上60
			要介護3・4・5	698単位	件未満の部分
		居宅介護支援費 (iii)	要介護1・2	323単位	取り扱い件数40件以上である場合の60件以上の
			要介護3・4・5	418単位	部分
	(II)※	居宅介護支援費 (i)	要介護1・2	1076単位	取り扱い件数45件未満の場合、または45件以上
			要介護3・4・5	1398単位	である場合の45件未満の部分
		居宅介護支援費 (ii)	要介護1・2	522単位	取り扱い件数45件以上である場合の45件以上60
			要介護3・4・5	677単位	件未満の部分
		居宅介護支援費 (iii)	要介護1・2	313単位	取り扱い件数45件以上である場合の60件以上の
			要介護3・4・5	406単位	部分
要支援者		介護予防支援費		438単位	要支援の場合、市区町村の地域包括支援センターの保健師などが介護予防ケアプランを担当。居宅介護支援事業者が同センターから業務を受託した場合、委託料を受領して介護予防ケアプランを作成

※一定の情報通信機器（人工知能関連技術を活用したものを含む）の活用または事務職員の配置を行っている事業所。事務職員は常勤でなくてもよい。同一法人内の配置でも認められるが、常勤換算で介護支援専門員1人当たり月24時間以上の勤務を必要とする

表3　医療との連携に関連した居宅介護支援費の主な加算

入院時情報連携加算	(I) 200単位/月 (II) 100単位/月	・利用者が医療機関に入院してから、(I) は3日以内、(II) は4日以上7日以内に、当該医療機関の職員に対して利用者に関する必要な情報を提供した場合
特定事業所医療介護連携加算	125単位/月	・特定事業所加算 (I)～(III) のいずれかを算定 ・退院・退所加算の算定にかかる医療機関等との連携を年35回以上 ・ターミナルケアマネジメント加算を年5回以上算定
退院・退所加算	(I) イ 450単位/回 (I) ロ 600単位/回	・医療機関、介護施設の職員から利用者に関する必要な情報提供を1回受けた場合に算定。ロは、情報提供の方法がカンファレンスによる場合
	(II) イ 600単位/回 (II) ロ 750単位/回	・医療機関、介護施設の職員から利用者に関する必要な情報提供を2回以上受けた場合に算定。ロは、情報提供の方法が1回以上カンファレンスによる場合
	(III) 900単位/回	・医療機関、介護施設の職員から利用者に関する必要な情報提供を3回以上受け、うち1回以上がカンファレンスによる場合
緊急時等居宅カンファレンス加算	200単位/回	・医療機関の求めにより、当該医療機関の職員と共に利用者の居宅を訪問してカンファレンスを行い、必要に応じて居宅および地域密着型サービスの利用調整を行った場合。月2回まで算定可
ターミナルケアマネジメント加算	400単位	・在宅で死亡した利用者（末期の悪性腫瘍患者）が対象 ・利用者または家族の同意を得て、利用者の死亡日および死亡日前14日以内に2日以上利用者宅を訪問し、当該利用者の心身の状況などを記録し、主治医、居宅サービス事業者に提供した場合
通院時情報連携加算	50単位/月	・利用者が医師の診察を受ける際に同席し、医師等に利用者の心身の状況や生活環境等の必要な情報提供を行い、医師等から利用者に関する必要な情報提供を受けた上で、居宅サービス計画（ケアプラン）に記録した場合

居宅介護支援費は、要介護度やケアプランの取り扱い件数によって多段階に設定されています（表2）。また、2021年度介護報酬改定では居宅介護支援事業所の収益性向上などの面から、情報通信機器の活用や事務職員の配置を行っている事業所については取り扱い件数の条件が緩和されました。医療連携の促進を目的とした加算等も設けられており、大きな枠で見ると、患者の入退院時、急性増悪時、終末期における医療職との連携に焦点が当てられています（表3）。ケアマネジャーは、日ごろの患者の情報をきめ細かく把握しています。ケアマネジャーと密に連携することで、より適切な医療の提供を実現できる点を理解しておきましょう。

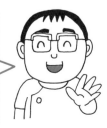

Basic 1-8 訪問リハビリテーショ

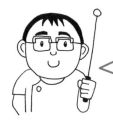

在宅患者の心身機能の維持を図る上で、訪問リハビリテーションは効果的です。提供主体は、(1) 訪問看護ステーション、(2) 医療機関、(3) 介護老人保健施設、(4) 介護医療院——の4つがあります。ステーションからの訪問リハビリは、(2) 〜 (4)とは異なり訪問看護の一環として行う形態のため、人員や設備の基準のほか、報酬設定にも違いがあります。ステーションからの訪問リハビリの医療保険の報酬は訪問看護療養費に、介護保険では訪問看護費に規定されています (表1)。医療機関等からの訪問リハビリは、医療保険では在宅患者訪問リハビリテーション指導管理料、介護保険では訪問リハビリテーション費として評価されています (表2)。

表1 訪問看護ステーションによる訪問リハビリテーションに対する報酬

医療保険	介護保険
訪問看護基本療養費 (I) (同一建物居住者以外、1日につき)	**訪問看護費** (訪問看護I5、1回20分以上)
理学療法士、作業療法士、言語聴覚士による場合 5550円／日	理学療法士、作業療法士、言語聴覚士による場合 要支援者　283単位／回、　要介護者　293単位／回
訪問看護基本療養費 (II)	・通所リハビリテーションのみでは家屋内におけるADL (日常生活動作)の自立が困難な場合で、ケアマネジメントの結果、看護職員とリハビリ職が連携した家屋状況の確認を含めた訪問看護の提供が必要と判断された場合 ・1日に2回を超えて行った場合、1回につき90/100に相当する単位数を算定する (要支援者の場合50/100) ・利用開始日の属する月から12カ月超の利用者に介護予防訪問看護を行った場合は、1回につき5単位を減算 ・訪問看護計画書、訪問看護報告書は、看護職員 (准看護師を除く)と理学療法士等が連携して作成する。理学療法士等が実施した内容は訪問看護報告書に添付する ・訪問看護計画書、訪問看護報告書の作成に当たっては、訪問看護サービスの利用開始時および利用者の状態の変化などに合わせ、看護職員が定期的に訪問して利用者の状態の適切な評価を行う
(1) 同一日に2人　　　5550円／日 (2) 同一日に3人以上　2780円／日	
訪問看護管理療養費	
月の初日 　機能強化型訪問看護管理療養費1 　　　　　　　　　　　1万2830円／日 　機能強化型訪問看護管理療養費2　9800円／日 　機能強化型訪問看護管理療養費3　8470円／日 　それ以外　　　　　　　　　　　　7440円／日 月の2日目以降の訪問日　　　　　　3000円／日	

表2 医療機関、老健施設、介護医療院による訪問リハビリテーションの報酬

医療保険	介護保険
在宅患者訪問リハビリテーション指導管理料	**訪問リハビリテーション費**
同一建物居住者以外の場合　　300点／回 同一建物居住者の場合　　　　255点／回 ※1単位20分	307単位／回　※介護予防も同様 ※1回20分
【主な算定要件】 ・在宅療養中で訪問診療を受けている患者のうち、疾病、傷病のために通院してリハビリを受けることが困難な患者や家族などに対して、患者の病状、患家の家屋構造、介護力などを考慮しながら、リハビリの観点から療養上の指導を行った場合に算定できる ・要介護認定を受けた者の場合は介護保険が適用されるが、1カ月間にバーセル指数またはFIM (機能的自立度評価法)が5点以上悪化し、一時的に頻回の訪問リハビリが必要と認められた患者については、6カ月に1回に限り診療を行った日から14日以内の期間において、14日を限度として1日に4単位まで算定できる	【主な算定要件】 ・病状が安定期にあり、通院が困難で訪問リハビリが必要であると主治医が認めた要介護認定者 ・事業所の医師が利用者に対して3カ月以上の訪問リハビリの継続利用が必要と判断する場合には、計画書に継続利用が必要な理由、具体的な終了目安となる時期、その他指定居宅サービスの併用と移行の見通しを記載する ・訪問リハビリ計画の進捗状況を定期的に評価し、必要に応じて見直す ・訪問リハビリ計画の進捗状況の評価は、初回はリハビリの提供開始からおおむね2週間以内、その後はおおむね3カ月ごとに行う ・理学療法士等が介護支援専門員を通じ、指定訪問介護の事業その他の指定居宅サービスに該当する事業に係る従業者に対し、リハビリテーションの観点から、日常生活上の留意点、介護の工夫などの情報を伝達する

ンってどんなサービス？

図1 **訪問看護ステーションからの訪問リハビリの利用回数・日数など**

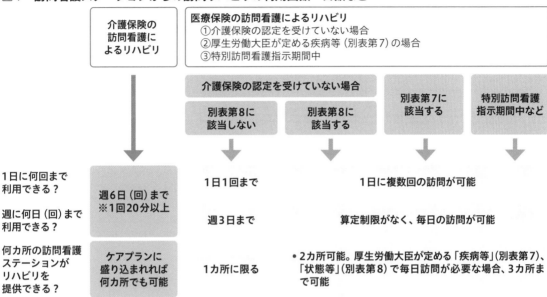

※別表第8とは、特掲診療料の施設基準等別表第8に掲げる「厚生労働大臣が定める状態等」

図2 **医療機関等による訪問リハビリの利用回数・日数など**

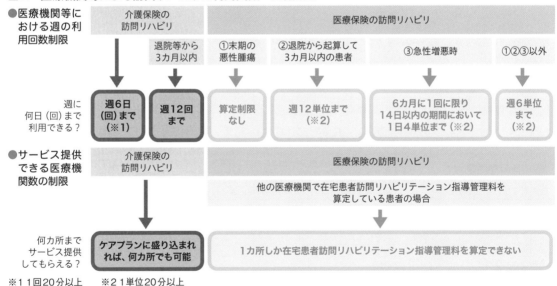

※1 1回20分以上　　※2 1単位20分以上

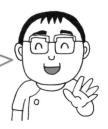

前述のように、訪問看護ステーションと医療機関等からの訪問リハビリは違う報酬設定となっています。そのため、1日に訪問できる回数や患者1人にサービスを提供できる事業所数などの規定も異なります。さらに、医療保険と介護保険のどちらからの給付となるのかも、患者の状態などにより細かく決められています（図1、図2）。複雑な設定になっていますが、患者個々への的確なリハビリの提供を実現するためにしっかり理解しておきましょう。

第1章

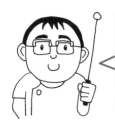 薬局薬剤師には、地域の医療機関やケアマネジャーと連携して在宅患者への服薬指導やフォローアップなどをする役割が期待されています（図1）。実際、在宅患者への訪問薬剤管理指導を担う薬局薬剤師は増加しており、介護保険でその取り組みを評価した居宅療養管理指導費等の算定件数は急増しています（図2）。医療との連携を評価した報酬も各種あります（表1）。こうした評価項目を念頭に置いて、薬局と医療機関、訪問看護ステーションなどの連携をさらに進めることが求められています。

図1　在宅医療における薬剤師の主な役割

- 患家への医薬品・衛生材料の供給
- 患者の状態に応じた調剤（一包化、簡易懸濁法、無菌製剤など）
- 薬剤服用歴管理（薬の飲み合わせなどの確認）
- 服薬指導・支援
- 服薬状況や副作用などのモニタリング
- 残薬の管理
- 医療用麻薬の管理（廃棄含む）
- 在宅担当医への処方提案など
- ケアマネジャーなどの医療・福祉関係者との連携・情報共有

在宅患者への最適かつ効果的で安全・安心な薬物療法の提供

出典：内閣府「規制改革推進会議公開ディスカッション」（2018年3月27日）日本薬剤師会資料

図2　薬局薬剤師による在宅患者訪問薬剤管理指導の実施状況

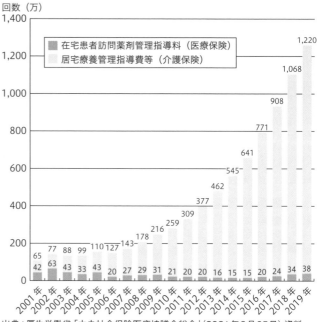

出典：厚生労働省「中央社会保険医療協議会総会」（2021年8月25日）資料

表1　医療との連携に関連した薬局薬剤師に関連する主な報酬

居宅療養管理指導費（※）	医師または歯科医師の指示に基づき、薬剤師が利用者宅を訪問して薬学的な管理指導を行い、ケアマネジャーに対してケアプランの策定等に必要な情報を提供した場合を評価
在宅患者訪問薬剤管理指導料	薬剤師が患家を訪問して薬学的管理指導を行った場合を評価
在宅患者オンライン薬剤管理指導料	訪問診療の実施に伴って処方箋が交付等されている患者に対して、オンラインで必要な薬学的管理指導を行った場合を評価
在宅患者緊急訪問薬剤管理指導料	緊急に患家を訪問して必要な薬学的管理指導を行った場合を評価
在宅患者緊急オンライン薬剤管理指導料	急変等に伴って医師の求めにより、緊急にオンラインで必要な薬学的管理指導を行った場合を評価
在宅患者緊急時等共同指導料	急変等に伴って医師の求めにより、医師等と共同でカンファレンスを行い、緊急に患家を訪問して必要な薬学的管理指導を行った場合を評価
在宅患者重複投薬・相互作用等防止管理料	重複投薬、相互作用の防止等の目的で、処方医に対して照会を行い、処方が変更された場合を評価
服用薬剤調整支援料	6種類以上の内服薬が処方されている患者について、処方医に対して薬剤師が文書を用いて提案する取り組みや、当該患者に調剤する内服薬が2種類以上減少した場合を評価
服薬情報等提供料	調剤後も患者の服用薬や服薬状況に関する情報等を把握し、患者や家族等、医療機関に当該情報を提供した場合を評価

※これのみ介護報酬、それ以外は診療・調剤報酬

療でどんな役割を果たす？

表2　薬剤師による訪問指導を評価した報酬項目

	診療・調剤報酬の在宅患者訪問薬剤管理指導料	介護報酬の居宅療養管理指導費（介護予防も同様）
基本報酬（薬局の薬剤師による場合）	単一建物居住者が1人　650点 単一建物居住者が2〜9人　320点 単一建物居住者が10人以上　290点 月4回まで算定可能（※1）	単一建物居住者が1人　517単位 単一建物居住者が2〜9人　378単位 単一建物居住者が10人以上　341単位 月4回まで算定可能（※1）
基本報酬（医療機関の薬剤師による場合）	単一建物居住者が1人　650点 単一建物居住者が2〜9人　320点 単一建物居住者が10人以上　290点 月4回まで算定可能（※1）	単一建物居住者が1人　565単位 単一建物居住者が2〜9人　416単位 単一建物居住者が10人以上　379単位 月2回まで算定可能
対象者	通院が困難な、在宅で療養する患者で、要介護認定を受けていない者	在宅の要介護認定者で通院が困難な者
公費適用	公費負担医療の受給者（原爆公費など）であれば自己負担なし	医師による居宅療養管理指導などと同様、公費負担医療の受給者（原爆公費など）であれば自己負担なし
各種加算 ※左枠内カッコ内の点数は、在宅患者オンライン薬剤管理指導料を算定する場合。在宅患者緊急オンライン薬剤管理指導料を算定する場合も同様	麻薬の使用に関する管理指導を行う場合　100点／回（22点／回） 乳幼児加算（6歳未満の乳幼児が対象）　100点／回（12点／回） 小児特定加算（医療的ケア児または家族が対象）　450点／回（350点／回） 在宅患者医療用麻薬持続注射法加算　250点／回 在宅中心静脈栄養法加算　150点／回	麻薬の使用に関する管理指導を行う場合　100単位／回
情報通信機器を用いた場合	在宅患者オンライン薬剤管理指導料　59点／回 【対象者】在宅患者訪問薬剤管理指導料を月1回のみ算定する患者 【主な算定要件】 ・患者1人につき、在宅患者訪問薬剤管理指導料と合わせて月4回（末期の悪性腫瘍の患者、中心静脈栄養法の対象患者は、週2回かつ月8回）まで	情報通信機器を用いて行う場合　45単位／回 【対象者】居宅療養管理指導費を月1回のみ算定する患者 【主な算定要件】 ・情報通信機器を用いた服薬指導は、当該薬局内において行う ・利用者の同意を得た上で、対面による服薬指導と情報通信機器を用いた服薬指導を組み合わせた服薬指導計画を作成し、計画に基づいて情報通信機器を用いた服薬指導を実施する ・居宅療養管理指導の指示を行った医師に対して、情報通信機器を用いた服薬指導の結果について必要な情報提供を文書で行う

※1 末期悪性腫瘍患者、中心静脈栄養を受けている者は週2回かつ月8回まで算定可。月2回以上算定する場合は算定する日の間隔を6日以上空ける必要がある（末期悪性腫瘍患者、中心静脈栄養を受けている者を除く）

薬局薬剤師の訪問薬剤管理指導を評価した基本報酬としては、診療報酬・調剤報酬の在宅患者訪問薬剤管理指導料と、介護報酬の居宅療養管理指導費があります（表2）。単一建物居住者の人数によって異なる報酬額となっており、月の算定回数の上限も設定されています。麻薬使用の管理指導に関する加算など各種加算があるほか、オンラインによる服薬指導も評価されています。

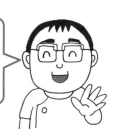

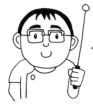 在宅での食支援は欠かせません。年を重ねると感覚や身体機能、消化機能、口腔機能、嚥下機能などが徐々に低下します（表1）。この進行防止や改善を図る上で、医師や歯科医師だけでなく、管理栄養士やリハビリ職、看護職員など多職種で食支援に当たることが重要になります。診療報酬、介護報酬でも各職種の取り組みが評価されています（表2）。

表1　食事や栄養状態に影響する高齢者の体の変化

感覚	• 唾液の分泌の減少や味蕾細胞の減少により味覚が低下する。特に塩味と甘味の感度が低下し、何を食べても味がしないなど、食事が薄味に感じることがある • 視覚・聴覚・嗅覚・触覚・温覚など様々な感覚が鈍くなり、料理の色合いや香りを感じにくく食欲低下につながることがある • のどの渇きを感じにくく、脱水症状を起こしやすくなる
身体機能	• 手先の器用さが低下し、関節が固くなり可動域が低下するなどして食事動作に影響することがある • 筋肉量が低下し、活動性が低くなる
消化機能	• 唾液や胃液、胆汁や膵液など消化に関わる分泌物が減少し、消化に時間がかかるようになる • 胃から小腸への排出速度が低下し、食物が胃に残りやすくなり、一度に多くの食べ物を受け付けなくなる • 腸の内容物の移動速度が遅くなり水分吸収が過剰になり、また直腸に溜まった便を排出する筋力が低下し、便秘になりやすい
口腔機能	• 唾液の分泌が減少し、自浄作用の低下や義歯の不適合、味覚の低下などに影響する • 自浄作用が低下することで口腔内細菌が増殖し、口腔内トラブルや誤嚥性肺炎の要因になりやすい • 歯の喪失や咀嚼に関連した筋力の低下により、食べ物を飲み込みやすい状態まで噛むことが困難になり、食べられるものが限定されやすい
嚥下機能	• 咀嚼能力の低下により食べ物を飲み込みやすい状態まで噛むことが困難になり、飲み込みにくくなる • のどの感覚の低下や飲み込みに関連した筋力の低下により、むせやすくなる

出典：2016年度在宅医療助成勇美記念財団助成研究「在宅高齢者に対する食事療養支援を目的とした多職種共通教育プログラムの開発」の「在宅高齢者に対する食支援連携テキスト～専門職の共通理解にむけて～」

表2　各職種における食支援に関連した主な報酬

歯科医師、歯科衛生士関連	在宅患者訪問口腔リハビリテーション指導管理料（診）	歯科訪問診療料を算定する摂食機能障害者に対し、口腔機能評価に基づく管理計画を作成して20分以上の指導管理を行った場合。15歳未満の患者は小児在宅患者訪問口腔リハビリテーション指導管理料の対象
	歯科口腔リハビリテーション料1（診）	有床義歯装着者、舌接触補助床装着者、口蓋補綴装置装着者に義歯の調整・指導をした場合
看護職員関連	在宅患者訪問看護・指導料（診）	在宅患者の療養上の世話や診療の補助を行った場合。医療機関向けの点数
	訪問看護療養費（看）	在宅患者の療養上の世話や診療の補助を行った場合。訪問看護ステーション向けの点数
	訪問看護費（介）	要介護認定者に訪問看護を実施した場合。医療機関、訪問看護ステーション共通
管理栄養士関連	在宅患者訪問栄養食事指導料（診）	管理栄養士が医師の指示に基づき、食事計画や栄養食事指導箋を作成して食事の用意や摂取などに関する指導を30分以上行った場合
リハビリ職関連	訪問看護ステーションからの訪問リハビリ（看）（介）	訪問看護ステーションの理学療法士、作業療法士、言語聴覚士が主治医の指示に基づき、リハビリを実施した場合
	在宅患者訪問リハビリテーション指導管理料（診）	医療機関の理学療法士、作業療法士、言語聴覚士が主治医の指示に基づき、リハビリを実施した場合
	訪問リハビリテーション費（介）	要介護認定者に対し、介護老人保健施設や医療機関などの理学療法士、作業療法士、言語聴覚士が主治医の指示に基づき、リハビリを実施した場合
医師、歯科医師、歯科衛生士、管理栄養士関連	居宅療養管理指導費（介）	要介護認定者に対し、各職種が必要な管理指導を行った場合

（診）：診療報酬、（看）：訪問看護療養費、（介）：介護報酬

食支援とは？

表3　在宅患者訪問口腔リハビリテーション指導管理料

在宅患者訪問口腔リハビリテーション指導管理料	
1　10歯未満	400点
2　10歯以上20歯未満	500点
3　20歯以上	600点
歯科医師が指導を行う場合、施設基準に応じて以下の点数を加算する	
在宅療養支援歯科診療所1	145点
在宅療養支援歯科診療所2	80点
かかりつけ歯科医機能強化型歯科診療所	75点

【主な算定要件】
・月4回まで算定可能
・歯科訪問診療料を算定した患者のうち摂食機能障害または口腔機能低下症を有し、継続的な歯科疾患の管理が必要な患者に対し、患者や家族などの同意を得て口腔機能評価に基づく管理計画を作成し、20分以上必要な指導管理を行った場合に算定する
・歯科医師が歯科のない医療機関や介護保険施設などの栄養サポートチーム（NST）、摂食嚥下チームなどのカンファレンス、回診などに参加し、それらの結果に基づき管理計画を策定した場合、栄養サポートチーム等連携加算1・2（80点）を月1回算定できる

表4　歯科口腔リハビリテーション料1

歯科口腔リハビリテーション料1（1口腔につき）	
1　有床義歯の場合	
イ　8歯以下の義歯を装着している場合	104点
ロ　9歯以上の義歯を装着している場合	124点
2　舌接触補助床の場合	194点
3　その他の場合（顎義歯など）	189点

【主な算定要件】
・歯科口腔リハビリ料1の1は月1回、歯科口腔リハビリ料1の2、3は月4回まで算定できる
・歯科口腔リハビリ料1の2、3と摂食機能療法は同一日に算定不可
・摂食機能療法の開始日から3カ月を超えた場合、摂食機能療法を算定した月と同一月に歯科口腔リハビリ料1の2、3は算定不可

表5　管理栄養士による訪問栄養食事指導を評価した報酬項目

	診療報酬の在宅患者訪問栄養食事指導料	介護報酬の居宅療養管理指導費
基本報酬（管理栄養士による場合）	単一建物診療患者が1人　　　530点（510点） 単一建物診療患者が2～9人　480点（460点） 単一建物診療患者が10人以上　440点（420点） （カッコ内は当該医療機関以外の管理栄養士の場合）	単一建物居住者が1人　　　544単位（524単位） 単一建物居住者が2～9人　486単位（466単位） 単一建物居住者が10人以上　443単位（423単位） （カッコ内は当該事業所以外の管理栄養士の場合）
算定回数の上限	月2回まで	月2回まで
対象者	在宅で療養する患者で、医師が「特掲診療料の施設基準等」に規定する特別食を提供する必要性を認めた場合、または癌患者、摂食機能または嚥下機能が低下した患者、低栄養状態にある患者で、医師が栄養管理の必要性を認めた場合	在宅で療養する要介護認定者で、厚生労働大臣が別に定める特別食を提供する必要性を医師が認めた場合、または当該利用者が低栄養状態にあると医師が判断した場合
算定要件	管理栄養士が患家を訪問し、患者の生活条件、好みなどを勘案した食品構成に基づく食事計画案や具体的な献立などを示した栄養食事指導箋を患者や家族などに対して交付するとともに、当該指導箋に従い食事の用意や摂取などに関する具体的な指導を30分以上行った場合に算定	管理栄養士が利用者宅を訪問し、作成した栄養ケア計画を患者や家族などに対して交付するとともに、当該計画に従った栄養管理にかかる情報提供および栄養食事相談または助言を30分以上行った場合に算定
公費適用	公費負担医療の受給者（原爆公費など）であれば自己負担なし	医師による居宅療養管理指導などと同様、公費負担医療の受給者（原爆公費など）であれば自己負担なし

※介護報酬の居宅療養管理指導費は介護予防も同様

表3～5に、食支援に資する具体的な報酬を幾つか示しました。歯科訪問診療においては、摂食機能障害や口腔機能低下症の在宅者に摂食機能療法を行った場合の評価として在宅患者訪問口腔リハビリテーション指導管理料があります（表3）。また、有床義歯や舌接触補助床、口蓋補綴装置を装着する患者へのリハビリを評価した報酬として歯科口腔リハビリテーション料もあります（表4）。一方、在宅患者の栄養管理を担う管理栄養士による訪問指導に対する報酬も診療報酬と介護報酬の双方で評価されており、効果的に活用したいところです（表5）。このほかの職種の訪問指導等の報酬体系もしっかり押さえておきましょう。

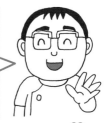

初診は患者による医師の "面接試験"
覚悟を持って臨んでほしい

　在宅患者を初めて診療する際は、どんな医師でもうまくいくか不安に思うものです。筆者は今でも初診時は毎回、気合が入ります。初診は患者による医師の "面接試験" だと考えているからです。患者と家族は、「この医師は信頼できるかどうか」を見ています。だからこそ、この1回で信頼関係を築く必要があります。「信頼関係は何度も会って、時間をかけて築くもの」と言う人もいますが、筆者はそうは思いません。

● 患者のつらい気持ちに寄り添う

　以前、癌の末期で看取りが近い30歳代の患者を病院から紹介されました。患者は入院中に予後について告知されておらず、「緩和ケアは要らない」と我々の介入を拒否し、強い痛みのためか家族にもつらく当たっていました。一刻も早く予後を告知して緩和ケアを導入する必要がありましたが、当院の担当医は、「信頼関係ができるまで予後告知は難しい」と話していました。

　その直後、筆者が往診する機会があり、患者のつらい気持ちにとことん寄り添い、緩和ケアを提案しました。すると、その1回で患者は自分の病と死に向き合い、緩和ケアの必要性を理解してその日のうちに導入することができました。

　在宅患者には、「病院ではこれ以上治療できない」状態になった患者が少なくなく、多くのつらい経験をしています。その話に耳を傾け、「今一番つらいことは何か」と尋ねるとよいでしょう。この患者からは「痛みがつらい」と打ち明けられ、私は「絶対に痛みを取る」と約束しました。医療現場で「絶対」という言葉は避けるべきなのは重々承知

していますが、あえて「絶対」という言葉を使った私の覚悟を患者が感じ取ってくれたのだと思います。患者は疼痛コントロールにより、最期は自宅で安らかに旅立ちました。

　初診の際は、患者も医師も不安を感じるもの。それはお互いをよく知らないからです。その不安を少しでも軽減するために、初診の前に行っておいた方がよいことがあります。例えば、事務職員や看護師が事前に患家を訪問して費用や在宅医療のシステムについて説明し、不明点や不安を聞いておくことです。この時に、緊急時に病院のように医師がすぐ駆けつけられないことなど、「在宅医療では対応できないこと」も説明します。

　さらに、患者が加入する公的医療保険や利用可能な医療・介護費用の助成制度、患家への行き方なども確認し、初診がスムーズに行えるよう情報共有します。患者の病状については前医から診療情報提供書をもらい、生活歴や家庭環境に関してはケアマネジャーから情報収集します。

　たんぽぽクリニックでは、初診は1時間ほどかけ、患者に関わる多職種にもできるだけ同席してもらいます。これにより多職種からなるチームで患者の情報を共有し、治療やケアの方針を統一できます。特に退院前カンファレンスへの参加が難しい薬剤師にとっては、良い機会になっているようです。

　初診では再度、医師が「在宅医療では対応できないこと」をしっかり説明し、患者に納得してもらいます。この点を曖昧にすると、急変時の対応でトラブルを招きかねません。さあ、ここまで準備ができたら、覚悟を決めて初診に行こう！

たんぽぽ流！ 3つの プリンシプル

1 ▶ 初診時はその訪問1回で患者との信頼関係を築くつもりで臨む
2 ▶ 患者に「味方だ」と思ってもらえれば、初診でも信頼関係を築ける
3 ▶ 患者も医師も不安だからこそ、お互いを知るための準備をしておく

第 **2** 章

在宅医療の提供プロセスに
沿って学ぶ報酬算定

イラストで見る 在宅医療の提供プロセス

退院支援・在宅移行から始まる在宅医療

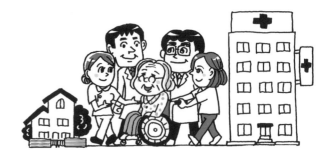

Question 2-1 （→**39** ページ）
　退院前のカンファレンスを評価した報酬ってあるの？

Question 2-2 （→**43** ページ）
　退院後数カ月間に取り組むべきことは？

患者個々の状態や生活環境等に応じて提供される在宅医療。退院前から患者をフォローし、訪問診療や訪問看護といった必要なサービスにつなげていくことが大切です。途中、患者が介護施設等に入所した後も、支援を続けることがあるでしょう。最終的には看取りまで寄り添うことになります。

　この章では、そうした流れに沿って在宅報酬の Q&A を整理しました。

より良い人生の最期の実現に尽力

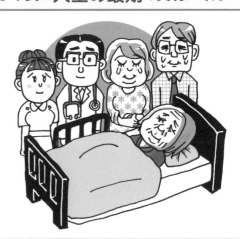

Question 2-12 （→**83** ページ）
　人生の最終段階の医療・ケア決定プロセス
　ガイドラインってなに？

Question 2-13 （→**87** ページ）
　在宅ターミナルケアの報酬はどんな仕組み？

まずは**訪問診療**で支援開始

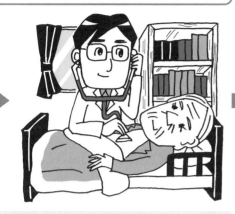

Question 2-3（➡ **47** ページ）
「在宅医療の 5 つの呪文」ってなに？

Question 2-4（➡ **51** ページ）
訪問診療や往診などを受けられる条件は？

Question 2-5（➡ **55** ページ）
在総管と施設総管の算定対象となる患者は？

訪問看護の提供で手厚いサポート

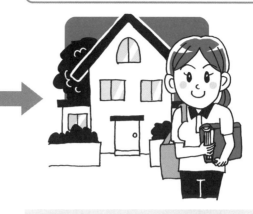

Question 2-6（➡ **59** ページ）
訪問看護の提供に関する医師の指示はどう出すの？

Question 2-7（➡ **63** ページ）
訪問看護の基本報酬はどんな仕組みになっているの？

Question 2-8（➡ **67** ページ）
訪問看護が医療保険適用となるのはどんなとき？

Question 2-9（➡ **71** ページ）
同一日に訪問診療と訪問看護は提供できるの？

介護施設に入所しても支援継続

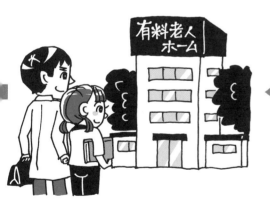

Question 2-11（➡ **79** ページ）
介護施設での在宅医療
どこまで提供可能なの？

在宅生活の充実に必須の**食支援**

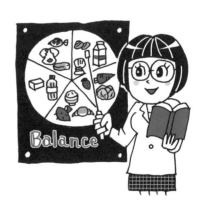

Question 2-10（➡ **75** ページ）
在宅での食支援はどうやって実施する？

在宅医療の普及に不可欠な地域連携 地域の実情に合わせた連携の構築を

在宅医療の広げ方は、地域資源の充実度合いにより、「都市型」と「地方型」で大きく異なります。都市型とは、既に在宅医療を手がける医療機関が複数あり、訪問看護ステーションや訪問介護事業所、施設が充実した地域で在宅医療を行うケースを指します。都市型の場合、医療機関は診療に特化して他の事業所と連携し、1つのチームとして患者を診ていけばよいと思います。しかし、都市型での拡大が可能な地域は少なく、多くの地域では在宅医療の資源は限られます。こうした場合は地方型で広げていくことになります。

● 自ら訪問看護ステーションを開設する

地方型ではどのように在宅医療を広げていったらよいでしょうか。筆者は、自ら地域を耕して種をまくしかないと考えています。具体的には、自前で訪問看護ステーションや訪問介護事業所などを開設し、専門職を養成しながら連携先を確保していくのです。

在宅医療の資源の少ない地域は、地域住民への啓発も行われておらず、ニーズを掘り起こせていません。自前で様々な事業所を作ることで連携先を確保しつつ、在宅医療のニーズも高められます。立ち上げ時の負担は大きいですが、一石二鳥だと前向きに捉えましょう。

筆者が松山市で開業した際も、在宅医療の資源は限定的で、24時間対応ができない訪問看護ステーションもありました。そこで、開業2年後に法人化と同時に訪問看護ステーションと居宅介護支援事業所を開設。その2年後には訪問介護事業所も開設しました。

もっとも、全てを自法人で完結してしまうと、地域の在宅医療資源はそれ以上増えません。そのため、たんぽぽクリニックでは法人外の地域の事業所や病院の地域連携室向けに定期的に研修会を開いています。他の地域で先進的な取り組みを行っている医師や看護師などを講師に招いたり、自法人の多職種連携のケースを紹介するなどして、目指すべき地域連携の姿を共有しています。一朝一夕には進みませんが、約20年前に地方型で在宅医療を広げ、今では都市型での拡大が可能なほどに優秀な専門職の多い地域になりました。

連携先は多数ありますが、ここ5年で顕著に増加したのが調剤薬局です。開業当初、24時間対応可能で訪問服薬指導を行っている薬局は地域に1カ所しかありませんでした。そこで、地域の薬剤師向けに研修会を開きつつ、訪問服薬指導を行う薬局との連携実績を徐々に積み重ねていきました。現在では、連携する薬局は85カ所まで増加。このうち3カ所の薬局が当院の朝の全体ミーティングに参加しており、処方内容について薬剤師から意見をもらえる貴重な機会となっています。

自前で事業所を作る地方型に比べ、都市型で在宅医療を広げる場合の負担は大きくありません。ですが、気心の知れた事業所1カ所のみとの連携はリスクが大きいことも認識しましょう。いくら良い仕事をする訪問看護ステーションでも、急に人員が減り、以前と同様の対応ができなくなることもあります。都市型でも複数の事業者との連携実績を積み重ね、地域を耕すことが重要です。地域の多職種と切磋琢磨しながら、質の高い在宅医療の普及を目指しましょう。

たんぽぽ流！ **3つの** プリンシプル

1 ▶ 在宅医療の広げ方には、「都市型」と「地方型」の2通りがある
2 ▶ 地方型の場合、自前で様々な事業所を作り、専門職を養成する
3 ▶ 気心の知れた事業所1カ所のみと連携するのは楽だが、リスクもある

2-1 退院前のカンファレンスを評価した報酬ってあるの？

退院前カンファレンスに関する診療報酬について正しい記述はどれでしょうか？

（複数解答）

❶ 退院時共同指導料1は、退院後の在宅療養を担う医療機関が算定し、「厚生労働大臣が定める状態等」（特掲診療料の施設基準等別表第8）に該当する場合、特別管理指導加算（200点）も算定できる

❷ 退院時共同指導料1・2ともに1人の患者につき入院中1回しか算定できないが、「厚生労働大臣が定める疾病等」（特掲診療料の施設基準等別表第7）に該当する患者では2回算定できる

❸ 退院時共同指導は対面で行い、ビデオ通話により共同指導した場合には算定できない

❹ 退院時共同指導料は、他の医療機関、介護老人保健施設、特別養護老人ホームなどに入院・入所する患者、死亡退院した患者については算定できない

❺ 退院時共同指導料2の「医師による共同指導の場合の加算」と、多機関共同指導加算は併算定できない

Answer

2-1

登場人物　 新人看護師 さくらさん　たんぽぽ先生　 新人事務員 あすなろくん

 入院患者がスムーズに在宅での生活に移行できるように、在宅医療機関と入院医療機関が密に連携することはとても大切になると思います。

 そうですね。退院前カンファレンスは、患者の病状や治療方針を確認するほか、患者の不安を共有する大事な時間と場になります。医師や看護職員だけでなく、薬剤師やケアマネジャーがこうした取り組みをした際の報酬も設定されていますが、ここでは医療機関と訪問看護ステーションの退院前カンファレンスの診療報酬・介護報酬について解説しましょう。

 いろいろな職種・立場の人がカンファレンスに参加するので、報酬も細かく分かれていそうですね。

 入院医療機関と退院後の在宅療養を担う医療機関向けの報酬として、退院時共同指導料があります（表1）。入院中の患者に、双方の医療機関の医師または医師の指示を受けた保健師、助産師、看護師、准看護師（以下、看護師等）などが共同して在宅療養に必要な指導・説明をした場合を評価した点数です。医師が参加しなくても、医師の指示を受けた薬剤師や社会福祉士などが代わりに参加すれば算定可能です。

　また、同一法人などの「特別の関係」にある医療機関や訪問看護ステーションによる指導でも算定できるんだ。ただし、退院後に他の医療機関、介護老人保健施設、介護老人福祉施設（特別養護老人ホーム）などに入院・入所する患者、死亡により退院した患者については算定することができません（問題の選択肢④は正解）。一方で、入退院支援加算の算定患者については、老健施設、介護医療院、特養、特定施設など（医療機関に併設されていないこと）への入院・入所患者でも、後で述べる退院時共同指導料2は算定可能です。

　さらに2020年度診療報酬改定では、退院時共同指導は対面での実施を原則としつつ、ビデオ通話で開催することが認められ、2022年度改定では、特段の事情がない場合でもビデオ通話による共同指導が可能になりました（選択肢③は誤り）。以前は、医療機関や訪問看護ステーションのいずれかが厚生労働大臣の定める「医療資源の少ない地域」にあり、やむを得ない事情で入院医療機関に赴くことができないときしか同指導料を算定できませんでした。しかし、医療機関などで深刻になりつつある人材不足などに配慮して、ビデオ通話を活用した業務の効率化を図ったわけです。

 退院時共同指導料は確か、「1」と「2」に分かれており、それぞれ在宅医療機関向けと入院医療機関向けの点数が設けられていたかと思いますが。

 在宅医療機関は同指導料1を算定することになります。患者が「厚生労働大臣が定める状態等」（特掲診療料の施設基準等別表第8）（表2）であれば、特別管理指導加算（200点）の算定も可能なんだ（選択肢①は正解）。

一方、入院医療機関向けは同指導料2です。入院先と在宅側の医師同士が共同指導した際は300点を加算できます。入院医療機関の医師または看護師等が、在宅医療機関の医師、看護師等、歯科医師、歯科衛生士、薬局薬剤師、訪問看護ステーションの看護師（准看護師を除く）、理学療法士、作業療法士、言語聴覚士、ケアマネジャー、相談支援専門員のうち3者以上と共同指導すると、入院医療機関は多機関共同指導加算（2000点）の算定も可能です。ただし、入院先と在宅側の医師同士が共同指導した際の加算（300点）とこの多機関共同指導加算を同時に算定することはできません（選択肢⑤は正解）。

❋ ステーションの准看護師は対象外

退院時共同指導料1・2とも、算定できるのは患者1人につき入院中1回だけになります。ただし、患者が「特掲診療料の施設

基準等別表第3の1の3」に該当する疾病等（表3）で、2回のうち1回は両医療機関の医師、看護師、准看護師が共同で指導した場合のみ2回まで算定できます。選択肢②は、「厚生労働大臣が定める疾病等」（別表第7）となっているところが誤りになります。

退院時共同指導料2では、入院先の医師や看護師などが、在宅医療機関の医師の指示を受けた訪問看護ステーションの看護師や理学療法士と共同指導した際も対象となります。ここで注意したいのは、訪問看護ステーションの准看護師が共同指導した場合は算定の対象外になることです。なお2020年度改定でカンファレンスの内容の

表1 退院時共同指導料

退院時共同指導料	
退院時共同指導料1	
1 在宅療養支援診療所の場合	1500点
2 1以外の場合	900点
特別管理指導加算	200点
退院時共同指導料2	400点
医師による共同指導の場合	300点
多機関共同指導加算	2000点

【主な算定要件】
・入院医療機関および退院後の在宅療養を担う医療機関の医師または医師の指示を受けた以下の職種が共同で退院後の在宅療養上必要な説明や指導を行い、その内容を文書で提供した場合、退院後の在宅療養を担う医療機関は1を、入院医療機関は2を算定する
　・看護師等（保健師、助産師、看護師、准看護師）
　・薬剤師　　　・管理栄養士　　・理学療法士
　・作業療法士　・言語聴覚士　　・社会福祉士
・他の医療機関、介護老人保健施設、特別養護老人ホーム等への入院・入所患者、死亡退院患者では算定できない。ただし、入退院支援加算の算定患者では、老健施設、介護医療院、特養、特定施設等への入院・入所患者でも同指導料2は算定可（医療機関併設の介護施設等は不可）
・同指導料2の医師による共同指導の場合の加算と多機関共同指導加算は併算定できない
・共同指導は、ビデオ通話により共同指導した場合でも算定できる

表2 厚生労働大臣が定める状態等（特掲診療料の施設基準等別表第8に掲げる状態等）

1 在宅悪性腫瘍等患者指導管理もしくは在宅気管切開患者指導管理を受けている状態にある者、または気管カニューレもしくは留置カテーテル（胃瘻も含む）を使用する状態にある者

2 在宅自己腹膜灌流指導管理、在宅血液透析指導管理、在宅酸素療法指導管理、在宅中心静脈栄養法指導管理、在宅成分栄養経管栄養法指導管理、在宅自己導尿指導管理、在宅人工呼吸指導管理、在宅持続陽圧呼吸療法指導管理、在宅自己疼痛管理指導管理または在宅肺高血圧症患者指導管理を受けている状態にある者

3 人工肛門または人工膀胱を設置している状態にある者

4 真皮を越える褥瘡の状態にある者

5 在宅患者訪問点滴注射管理指導科を算定する者

表3 退院時共同指導料を2回算定できる対象（特掲診療料の施設基準等別表第3の1の3）

1 末期の悪性腫瘍患者（在宅がん医療総合診療料を算定している患者を除く）

2 ①であって②または③の状態である患者
　①在宅自己腹膜灌流指導管理、在宅血液透析指導管理、在宅酸素療法指導管理、在宅中心静脈栄養法指導管理、在宅成分栄養経管栄養法指導管理、在宅人工呼吸指導管理、在宅悪性腫瘍等患者指導管理、在宅自己疼痛管理指導管理、在宅肺高血圧症患者指導管理または在宅気管切開患者指導管理を受けている状態にある者
　②ドレーンチューブまたは留置カテーテルを使用している状態
　③人工肛門や人工膀胱を設置している状態

3 在宅での療養を行っている患者であって、高度な指導管理（上記「2」の①が2つ以上重複）を必要とするもの

記載は、カルテに記載しなくても、患者に提供した文書の写しをカルテに添付すればよいことになりました。

 医療機関では退院時共同指導時に訪問看護師が参加すると同指導料1を算定できると思いますが、一方で訪問看護ステーションが算定できる報酬もあるのですか。

 医療・介護保険双方に退院時共同指導加算（医療8000円、介護600単位）があります。

介護医療院や介護老人保健施設からの退所時も算定できます。医療保険では、患者が「厚生労働大臣が定める疾病等」（特掲診療料の施設基準等別表第7）や「厚生労働大臣が定める状態等」（別表第8）（41ページ表2）に該当すると、訪問看護ステーションは2回まで算定が可能です。さらに、「厚生労働大臣が定める状態等」の患者の場合、特別管理指導加算（2000円）を算定できます。介護保険の退院時共同指導加算は、医療機関の訪問看護は対象外です。

このPOINTを押さえよう！

＊ 退院前の入院患者に共同指導した際には、入院医療機関と在宅医療機関の双方が算定できる退院時共同指導料が設定されている

＊ 「特掲診療料の施設基準等別表第3の1の3」に掲げる疾病等に該当する患者については、退院時共同指導料を2回算定できる

＊ 対面で退院時共同指導を行うのが原則だが、ビデオ通話で実施した場合でも同指導料を算定できる

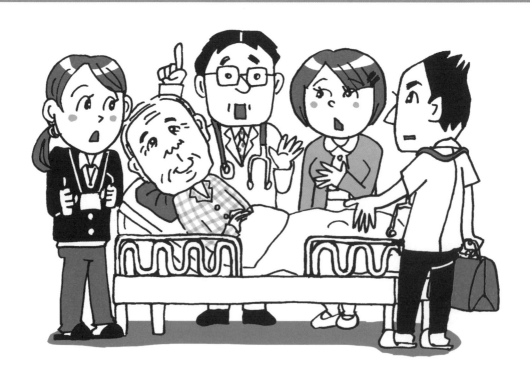

2-2 退院後数カ月間に取り組むべきことは？

患者が退院して在宅に戻ってから
3カ月までに算定できる報酬について
正しい記述はどれでしょうか？（複数解答）

❶ 在宅療養指導管理料は患者の退院月に限り、入院医療機関と在宅医療機関の双方が同一月に算定できる

❷ 退院後1カ月は、入院医療機関の在宅患者訪問看護・指導料等と他の医療機関の在宅患者訪問看護・指導料等、または訪問看護ステーションの訪問看護療養費を同一日に算定できる

❸ 在宅患者訪問看護・指導料等の加算である在宅移行管理加算の対象は、自院を退院した日から起算して3カ月以内で、「厚生労働大臣が定める状態等」（別表第8）に該当する患者である

❹ 退院直後の患者については、特別訪問看護指示書を交付できない

❺ 訪問看護ステーションの看護師等（准看護師を除く）が退院日に在宅での療養上必要な指導を実施した場合、訪問看護管理療養費の加算として退院支援指導加算（6000円）を算定でき、長時間の訪問を要する者に対して指導したときは8400円を加算できる

登場人物　 新人看護師 さくらさん　たんぽぽ先生　新人事務員 あすなろくん

 退院直後は患者の状態がまだ不安定なケースが多いので、手厚いケアを提供できる仕組みがあるとよいですね。

 報酬面では、きめ細かい医療や介護を実現することを目的とした点数が設定されていたり、特例的な在宅医療を提供できる仕組みがあります（表1）。まず退院直後は、特別訪問看護指示書を交付することができます（問題の選択肢④は誤り）。これは、主治医が週4回以上の訪問看護を一時的に行う必要があると認めた場合に訪問看護事業所に出せる指示です。原則月1回、指示期間は14日以内なので、うまく活用して、状態が不安定な退院直後の患者をきめ細かくケアしたいですね。

　さらに退院してから1カ月までは、医療機関からの訪問診療と訪問看護ステーションからの医療保険の訪問看護を同じ日に提供できます。「医療機関と訪問看護ステーションの経営者が同一人物である」といった「特別の関係」にあっても、両方のサービスを同日に実施できます。また、入院と在宅の医療機関または訪問看護ステーションの2カ所からの同日の訪問看護が可能になる点も理解しておきましょう。この仕組みを活用すれば、「朝」「昼」「夕」といったように1日に頻回の訪問看護が必要で、1カ所では対応できない場合などに役立ちます（選択肢②は正解）。

 退院直後は医療処置なども頻繁に必要になるかと思いますが、その辺りを円滑に実施できる報酬はないのですか。

 患者が、「厚生労働大臣が定める状態等」（別表第8、Question4-4参照）に該当する場合に限られますが、24時間対応体制を整備し、患者が自院を退院した日から1カ月以内に訪問看護・指導に関する計画的な管理を行った医療機関が算定できる在宅移行管理加算があります。選択肢③は、「自院を退院した日から起算して3カ月以内」の部分が誤りですね。「厚生労働大臣が定める状態等」に当てはまると退院直後に限らず、長時間や複数名などの訪問看護が可能になるので、しっかり押さえておきましょう。

　訪問看護ステーションが退院日に患者に対して在宅での療養で必要な指導を行うことも、スムーズな在宅生活への移行を実現する大切な取り組みです。それを評価したのが、訪問看護管理療養費の加算である退院支援指導加算です。退院日に訪問看護が必要と認められた患者に対して訪問看護ステーションの看護師等（准看護師を除く）が訪問して指導した場合、退院日の翌日以降で最初に訪問看護を行った日に訪問看護管理療養費に6000円を加算できます。また2022年度診療報酬改定では、「15歳未満の超重症児または準超重症児」「厚生労働大臣が定める状態等」「特別訪問看護指示書等に係る訪問看護を受けている者」に対し、長時間にわたる指導をしたときは通常の点数より高い8400円を算定できるようになりました（選択肢⑤は正解）。

❋ 手厚い訪問リハビリの実施も可能に

 入院医療機関が退院後の指導・管理に関わる点は評価されていないのでしょうか。

退院後訪問指導料（580点）があります。入院医療機関の医師や看護師等が退院後、患者に必要な指導を行った場合に算定できます。「厚生労働大臣が定める状態等」（別表第8）と認知症の患者が対象で、退院後1カ月以内に5回まで実施できます。

　また、在宅自己注射や在宅自己導尿といった在宅療養指導管理料は、退院時に入院医療機関が指導したら退院日に1回算定できますが、在宅医療を担う機関も同月に在宅療養指導管理料の算定が可能です（選択肢①は正解、Question3-11参照）。在宅療養指導管理料は通常、1人の患者に複数の医療機関が同一の指導管理を行う場合、主たる指導管理を行う医療機関1カ所しか算定できませんが、退院直後は特例が認められているわけです。入院中の状態を一番知っている医療機関の指導・管理はその後の在宅生活で役立つので、これらの仕組みを効果的に活用したいところです。

　在宅療養を担う医療機関では、在宅時医学総合管理料や施設入居時等医学総合管理料の加算の在宅移行早期加算（100点）も算定できます（Question2-5参照）。退院後1年以内の患者について3カ月間に限り、月1回算定が可能です。入院医療機関との密な連携などに生かしたいですね。

 退院直後は訪問リハビリテーションも集中的に提供できるとよいと思うのですが……。

 訪問リハビリも重要ですね。実はそういう報酬体系が整備されているんです。訪問リハビリは介護保険が優先されますが、1カ

表1　在宅に移行した患者について退院から3カ月までに算定できる主な報酬等

【退院から1カ月】
- **特別訪問看護指示書の交付【診】**
  急性増悪時や終末期に交付できる以外に退院直後も該当する。退院直後に特別訪問看護指示書を交付して頻回な訪問看護を行うことで、利用者は安心して在宅療養を開始、継続できる。また、要介護認定を受けている人では、訪問看護が医療保険になることで区分支給限度基準額に余裕ができ、さらに多くの介護サービスを受けることが可能になる
- **退院後訪問指導料【診】**
  患者が入院していた医療機関の医師や看護師等が退院後、在宅で療養するために必要な指導を行った場合に5回まで算定できる。入院時にケアを担っていた医療職が実際の療養生活を見ながらその患者に適した指導を的確に行える
- **在宅療養指導管理料【診】**
  患者が入院していた医療機関と、退院後の在宅療養を担う医療機関の両方で指導管理の算定が可能。ただし加算の算定は、機器や材料の支給を行った医療機関に限られる
- **「特別の関係」の医療機関と訪問看護ステーションからの訪問診療と訪問看護（医療保険）の同日算定【診】**
  医師と看護師等において、退院直後の不安解消、状態の変化等の確認など、在宅療養に慣れない患者に頻回訪問できる
- **医療機関と訪問看護ステーションからの訪問看護（医療保険）の同日算定【診】**
- **医療機関同士の訪問看護（医療保険）の同日算定【診】**
  朝、昼、夕等の患者の状態を1日に頻回確認できる。1つの訪問看護事業所では対応しきれない訪問回数をカバーできる
- **在宅移行管理加算（在宅患者訪問看護・指導料等の加算）【診】**
  自院を退院して「厚生労働大臣が定める状態等」（別表第8）に該当する患者に対し、手厚い医療処置や管理を実施できる
- **退院支援指導加算（訪問看護管理療養費の加算）【診】**
  退院日に訪問看護が必要と認められた患者に在宅での療養上必要な指導を実施できる。2022年度診療報酬改定では、長時間にわたる指導がさらに評価された

【退院から3カ月】
- **在宅移行早期加算【診】**
  退院して1年以内に、在宅に移行した患者に3カ月間、月1回算定できる
- **在宅患者訪問リハビリテーション指導管理料【診】、訪問リハビリテーション費【介】**
  通常は週6単位までしか実施できないが、退院から起算して3カ月以内は週12単位まで算定できる。入院によりADL（日常生活動作）が落ちた患者に頻回のリハビリを行うことで早期回復が見込まれる
- **短期集中リハビリテーション実施加算【介】**
  医療保険のように回数が上乗せできるのではなく、頻回に訪問を行ったことを評価している

【診】：診療報酬、【介】介護報酬

月間にバーセル指数またはFIM（機能的自立度評価法）が5点以上悪化した患者は医療保険の訪問リハビリを受けられます。通常の医療保険による在宅患者訪問リハビリテーション指導管理料は週6単位（1単位20分以上）までの算定が原則ですが、退院日から起算して3カ月以内で、入院医療機関の医師の指示に基づき継続してリハビリを行う場合は、週12単位まで認められます。これは、2021年度介護報酬改定で介護保険でも可能になりました。また、介護保険の訪問リハビリは週6日（回）まで、ケアプラン（居宅サービス計画）に盛り込まれれば複数の事業所から提供可能な上、退院日から3カ月以内に集中してリハビリをすると、短期集中リハビリテーション実施加算を算定できます（Question5-10参照）。退院直後の患者に対しては医療保険でも介護保険でも手厚いケアが可能なので、患者の状態を的確に把握して実施したいですね。

このPOINTを押さえよう！

＊ 退院直後は特別訪問看護指示書を交付できたり、2カ所の医療機関等から訪問看護を提供できるなど特例が多い
＊ 在宅療養指導管理料も、退院時に入院医療機関が指導したら、在宅を担う医療機関とは別に同月に算定できる
＊ 医療保険の訪問リハビリは、退院から3カ月以内で入院医療機関の医師の指示があれば、手厚い提供が可能になる

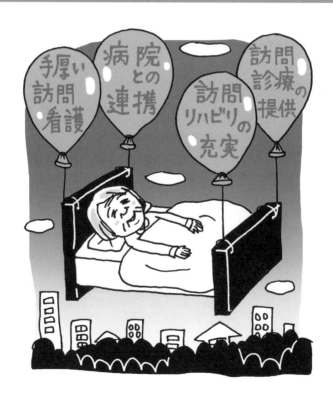

2-3 「在宅医療の5つの呪文」ってなに？

「在宅医療の5つの呪文」について正しい記述はどれでしょうか？

（複数解答）

❶ 介護保険の第2号被保険者で、「特定疾病」により要介護状態になった場合、介護保険サービスの給付対象となる

❷ 「特掲診療料の施設基準等」の別表第7に掲げられた「厚生労働大臣が定める疾病等」に該当する患者は、医療保険の訪問看護を利用する

❸ 在宅医療の対象は、「通院困難な状態である」と介護者が判断した患者である

❹ 「特掲診療料の施設基準等」の別表第8に掲げられた「厚生労働大臣が定める状態等」は、医療処置の面から患者の状態を定めている

❺ 自宅や特定施設入居者生活介護の指定を受けているサービス付き高齢者向け住宅などで生活する要支援・要介護者には、介護保険の訪問看護が提供可能である

登場人物 新人看護師 さくらさん　たんぽぽ先生　新人事務員 あすなろくん

 多職種が集まって開かれるカンファレンス
で患者情報をやり取りしても、実際の診療
や保険請求につながる必要な情報を把握で
きないことはありませんか。

 あります！ 在宅患者の疾病や状態、療養環
境、介護者との関係などを一生懸命イメー
ジしようとするのですが、いざ実際の業務
に役立てようとすると、なかなかうまく
いきません。

 そんなときは、様々ある患者情報の中でも
重要なポイントを押さえるようにするとい
いんだ。具体的には、（1）年齢、（2）主病
名、（3）ADL、（4）医療処置、（5）居住場
所――をしっかり意識してカンファレンス
での話を聞くことです。私はこれらをまと
めて、「在宅医療の5つの呪文」（表1）と名
づけています。

表1 「在宅医療の5つの呪文」の内容

●年齢
　・要介護認定は受けられるか、自己負担はどうか
●主病名（通院困難となった主病名）
　・「厚生労働大臣が定める疾病等」（別表第7）に該当
　　するか
　・指定難病かどうか
　・第2号被保険者の場合は介護保険の給付対象か
●ADL（日常生活動作）
　・身体障害者手帳を持っているか、重度心身障害者
　　医療の対象となるか
　・在宅医療の適応があるか
●医療処置
　・「厚生労働大臣が定める状態等」（別表第8）に該当
　　するか
●居住場所
　・自宅、高齢者住宅、介護保険施設などのどこか
　・訪問診療や訪問看護などの提供の可否はどうか

 その5つの情報を確認するのには、どのよ
うな意図があるのでしょうか。

 では、順番に説明しましょう。まず「（1）年
齢」についてです。介護保険の要支援・要
介護認定を受けられるかどうかを確認する
ために重要です。介護保険は、65歳以上
が第1号被保険者、40歳以上65歳未満が
第2号被保険者となっており、要介護認定
されれば介護保険サービスを利用できま
す。第2号被保険者の場合は、脳血管疾患
など16ある「特定疾病」（194ページ表1）
に該当すれば介護保険サービスの給付対象
になります（問題の選択肢①は正解）。

　一方、40歳未満はどのような状態でも介
護保険サービスの給付対象になりません。
ですが、福祉サービスなどを受けられる障
害者総合支援法の対象となり得るかどうか
を調べる必要があります。医療費の自己負
担割合も年齢によって異なるので、把握し
ておくことが大事です（表2）。

 「（2）主病名」は当然、ミーティングなどで
周知する項目ですよね？ ただ主病名が分か
ると、どんな良さがあるのでしょうか。

 主病名を知るだけでは不十分です。その疾
患が、訪問診療や訪問看護を通常より多く
提供できる「厚生労働大臣が定める疾病等」
（特掲診療料の施設基準等別表第7に掲げ
る疾病等）（表3）や、先ほど触れました、
介護保険の第2号被保険者が給付対象とな
る「特定疾病」、医療費助成の対象となる
「指定難病」などに当たるかどうかの検討が

表2 公的医療保険制度における患者の窓口負担割合

名称・種類		加入者（被保険者）	窓口負担割合
70歳未満 健康保険（職域保険）	協会けんぽ	主に中小企業の従業員とその被扶養者	・本人　　　　3割（※1） ・家族　　　　3割（※1） ・未就学児　　　2割
	健康保険組合	主に大企業の従業員とその被扶養者	
	共済組合	公務員などとその被扶養者	
	船員保険	船員とその被扶養者	
70歳未満 国民健康保険	国民健康保険	職域保険に加入していない人とその被扶養者および生活保護受給者以外	※既に対象となっている人は2014年度以降も65歳になるまで対象
	退職者医療制度※（2014年度まで）	会社などを退職して国民健康保険の被保険者となった65歳未満の人とその被扶養者	
高齢受給者		70〜75歳未満の人	所得に応じて2割または3割（※1）
後期高齢者医療制度		75歳以上、または65歳以上で一定の障害のある人	所得に応じて1割、2割（※2）または3割（※1）のいずれか

※1 特定医療費（指定難病）受給者証を交付された場合は2割負担となる
※2 2022年10月1日以降、課税所得が28万円以上で、「年金収入＋その他の合計所得金額」が単身世帯で200万円以上（2人以上世帯で同320万円以上）の人が対象となる。激変緩和措置として施行後3年間、自己負担割合が2割となる場合、外来医療の負担増加額の上限が1カ月当たり最大3000円までとなる

大切です。例えば「厚生労働大臣が定める疾病等」（別表第7）に該当すると、医療保険の訪問看護を提供できるようになります（選択肢②は正解）。

また「(3) ADL」の把握は、在宅医療の適応かどうかを調べるのに大切です。在宅医療は、「通院困難な状態である」と主治医が判断した際に対象となるからです。介護者ではなく主治医が判断する必要があるので、問題の選択肢③は誤りです。さらに身体障害者手帳や重度心身障害者医療の対象となれば、福祉制度の利用や医療費の公費助成が可能になります。しっかり確認するようにしましょう。

「(4) 医療処置」を確認するのも、サービス提供の特例があるかを知る上で重要ということですか。

その通りです。まずは、患者が受けている医療処置の状態がまとめられている「厚生労働大臣が定める状態等」（特掲診療料の施設基準等別表第8に掲げる状態等）(41ペー

表3 厚生労働大臣が定める疾病等（特掲診療料の施設基準等別表第7に掲げる疾病等）

①末期の悪性腫瘍
②多発性硬化症
③重症筋無力症
④スモン
⑤筋萎縮性側索硬化症
⑥脊髄小脳変性症
⑦ハンチントン病
⑧進行性筋ジストロフィー症
⑨パーキンソン病関連疾患
　(1) 進行性核上性麻痺
　(2) 大脳皮質基底核変性症
　(3) パーキンソン病（ホーエン・ヤールの重症度分類Ⅲ度以上かつ生活機能障害度がⅡ度またはⅢ度）
⑩多系統萎縮症
　(1) 線条体黒質変性症
　(2) オリーブ橋小脳萎縮症
　(3) シャイ・ドレーガー症候群
⑪プリオン病
⑫亜急性硬化性全脳炎
⑬ライソゾーム病
⑭副腎白質ジストロフィー
⑮脊髄性筋萎縮症
⑯球脊髄性筋萎縮症
⑰慢性炎症性脱髄性多発神経炎
⑱後天性免疫不全症候群
⑲頸髄損傷
⑳人工呼吸器を使用している状態

第2章

ジ表2)をしっかり確認すべきです（選択肢④は正解）。この「厚生労働大臣が定める状態等」（別表第8）に該当すると、長時間や複数名による訪問看護、1日複数回の訪問看護など、医療保険と介護保険の両方で様々な特別のサービスを利用できるようになります（Question4-4参照）。在宅時医学総合管理料や施設入居時等医学総合管理料は、患者の疾病や状態の違いによって複数の段階の報酬となっているので、医療処置の状況の把握がさらに重要になります。

「（5）居住場所」の確認は、訪問診療や訪問看護の提供可否を明確にする上で不可欠です。例えば特別養護老人ホームの入所者では、末期の悪性腫瘍か死亡日から遡って30日以内でなければ訪問診療できません。また、特定施設入居者生活介護の指定を受けているサービス付き高齢者向け住宅に住む要支援・要介護者には介護保険の訪問看護は提供できません（選択肢⑤は誤り）。詳しくはQuestion2-11で解説したいと思います。

このPOINTを押さえよう！

＊ 患者に効果的な医療・介護サービスを提供できるよう、（1）年齢、（2）主病名、（3）ADL、（4）医療処置、（5）居住場所──の「5つの呪文」を確認する

＊「（2）主病名」は、「厚生労働大臣が定める疾病等」（別表第7）、「特定疾病」などに当たるかまで調べ、サービス提供の特例などに該当するかを確認するのが大切になる

＊「（4）医療処置」が「厚生労働大臣が定める状態等」（別表第8）に該当すれば、医療と介護の双方で様々なサービスを提供できるようになる

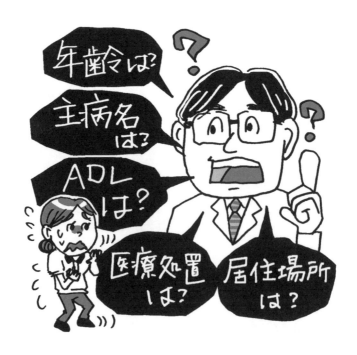

2-4 訪問診療や往診などを受けられる条件は？

訪問診療の対象は
患者の状態などによって変わります。
以下の中でその対象となるのは
どれでしょうか？

(複数解答)

❶ 訪問診療は、患者の求めに応じて患家を訪問して診療を行う

❷ 訪問診療の対象は、要介護認定を受けているか、身体障害者手帳の交付を受けている者に限られる

❸ 医師の配置義務のある施設の患者は原則、訪問診療の適応外となる

❹ 介護老人保健施設は、併設医療機関以外の医療機関による往診料、在宅療養指導管理材料加算の算定のみ認められる

❺ 医療機関の所在地と患家の所在地の距離が16kmを超える場合、特殊な事情などがあるケースを除いて往診料や在宅患者訪問診療料を算定できない

登場人物 新人看護師 さくらさん たんぽぽ先生 新人事務員 あすなろくん

 どんな患者が医療保険の訪問診療や往診（以下、訪問診療等）の対象となるかは、在宅医療を手掛ける上で基本中の基本になるところですね。しっかり覚えておかなきゃいけません。

 そうだね、どんな患者でも訪問診療等を受けられるわけではないんだよ。保険診療上、「在宅で療養する患者であって、疾病、傷病のために通院による療養が困難な者」に限られます。重症度やADL（日常生活動作）、要介護度に関する基準はなく、その判断は主治医に任されています。また、身体障害者手帳の交付の有無も関係ありません（問題の選択肢②は誤り）。主治医は、保険診療の規則に沿って訪問診療等を担う責任が求められるわけです。

 「通院による療養が困難」というのは、少し漠然としていますね。もう少し具体的な定めはないのでしょうか。

 厚生労働省は2014年度診療報酬改定で、在宅患者訪問診療料を算定できない例として「少なくとも独歩で、家族・介助者等の助けを借りずに通院できる者など」と通知（2014年3月5日保医発0305第3号）し、対象者の状態をある程度具体的に示しました。これを踏まえると、訪問診療等は寝たきりの患者などが主な対象となり、通院できる患者は外来で治療してもらうのが原則となるのが分かるでしょう。なお2022年度改定では、通院患者のスムーズな在宅医療への移行を推進するため、外来在宅共同

指導料（在宅側医療機関400点、外来側医療機関600点）が新設されました。継続（4回以上）して外来診療を受けていて在宅療養（高齢者住宅等は対象外）を行う患者について、外来と在宅の医師が共同で患家で療養上必要な説明や指導をした際に算定できます。外来側の医師は情報通信機器を活用しての説明・指導も認められます。

　加えて、訪問診療と往診の違いも押さえておきましょう。訪問診療は定期的・計画的に患家を訪問するのに対し、往診は患者の求めに応じて訪問して行う診療です（選択肢①は誤り）。医療機関と患家の距離要件があることにも注意しましょう。専門的に対応できる医療機関がないといった特別な事情がない限り、訪問診療等の範囲が直線距離で16km以内と定められています（選択肢⑤は正解）。

※ 医師配置義務がある施設は原則対象外

 患者の状態だけではなく、居住場所も訪問診療等の実施の可否に関わってくるんですよね？

 「在宅で療養する患者」には、自宅で生活する患者のほか、高齢者住宅や特別養護老人ホームの入居（入所）者、居宅サービス利用者も該当します（表1）。一方、医療機関の入院患者は対象外になります。介護老人保健施設も原則として訪問診療等の対象外となりますが、併設されていない医療機関による往診料と在宅療養指導管理の材料加算の算定は認められています（選択肢④は正解）。つまり、医師の配置義務がある施設

在宅報酬算定マニュアルの84〜91、166〜173ページ参照

の患者は基本的に訪問診療等の適応外となるんだ（選択肢③は正解）。

まとめると、老健施設の入所者については訪問診療の対象外、医師の配置義務がない特定施設の入居者で通院が困難な患者は訪問診療の対象となります。例えば、通院困難な状態のまま、有料老人ホーム等で生活することになった入居者は、訪問診療を受けられます。

なお、小規模多機能型居宅介護や看護小規模多機能型居宅介護の事業所では、通所サービスの利用時は訪問診療の適応外ですが、宿泊サービスの利用時は対象になります。ただし、宿泊サービス利用前30日以内に患家を訪問し、在宅患者訪問診療料または在宅時医学総合管理料（在総管）、施設入居時等医学総合管理料（施設総管）、在宅がん医療総合診療料を算定した医療機関の医師が診察した場合に限り、宿泊サー

ビス利用開始後30日間のみ提供できます。また2020年度診療報酬改定では、退院日から宿泊サービスの利用を始めた患者については、サービス利用前の訪問診療料等の算定の有無にかかわらず、退院日を除いてサービス開始後30日まで訪問診療を受けられるようになりました。

末期の悪性腫瘍の患者の場合はどうでしょうか。通常の患者とは状態が異なってくるかと思いますが。

末期の悪性腫瘍の患者は状態変化が激しいので、要介護度が軽くても、通院困難な人が少なくありません。そのため、早めに訪問診療が必要になる例もあります。この場合、主治医が必要と判断すれば訪問診療を受けられます。また、先ほど述べた宿泊サービスの利用者においても末期の悪性腫

表1　訪問診療・往診を受けられる場所

	在宅患者訪問診療料	往診料
特別養護老人ホーム	○（※1）	○（配置医師を除く）
介護老人保健施設・介護医療院（併設医療機関）	×	×
介護老人保健施設・介護医療院（併設医療機関以外）	×	○
軽費老人ホーム・養護老人ホーム	○	○
住宅型有料老人ホーム・サービス付き高齢者向け住宅（特定施設以外）	○	○
介護付き有料老人ホーム・サービス付き高齢者向け住宅（特定施設）	○	○
認知症高齢者グループホーム	○	○
短期入所生活介護	○（※2）（配置医師を除く）	○（配置医師を除く）
短期入所療養介護	×	○（配置医師を除く）
小規模多機能型居宅介護（宿泊日のみ）	○（※2）	○
看護小規模多機能型居宅介護（宿泊日のみ）	○（※2）	○

※1 死亡日から遡って30日以内の患者、末期の悪性腫瘍の患者に限る
※2「サービス利用前30日以内に在宅患者訪問診療料、在総管、施設総管、在宅がん医療総合診療料を算定した医療機関の医師に限り、サービス利用開始後30日まで算定可。退院日からサービスの利用を開始した患者については、サービス利用前の訪問診療料等の算定の有無にかかわらず、退院日を除きサービス利用開始後30日まで（末期の悪性腫瘍患者を除く）算定可。なお、末期の悪性腫瘍患者の場合はいずれも30日を超えても提供可

瘍の患者の場合、サービス開始後30日を超えても提供が可能です。

 特養や短期入所生活介護事業所の入所者・利用者への訪問診療の提供には、何か規定があったように思うのですが……。

 特養入所者への訪問診療は、末期の悪性腫瘍と、死亡日から遡って30日以内の患者に限り提供が可能です。短期入所生活介護事業所では小規模多機能型居宅介護と同様、サービス利用前30日以内に患家を訪問し、訪問診療料等を算定した医療機関の医師が診察した場合、サービス開始後30日間のみ提供できます（末期の悪性腫瘍患者は30日を超えても提供可）。退院患者に対する訪問診療も、小規模多機能型居宅介護と同様です。

このPOINTを押さえよう！

* 訪問診療等の対象は、「在宅で療養する患者であって、疾病、傷病のために通院による療養が困難な者」に限られる
* 訪問診療は定期的・計画的に患家を訪問するのに対し、往診は患者の求めに応じて訪問して行う診療である点に違いがある
* 入院医療機関や介護老人保健施設など医師配置義務のある施設は原則として訪問診療等の対象外になる

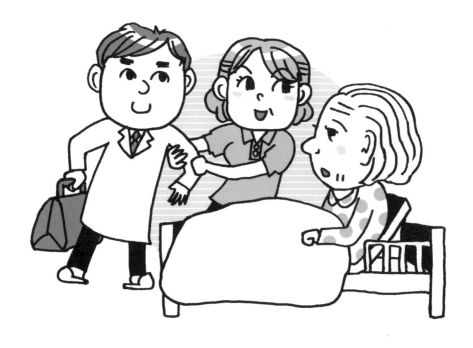

2-5 在総管と施設総管の算定対象となる患者は？

在宅時医学総合管理料（在総管）と
施設入居時等医学総合管理料
（施設総管）などに関する
正しい記述はどれでしょうか？（複数解答）

❶ 自宅の患者については在総管、小規模多機能型居宅介護事業所や有料老人ホーム、サービス付き高齢者向け住宅等の入居者については施設総管を算定する

❷ 「単一建物診療患者数」とは、1つの建物に居住する者のうち、医療機関が在総管や施設総管を算定する患者の人数を指す

❸ 認知症高齢者グループホームはユニットごとの診療患者数を「単一建物診療患者数」とみなす

❹ 高齢者住宅などに入居する患者については、情報通信機器を用いた診療を組み合わせて訪問診療を行った場合、施設総管を算定できない

❺ 在宅療養支援診療所（在支診）や在宅療養支援病院（在支病）（機能強化型を含む）であっても、担当医の氏名や担当日などを文書で提供していない患者については、「在支診・在支病以外」の在総管・施設総管を算定する

2-5

登場人物 新人看護師 さくらさん　 たんぽぽ先生　 新人事務員 あすなろくん

 在宅療養計画を作成して定期的に訪問診療し、総合的な医学管理を行うことを評価した在宅時医学総合管理料（在総管）と施設入居時等医学総合管理料（施設総管）を届け出ることができるのは、診療所、在宅療養支援病院（在支病）、在支病以外の200床未満の病院です。ケアマネジャーや社会福祉士の配置、在宅医療担当の常勤医の勤務、他の保健医療サービスとの連携調整といった要件を満たす必要があります。在宅療養支援診療所（在支診）・在支病か、機能強化型の在支診・在支病かなどによって点数設定が異なります（表2）。

 在宅患者訪問診療料等と同様、在総管や施設総管には様々な決まりがあるんですか。

 そうですね。在総管と施設総管は、24時間365日対応の医療機関の体制を評価した報酬である点は共通ですが、患者の住居の種類によって在総管と施設総管のどちらを

算定するかが決まります。在総管の算定対象は戸建て・集合住宅の居住者が基本となり、施設総管の対象は認知症高齢者グループホーム、特定施設、特定施設の指定を受けていない有老ホーム・サ高住などのほか、介護施設（特別養護老人ホームなど）の患者になります。介護サービスの施設・居住系サービスが施設総管の対象になるわけです。となると、小規模多機能型居宅介護事業所の宿泊サービスはどちらになるのか迷うところですが、在総管（算定日数の上限あり）を算定することになります（表1、問題の選択肢①は誤り）。

このほか、複数の医療機関が同一患者について管理料を算定することはできず、主として診療する医療機関のみが対象です。また併算定できないものとして、投薬の費用、在宅がん医療総合診療料などがあります。

 月当たりの訪問診療の実施回数に関する要件などもあるのですか。

表1　在総管と施設総管の算定対象者と算定要件

	在宅時医学総合管理料	施設入居時等医学総合管理料
算定対象者の居住場所	・自宅（戸建て住宅、集合住宅） ・小規模多機能型居宅介護事業所、看護小規模多機能型居宅介護事業所（宿泊サービス時のみ。サービス利用前30日以内に訪問診療料等を算定した医師に限り、サービス利用開始後30日まで（※）） ・ケアハウス など	・養護老人ホーム（定員110人以下に限る） ・軽費老人ホーム（A型のみ） ・特別養護老人ホーム（末期の悪性腫瘍、死亡日から遡って30日以内の患者に限る） ・短期入所生活介護事業所（介護予防を含む。サービス利用前30日以内に訪問診療料等を算定した医師に限り、サービス利用開始後30日まで（※）） ・有料老人ホーム ・サービス付き高齢者向け住宅 ・認知症高齢者グループホーム　など
算定要件	①在宅療養計画に基づき、月1回以上継続して訪問診療を行った場合に算定する ②当該患者に対して主として診療を行っている1つの医療機関が算定する ③投薬などの費用は別に算定できない ④在宅がん医療総合診療料を算定する月は併算定できない	

※末期悪性腫瘍患者は「サービス利用開始後30日まで」の制限はなし。退院日からサービス利用を始めた患者は、利用前の訪問診療料等の算定にかかわらず、退院日を除いてサービス利用開始後30日まで

以前は両方とも「訪問診療の月2回以上の実施」が必要でしたが、現在は月1回でも算定できます（表2）。さらに、在総管、施設総管共に「月2回以上」のうち1回について情報通信機器を用いて診療した場合などの点数も設定されています（選択肢④は誤り）。患者の状態によっても点数が異なる

点も注意しましょう。特掲診療料の施設基準等別表第8の2に該当する「厚生労働大臣が定める状態」に該当すると、より高い点数を算定できます。

このほか、「単一建物診療患者数」によっても違う点数が設けられています。単一建物診療患者数とは、1つの建物に居住する者

表2　在宅時医学総合管理料と施設入居時等医学総合管理料の点数

			在宅時医学総合管理料			施設入居時等医学総合管理料		
		訪問頻度	単一建物診療患者数			単一建物診療患者数		
			1人	2〜9人	10人以上	1人	2〜9人	10人以上
機能強化型在支診・在支病	病床あり	月2回以上　別に定める状態	5400	4500	2880	3900	3240	2880
		月2回以上　上記以外	4500	2400	1200	3200	1700	1200
		うち情報通信機器を使って1回以上診療	3029	1685	880	2249	1265	880
		月1回	2760	1500	780	1980	1080	780
		情報通信機器を使って2カ月に1回診療	1515	843	440	1125	633	440
	病床なし	月2回以上　別に定める状態	5000	4140	2640	3600	2970	2640
		月2回以上　上記以外	4100	2200	1100	2900	1550	1100
		うち情報通信機器を使って1回以上診療	2789	1565	820	2069	1175	820
		月1回	2520	1380	720	1800	990	720
		情報通信機器を使って2カ月に1回診療	1395	783	410	1035	588	410
在支診・在支病		月2回以上　別に定める状態	4600	3780	2400	3300	2700	2400
		月2回以上　上記以外	3700	2000	1000	2600	1400	1000
		うち情報通信機器を使って1回以上診療	2569	1465	780	1909	1105	780
		月1回	2300	1280	680	1640	920	680
		情報通信機器を使って2カ月に1回診療	1285	733	390	955	553	390
その他		月2回以上　別に定める状態	3450	2835	1800	2450	2025	1800
		月2回以上　上記以外	2750	1475	750	1950	1025	750
		うち情報通信機器を使って1回以上診療	2029	1180	660	1549	910	660
		月1回	1760	995	560	1280	725	560
		情報通信機器を使って2カ月に1回診療	1015	590	330	775	455	330
在宅専門診療所		月2回以上　別に定める状態	2760	2268	1440	1960	1620	1440
		月2回以上　上記以外	2200	1180	600	1560	820	600
		うち情報通信機器を使って1回以上診療	1623	944	528	1239	728	528
		月1回	1408	796	448	1024	580	448
		情報通信機器を使って2カ月に1回診療	812	472	264	620	364	264

のうち、在総管や施設総管を算定する患者の数を指します（選択肢②は正解）。57ページの表2のように人数によって3区分あります。なお、グループホームは各ユニットの診療患者数を単一建物診療患者数とみなします（選択肢③は正解）。

　在支診や在支病が在総管・施設総管を算定する際に気をつけたいのは、担当医の指名や担当日などの情報を患者に文書でしっかり提供することです。これを怠ると、「在支診・在支病以外」の在総管・施設総管を算定しなければならなくなります（選択肢⑤は正解）。

 これら管理料には以前から加算があったと思うのですが……。

 「頻回訪問加算」や「在宅移行早期加算」、「包括的支援加算」などがありますね。頻回

訪問加算は、末期の悪性腫瘍や特別な管理が必要な患者に月4回以上の訪問診療や往診をした際、月1回600点を加算できます。在宅移行早期加算は、入院患者が退院して在宅医療に移行後、在総管・施設総管の算定開始月から3カ月間、月1回100点の加算が可能です。在宅移行後1年以内なら算定対象となり、入退院を繰り返しても退院のたびに算定できます。ただし退院から1年超や、検査入院・1日入院の患者は対象外です。包括的支援加算は、「月2回以上」（別に定める状態［別表第8の2］を除く）、「月1回以上」訪問していて、「要介護2以上の状態」「認知症高齢者の日常生活自立度ランクⅡb以上」「訪問看護を週1回以上受けている状態」「訪問診療または訪問看護で注射や喀痰吸引、経管栄養等の処置を受けている状態」などの患者が対象となり、月1回150点を算定できます。

このPOINTを押さえよう！

＊ 在総管は戸建てや集合住宅の居住者、小規模多機能型居宅介護事業所の宿泊サービスの利用者が対象で、施設総管は高齢者住宅や介護施設の入居（所）者が対象になる

＊ 訪問頻度や患者の状態、単一建物診療患者数、医療機関の届け出区分によって多段階の報酬が設定されているので、該当する点数の見極めをしっかり行う

＊ 頻回訪問加算や在宅移行早期加算、包括的支援加算など複数の加算がある。それぞれの対象を確認し、適正に算定を

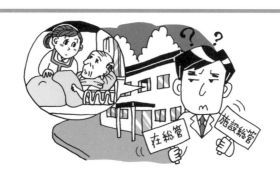

2-6 訪問看護の提供に関する医師の指示はどう出すの？

主治医が出す訪問看護指示について正しい記述はどれでしょうか？

（複数解答）

❶ 訪問看護指示書の有効期間は、最大3カ月である

❷ 特別訪問看護指示書の指示書作成日は、診療日でなければならない

❸ 在宅患者訪問点滴注射指示書の有効期間は14日間である

❹ 同一医療機関からの訪問看護や訪問リハビリテーションについては、指示した場合に算定できる報酬はない

❺ 特別訪問看護指示書を月2回交付できるのは、気管カニューレを使用している状態にある患者と真皮を越える褥瘡の状態にある患者になる

登場人物 新人看護師 さくらさん たんぽぽ先生 新人事務員 あすなろくん

 訪問看護を提供するためには、患者の同意を得た上で、医師が看護師に訪問看護を実施する旨の指示を出すことが必要です。ちなみに訪問看護の指示は、主として診療を担っている医療機関の医師が行うのが原則になることを覚えておきましょう。

この関連で2018年度診療報酬改定では、同一医療機関に所属する同一診療科の複数の医師が共同で主治医として診療しているときは、いずれかの医師が指示書を出せば訪問看護ができることが明確化されました。また、診療所の主治医が他の医療機関や地域医師会などと連携して24時間の連絡・往診体制を構築し、在宅療養移行加算（Question3-5参照）を算定する場合、何かしらの事情で主治医が対応できないときは連携先の医師が緊急の訪問看護指示を出すことができます。

 でも、医師の指示方法と言ってもいろいろ種類があるようで、混乱しているのですが……。

 確かに様々な方法があって覚えにくいかもしれません。指示方法は、訪問看護を提供する事業所がどこかによって異なってくるからね（表1）。具体的に説明すると、提供主体が訪問看護ステーションの場合は訪問看護指示書、他の医療機関に訪問看護を依頼する場合は診療情報提供書を交付することになるんだ。

 指示を出す医師と訪問を担う看護師が同じ医療機関に所属している場合はどうするの

でしょうか。

 その場合は、医師がカルテに指示内容を記すことになります。口頭で伝えるだけでは認められません。こうしたケースについては、訪問点滴注射指示などもカルテに記載することが必要となる点を覚えておきましょう。

 指示の方法がこれだけあるということは、もしかして指示を出す先によって医療機関が算定できる診療報酬の項目も異なってくるのでしょうか。

 いいところに気づきましたね。そうなのです、診療報酬の項目が異なってくるのです。訪問看護ステーションに訪問看護指示書を交付した場合は訪問看護指示料（月1回300点）を、他の医療機関に診療情報提供書を交付した場合は診療情報提供料（I）（月1回250点）を算定することになります。これに対して、同一の医療機関内で医師が看護師に指示を出す場合は、訪問看護であっても訪問リハビリテーションであっても、算定できる報酬はありません（問題の選択肢④は正解）。

 随分と細かいルールがあるんですね。訪問看護指示料や診療情報提供料にも要件がありそうですね。

訪問看護指示料は、当該患者が退院する時に1回算定できるほか、在宅生活を送っている期間では1カ月に1回を限度に算定が

表1　主治医が交付できる訪問看護などに関する主な指示書

訪問看護の提供主体	訪問看護指示の種類	指示書作成日	有効期間	報酬
訪問看護 ステーション	訪問看護指示書	診療日でなくてもよい	6カ月以内	月1回300点
	特別訪問看護指示書	診療日	14日以内	原則月1回100点
ステーション、他の医療機関	在宅患者訪問点滴注射指示書	診療日でなくてもよい	7日以内	週1回100点
他の医療機関	診療情報提供書	診療日から2週間以内	1カ月以内	月1回250点
自院	自院の看護職員への指示 （カルテ記載）	診療日	1カ月以内	——
居宅サービス事業所・ 特別支援学校	介護職員等喀痰吸引等指示書	診療日でなくてもよい	6カ月以内	3カ月1回240点

※自院の看護職員への特別訪問看護指示と在宅患者訪問点滴注射指示もカルテに指示内容を記載する。指示内容の記載日や有効期間は訪問看護ステーションに指示を出す場合と同様
※在宅療養で必要かつ十分な量の衛生材料や保険医療材料を主治医が提供した際に、訪問看護指示料の加算として衛生材料等提供加算（80点）を算定できる

第2章

可能なんだ。指示書には6カ月間の有効期間があります（選択肢①は誤り）。指示書を出す際は有効期間を記す必要がありますが、期間が1カ月の指示を出す際は記載の必要がありません。また、2022年度診療報酬改定では訪問看護ステーションによる訪問リハビリの訪問看護指示を出す場合、それまでは介護保険からの給付の場合のみ1日当たりの提供時間と週当たりの頻度の記載が求められていましたが、医療保険からの給付の場合も記載が必要になりました。

診療情報提供料（I）に関しても、患者1人について月1回算定することができます。一方で主治医が同一月において、患者1人に対して複数の訪問看護ステーションに指示書を交付したとしても、指示料は月1回しか算定できないから注意しておきましょう。

なお、在宅療養で必要かつ十分な量の衛生材料や保険医療材料を主治医が提供した際には、訪問看護指示料の加算として衛生材料等提供加算（80点）の算定が可能です。ただし、在宅時医学総合管理料や施設入居時等医学総合管理料、在宅患者訪問点滴注射管理指導料、在宅療養指導管理料を算定しているケースでは、この加算は算定できないんだ。

訪問看護の指示だけで様々なルールがあるのですね。訪問看護指示書以外に主治医が交付する指示書はあるのですか。

訪問看護ステーションに発行する特別訪問看護指示書や在宅患者訪問点滴注射指示書、痰吸引を行う訪問介護従事者などに出す介護職員等喀痰吸引等指示書があります（表1）。

特別訪問看護指示書は、患者の急性増悪時、終末期、退院直後などに主治医が週4日以上の頻回な訪問看護を一時的に行う必要があると認めた場合に発行するものです。頻回の訪問看護の指示は原則として月1回が限度となり、特別訪問看護指示にかかる医師の診療日から14日以内に限り実施することになります（選択肢②は正解）。「原則として月1回」ではありますが、気管カニューレを使用している状態や真皮を越える褥瘡の状態にある患者に関しては、月2回交付することができます（選択肢⑤は正解）。

在宅患者訪問点滴注射指示については、どのような決まりがあるのでしょうか。点滴日数に関する要件などがあったように思いますが……。

そうだね。指示内容が週3日以上の訪問点滴注射で、実際に看護師などが3日以上実施することが条件です（Question4-6参照）。指示の有効期間は7日間になります（選択肢③は誤り）。医療保険の訪問看護だけでなく、介護保険の訪問看護を受けている患者に対しても、点滴注射指示を出して在宅患者訪問点滴注射管理指導料を算定できるので、うまく活用して患者の在宅生活の継続を支えるようにしましょう。

介護職員等喀痰吸引等指示書は、痰の吸引や胃瘻・腸瘻による経管栄養、経鼻経管栄養に関する指示書を居宅サービス事業所に交付でき、患者1人につき3カ月に1回に限り算定することが可能です。盲学校や養護学校といった特別支援学校などにも交付できます。医師は訪問看護を担うのがどの提供主体かをしっかり確認し、指示の空白が生じないようにすることが大切になります。

このPOINTを押さえよう！

＊ 訪問看護の指示の仕方は、サービスの提供主体が訪問看護ステーションか他の医療機関か、自院かによって違い、算定できる報酬も異なる

＊ 患者の急性増悪時や終末期などには特別訪問看護指示書を原則として月1回交付することが可能で、気管カニューレの使用患者や真皮を越える褥瘡のある患者などについては月2回実施できる

＊ 在宅患者訪問点滴注射指示は、週3日以上の点滴で実際に看護師などが3日以上行うことが条件。介護保険の訪問看護利用者も対象になる

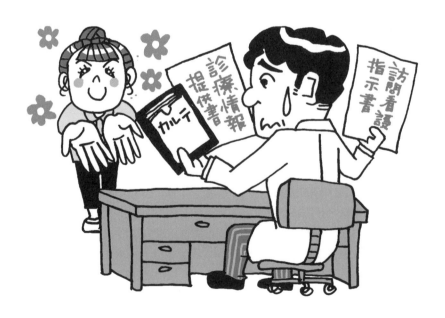

2-7 訪問看護の基本報酬はどんな仕組みになっているの？

訪問看護の基本報酬に関して正しい記述はどれでしょうか？

（複数解答）

❶ 医療保険の訪問看護基本療養費（I）（II）は、週当たりの訪問看護の実施回数や訪問する職種によって金額が異なる

❷ 2020年度診療報酬改定では、訪問看護ステーションのリハビリテーション職による訪問について訪問看護計画書や報告書に職種を記載することが要件化された

❸ 20分未満の介護保険の訪問看護については、緊急時訪問看護加算を届け出た訪問看護事業所で、看護師または理学療法士等による20分以上の訪問看護が週1回以上計画されている場合に算定できる

❹ 介護保険の訪問看護費は、訪問看護を頻回に提供し、各訪問の間隔が2時間未満の場合でもそれぞれの単位数で算定する

❺ 介護保険における准看護師による訪問看護は、所定単位数の90%に相当する単位数を算定する

登場人物 新人看護師 さくらさん （●）たんぽ先生 （●）新人事務員 あすなろくん

 訪問看護は要介護者の場合、介護保険からの給付が優先されますが、「厚生労働大臣が定める疾病等」（別表第7）や、主治医から特別訪問看護指示書が交付されている場合（急性増悪時など）（Question4-5参照）のときは医療保険が適用されます。また、年齢が幾つかなどで自己負担割合が違います。サービス提供主体が訪問看護ステーションか医療機関か、サービス実施者が看護師か准看護師かでも報酬は異なります（表1、表2）。

医療保険の基本報酬は提供主体、週の実施回数、訪問する職種、患者の住居形態の違いで細分化されています（問題の選択肢①は正解）。また、サービスを実施するのが訪問看護ステーションか医療機関かの違いで算定構造が異なり、訪問看護ステー

ションを対象とした訪問看護管理療養費は医療機関にはありません（表2）。2020年度診療報酬改定では、理学療法士、作業療法士、言語聴覚士による訪問については、訪問看護計画書や報告書に職種を記載することが要件化されました（選択肢②は正解）。

 一方、介護保険の訪問看護の介護報酬はどうなっているのですか。医療保険の報酬とはまた違った構造になっていそうですが。

医療機関も訪問看護ステーションも実施時間で単位数が決まる「訪問看護費」を算定することになりますが、訪問看護ステーションの単位数の方が高く設定されています。また准看護師による訪問看護は、所定単位

表1　介護保険の訪問看護費（カッコ内はサービス内容の略称）

（イ）訪問看護ステーション			（ロ）医療機関		
	要介護者	要支援者		要介護者	要支援者
20分未満 （訪問看護 (I) 1）	313単位	302単位	20分未満 （訪問看護 (II) 1）	265単位	255単位
30分未満 （訪問看護 (I) 2）	470単位	450単位	30分未満 （訪問看護 (II) 2）	398単位	381単位
30分以上60分未満 （訪問看護 (I) 3）	821単位	792単位	30分以上60分未満 （訪問看護 (II) 3）	573単位	552単位
60分以上90分未満 （訪問看護 (I) 4）	1125単位	1087単位	60分以上90分未満 （訪問看護 (II) 4）	842単位	812単位
理学療法士、作業療法士、 言語聴覚士による場合	293単位	283単位			

- 准看護師の場合、所定単位数の90％に相当する単位数を算定する
- 理学療法士等が訪問看護を提供する利用者については、訪問看護記録書等を用いて利用者の状況や実施した内容を共有する。訪問看護計画書、訪問看護報告書は、看護職員（准看護師を除く）と理学療法士等が連携して作成する
- 訪問看護計画書、訪問看護報告書の作成に当たっては、訪問看護サービスの利用開始時および利用者の状態の変化等に合わせ、看護職員が定期的に訪問して利用者の状態の適切な評価を行う
- 1つの建物につき月20人以上の利用者、または事業所と同一・隣接する敷地内の建物の月49人以下の利用者にサービスを提供した場合は90％、同一・隣接する敷地内の建物の月50人以上の利用者にサービスを提供した場合は85％に相当する単位数を算定する

表2　医療保険の訪問看護療養費と訪問看護に関する診療報酬

訪問看護療養費（訪問看護ステーション）	診療報酬（医療機関）
訪問看護基本療養費 (I)（同一建物居住者以外） 1　保健師、助産師また看護師による場合（3を除く） 　（イ）週3日目まで　　　　　　　5550円／日 　（ロ）週4日目以降　　　　　　　6550円／日 2　准看護師による場合 　（イ）週3日目まで　　　　　　　5050円／日 　（ロ）週4日目以降　　　　　　　6050円／日 3　悪性腫瘍の利用者に対する緩和ケア、褥瘡ケア、人工肛門ケア、人工膀胱ケアにかかる専門の研修を受けた看護師による場合　　1万2850円（月1回） 4　理学療法士、作業療法士または言語聴覚士による場合　　　　　　　　　5550円／日	**在宅患者訪問看護・指導料** 1　保健師、助産師、看護師による場合（3を除く） 　（イ）週3日目まで　　　　　　　580点／日 　（ロ）週4日目以降　　　　　　　680点／日 2　准看護師による場合 　（イ）週3日目まで　　　　　　　530点／日 　（ロ）週4日目以降　　　　　　　630点／日 3　悪性腫瘍の患者に対する緩和ケア、褥瘡ケア、人工肛門ケア、人工膀胱ケアにかかる専門の研修を受けた看護師による場合　　　　　1285点（月1回）
訪問看護基本療養費 (II)（同一建物居住者） 1　保健師、助産師、看護師による場合（3を除く） 　イ　同一日に2人 　　（1）週3日目まで　　　　　　5550円／日 　　（2）週4日目以降　　　　　　6550円／日 　ロ　同一日に3人以上 　　（1）週3日目まで　　　　　　2780円／日 　　（2）週4日目以降　　　　　　3280円／日 2　准看護師による場合 　イ　同一日に2人 　　（1）週3日目まで　　　　　　5050円／日 　　（2）週4日目以降　　　　　　6050円／日 　ロ　同一日に3人以上 　　（1）週3日目まで　　　　　　2530円／日 　　（2）週4日目以降　　　　　　3030円／日 3　悪性腫瘍の利用者に対する緩和ケア、褥瘡ケア、人工肛門ケア、人工膀胱ケアにかかる専門の研修を受けた看護師による場合　　1万2850円（月1回） 4　理学療法士、作業療法士または言語聴覚士による場合 　イ　同一日に2人　　　　　　　5550円／日 　ロ　同一日に3人以上　　　　　2780円／日	**同一建物居住者訪問看護・指導料** 1　保健師、助産師、看護師による場合（3を除く） 　イ　同一日に2人 　　（1）週3日目まで　　　　　　580点／日 　　（2）週4日目以降　　　　　　680点／日 　ロ　同一日に3人以上 　　（1）週3日目まで　　　　　　293点／日 　　（2）週4日目以降　　　　　　343点／日 2　准看護師による場合 　イ　同一日に2人 　　（1）週3日目まで　　　　　　530点／日 　　（2）週4日目以降　　　　　　630点／日 　ロ　同一日に3人以上 　　（1）週3日目まで　　　　　　268点／日 　　（2）週4日目以降　　　　　　318点／日 3　悪性腫瘍の患者に対する緩和ケア、褥瘡ケア、人工肛門ケア、人工膀胱ケアにかかる専門の研修を受けた看護師による場合　　　　　1285点（月1回） 【留意事項など】 ・同一建物居住者の人数は、同一日に同一建物居住者訪問看護・指導料を算定する患者数と精神科訪問看護・指導料 (III) を算定する患者数とを合算した人数とする ・「週3日目まで」の「週」は日〜土の暦週で1週と考える
訪問看護基本療養費 (III)　　　8500円／日（外泊時） **訪問看護管理療養費** 1　月の初日 　（イ）機能強化型訪問看護管理療養費1　1万2830円／日 　（ロ）機能強化型訪問看護管理療養費2　　9800円／日 　（ハ）機能強化型訪問看護管理療養費3　　8470円／日 　（ニ）上記以外の場合　　　　　　　　　7440円／日 2　2日目以降　　　　　　　　　　　　　3000円／日 【留意事項など】 ・訪問看護基本療養費 (I) と (II) の3、訪問看護基本療養費 (III) は、同一日に訪問看護管理療養費を算定できない ・同一建物居住者の人数は、同一日に訪問看護基本療養費を算定する利用者数と精神科訪問看護基本療養費を算定する利用者数とを合算した人数とする ・「週3日目まで」の「週」は日〜土の暦週で1週と考える	

数の90%を算定することになります（選択肢⑤は正解）。

さらに介護保険の20分未満の訪問看護は、提供できるケースが限定されています。具体的には、緊急時訪問看護加算を届け出ている訪問看護事業所で、居宅サービス計画（ケアプラン）に保健師または看護師による20分以上の訪問看護が週1回以上盛り込まれている場合に実施できます。選択肢③は、「保健師または看護師」ではなく「看護師または理学療法士等」となっている箇所が誤りですね。

介護保険の訪問看護費でさらに注意してほしいのが、訪問看護を頻回にわたり提供するケースです。この場合、各訪問の間隔が2時間未満だとそれぞれの所要時間を合算して、それに対応した所定単位を算定しなければいけません（選択肢④は誤り）。例えば70分の訪問をした後、2時間未満の間に40分の訪問をしたときは、合算すると110分になります。この場合、算定する点数は最も所要時間の長い「60分以上90分未満」の区分の単位を算定することになります。

このPOINTを押さえよう！

＊訪問看護の報酬は、サービス提供主体が訪問看護ステーションか医療機関か、サービス実施者が看護師か准看護師かなどで異なる設定となっている

＊医療保険の基本報酬は提供主体、週の実施頻度、訪問を担当する職種、患者が住む住居の形態の違いによって細分化されている

＊介護保険の訪問看護費は、医療機関より訪問看護ステーションの単位の方が高く設定されている。各訪問の間隔が2時間未満の場合、各所要時間を合算して所定単位を算定する

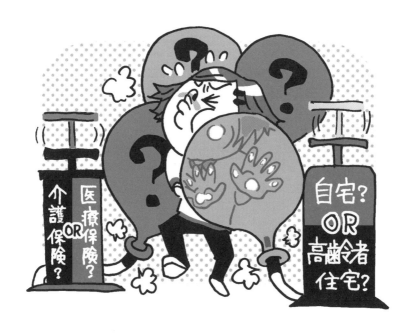

2-8 訪問看護が医療保険適用となるのはどんなとき？

訪問看護に関する
正しい記述はどれでしょうか？

（複数解答）

❶ 要介護認定を受けている利用者への訪問看護は必ず、医療保険ではなく介護保険が適用される

❷ 特定施設や認知症高齢者グループホームに入居する要介護認定者でも、「厚生労働大臣が定める疾病等」（別表第7）に該当する場合は医療保険の訪問看護を提供できる

❸ 特別養護老人ホームの入所者については、末期の悪性腫瘍であれば医療保険の訪問看護を提供できる

❹ 人工呼吸器を装着している利用者の訪問看護は、要介護認定を受けると介護保険からの給付となる

❺ 主治医が特別訪問看護指示書を交付すると、指示書を交付した診療日から14日を限度に医療保険の訪問看護を提供できる

登場人物 新人看護師 さくらさん たんぽぽ先生 新人事務員 あすなろくん

 Question2-7でも触れた通り、訪問看護の提供主体には医療機関と訪問看護ステーションの2つがあり、その給付は医療保険と介護保険の双方に位置付けられています。要介護認定を受けている患者の場合、訪問看護は原則、介護保険からの給付が優先されますが、医療保険が適用されるケースがあります（問題の選択肢①は誤り）。

 それは、具体的に挙げるとどんなケースになるのでしょうか。

 主に2つあります。(1)「厚生労働大臣が定める疾病等」（特掲診療料の施設基準等別表第7に掲げる疾病等）の場合、(2)特別訪問看護指示書の交付から14日以内――です。要介護認定を受けていない患者を加えると、訪問看護が医療保険から給付される例は3つあることになります（図1）。絶対に忘れてはならないので私はこれを、訪問看護が医療保険の適用となる「3つの呪文」と呼んでいます。

 訪問看護が医療保険の適用となる（1）の「厚生労働大臣が定める疾病等」とは何でしょうか。具体的にどんな疾病になりますか。

 表1に挙げたように、19疾病と人工呼吸器を装着している状態の患者が当てはまります。人工呼吸器を装着している患者への訪問看護は、要介護認定を受けていても医療保険から給付できるわけですね（選択肢④は誤り）。一方で神経難病でも、ミトコンドリア病など一部は適用とならない点に注意しよう。

図1 **訪問看護が医療保険の適用となる3つのケース**

「3つの呪文」

① 介護保険の認定を受けていない訪問看護の対象者（40歳未満の者および40歳以上の要介護認定者でない者）

② 要介護認定者のうち、末期の悪性腫瘍など「厚生労働大臣が定める疾病等」（別表第7）に該当する場合

③ 特別訪問看護指示が出されている者（急性増悪時や終末期など）

表1 **厚生労働大臣が定める疾病等（特掲診療料の施設基準等別表第7に掲げる疾病等）**

①末期の悪性腫瘍	(2) 大脳皮質基底核変性症	⑪プリオン病
②多発性硬化症	(3)パーキンソン病（ホーエン・ヤールの重症度分類Ⅲ度以上かつ生活機能障害度がⅡ度またはⅢ度）	⑫亜急性硬化性全脳炎
③重症筋無力症		⑬ライソゾーム病
④スモン		⑭副腎白質ジストロフィー
⑤筋萎縮性側索硬化症		⑮脊髄性筋萎縮症
⑥脊髄小脳変性症	⑩多系統萎縮症	⑯球脊髄性筋萎縮症
⑦ハンチントン病	(1) 線条体黒質変性症	⑰慢性炎症性脱髄性多発神経炎
⑧進行性筋ジストロフィー症	(2) オリーブ橋小脳萎縮症	⑱後天性免疫不全症候群
⑨パーキンソン病関連疾患	(3) シャイ・ドレーガー症候群	⑲頸髄損傷
(1) 進行性核上性麻痺		⑳人工呼吸器を使用している状態

これに対して（2）の「特別訪問看護指示書の交付」とは、より詳細に見るとどういう状態なのでしょうか。

 患者の急性増悪などにより、患者の主治医が頻回の訪問看護を一時的に行う必要があると認めた上で、患者の同意を得て特別訪問看護指示書を発行したケースが当てはまります。この指示書の交付から14日以内であれば、医療保険の訪問看護を週4日以上提供できるようになります（選択肢⑤は正解）。

このほか「急性増悪時等」には、退院直後や終末期も含まれます。特別訪問看護指示書については、通常は月1回しか発行できないんだけど、（a）気管カニューレを使用している状態の患者、（b）真皮を越える褥瘡の患者──に対しては、月2回発行できる決まりを覚えておこう。

 （1）厚生労働大臣が定める疾病等（別表第7）や（2）特別訪問看護指示期間中に該当すると、訪問看護の特例などもあるのでしょうか。そうすれば、在宅患者にとって大きなメリットになりますね。

 介護保険の訪問看護は居宅サービス計画（ケアプラン）に盛り込まれれば1日に何回でも、何カ所の訪問看護ステーションからでも提供できます。これに対して、医療保険が適用される訪問看護は原則として1日1回、週3日までに制限されているほか、患者1人に対してサービスを実施できるステーションの数も1カ所に制限されています。だけど、（1）「厚生労働大臣が定める疾病等」（別表第7）の場合、（2）特別訪問看護指示期間中では、1日に複数回の訪問や週4日以上の訪問が可能になるだけでなく、複数の訪問看護ステーションからサービスを提供できるようになるんです。例えば、

（1）の場合は3カ所まで、（2）では2カ所まで認められます。

※ 患者の自己負担を軽減する策も

 そのほか、訪問看護は原則として、介護施設などの入所・入居者には実施できないんですよね？

 ただし認知症高齢者グループホームや特定施設入居者生活介護の指定を受けた施設では、（1）や（2）に該当した患者は医療保険の訪問看護が利用できます（選択肢②は正解）。一方、特別養護老人ホームの入所者については末期の悪性腫瘍の患者に限って医療保険の訪問看護を行えます（選択肢③は正解）。短期入所生活介護の利用者に関しては末期の悪性腫瘍患者で、短期入所の利用前30日以内に訪問看護を提供した医療機関や訪問看護ステーションの看護師等に限定されます。

 高齢者住宅・施設の種類でサービスを提供できる患者の状態に違いがあるんですね。公費助成制度などもあると聞いたのですが具体的にどんな内容なのでしょうか。

 助成内容は自治体によって異なりますが、医療保険適用の訪問看護の場合、患者が重度心身障害者医療費助成制度（重心医療）の対象となっていれば、その費用が公費で助成され、患者の負担は大幅に軽減されます。また、医療保険適用の訪問看護をうまく利用すれば介護保険の区分支給限度基準額に余裕が生まれ、ほかの介護サービスの利用が可能になるので、在宅医療に従事する人は、どんなときに医療保険を利用できるのかをしっかり把握しましょう。医療保険適用の訪問看護や助成制度を活用し、患者の在宅生活の支援を充実させることが重要になります。

第2章

✳ 災害時の事業継続の取り組みが必要に

 訪問看護ステーションの運営面の話になってしまうのですが、2022年度診療報酬改定では感染症や災害が発生した場合でも事業を継続できるよう日ごろから体制を整えることが求められましたね。

 その通りです。感染拡大や災害などの緊急時であってもサービス提供を持続すること は、患者の状態悪化を防ぐ上で大変重要になります。そこで、2022年度改定では業務継続計画（BCP）の策定や定期的な見直し、周知、研修・訓練の実施が全訪問看護事業者の運営基準に盛り込まれました。

このほか訪問看護管理療養費の24時間対応加算の算定要件にも、BCPを策定した上で自治体や医療関係団体などの相互支援ネットワークに参画していることが求められるようになりました。

このPOINTを押さえよう！

* 医療保険の訪問看護が適用される患者は、（1）「厚生労働大臣が定める疾病等」（別表第7）、（2）特別訪問看護指示期間、（3）介護保険が未認定──の3ケースになる
* 急性増悪時などは特別訪問看護指示書を発行して訪問看護を週4日以上提供できる。指示書の有効期間は14日以内
* 2022年度改定では災害時などにもサービスを継続できるように、訪問看護事業者に業務継続計画（BCP）の策定が運営基準に盛り込まれた

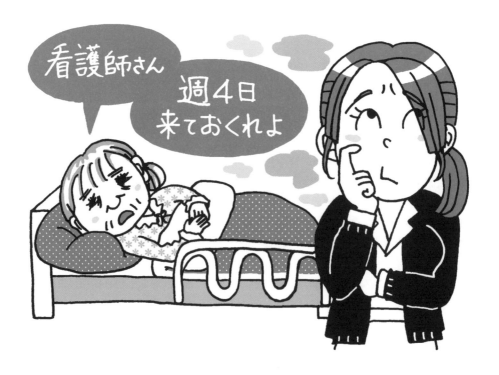

2-9 同一日に訪問診療と訪問看護は提供できるの？

訪問診療や訪問看護などを組み合わせて提供する際のルールについて正しい記述はどれでしょうか？

（複数解答）

❶ 同一の患者について、在宅患者訪問診療料（Ⅰ）・（Ⅱ）や在宅患者訪問看護・指導料、同一建物居住者訪問看護・指導料、在宅患者訪問リハビリテーション指導管理料など（訪問診療料等）のいずれか1つを算定した日には、当該医療機関は訪問診療料等のほかの点数を算定できない

❷ 特別の関係にある医療機関の医師から訪問看護指示書の交付を受けた患者について、訪問看護ステーションが訪問看護療養費を算定した日には、医療機関は訪問診療料を算定できない

❸ 医療保険の訪問看護では、「厚生労働大臣が定める疾病等」（別表第7）、「厚生労働大臣が定める状態等」（別表第8）、特別訪問看護指示期間中の患者については、複数の訪問看護ステーションが同日に訪問看護療養費を算定できる

❹ 在宅患者訪問リハビリテーション指導管理料は、他の医療機関が既に算定している患者の場合、特別の関係であるかどうかにかかわらず算定できない

❺ 介護保険の訪問看護、訪問リハビリテーションはケアプランに盛り込まれれば、同一の利用者に対して複数の訪問看護ステーションがサービスを提供できるが、同一日には実施できない

登場人物 新人看護師 さくらさん　たんぽぽ先生　新人事務員 あすなろくん

 同一日に訪問診療と訪問看護を提供できるのかどうか——。ほかの決まりと同じように、これはまた複雑なルールがありそうですね……。

 まあ、そう嘆かず徐々に覚えよう。まず、1つの医療機関が訪問診療や訪問看護などを提供しているケースを見てみよう。この場合、1人の患者に対して往診料、在宅患者訪問診療料、在宅患者訪問看護・指導料、同一建物居住者訪問看護・指導料、在宅患者訪問リハビリテーション指導管理料、在宅患者訪問薬剤管理指導料、在宅患者訪問栄養食事指導料、精神科訪問看護・指導料（以下、訪問診療料等）のうち、いずれか1つを算定した日には、ほかの訪問診療料等の点数は算定できないんだ（問題の選択肢①は正解）。ただし、訪問診療料等のサービスのどれかを行った後、患者の病状が急変などして往診した際の往診料は算定できます。

 既に混乱しています……。開設者や代表者が同じの「特別の関係」（表1）にある医療機関や訪問看護ステーションの場合も制限が

ありましたよね？

 「特別の関係」にある医療機関同士についても、さっき言ったことが適用されるんだ。片方の医療機関が訪問診療料等のいずれかを算定した日には、もう片方の医療機関は訪問診療料等を算定できないけど、病状急変などで往診した場合は往診料を算定できます。

　一方、「特別の関係」にある医療機関と訪問看護ステーションのケースも気をつけるようにしましょう。医療機関の医師から訪問看護指示書が交付された患者に関して訪問看護ステーションが訪問看護療養費を算定した日には、医療機関は訪問診療料等を算定することができません（選択肢②は正解）。ただし、訪問看護の後に患者が病状急変した際の往診、退院後1カ月以内の患者、在宅患者訪問褥瘡管理指導料を算定する患者の場合は、同一日の算定が可能です（図1）。

＊介護保険では訪問診療と併算定可

 このほか判断に迷うものとして挙げられるのは、医療保険の訪問看護の同日算定でしょうか。

 医療機関から訪問看護を提供した際に算定できる在宅患者訪問看護・指導料と同一建物居住者訪問看護・指導料については基本的に、患者1人に対して同一日に算定できる医療機関は1カ所に限られ、ほかの医療機関は算定できません。ただし、退院後1カ月以内の患者や、緩和・褥瘡・人工肛

表1 「特別の関係」とは

①開設者が同一の場合
②代表者が同一の場合
③各代表者が親族などの場合
④理事・監事・評議員その他の役員などのうち、一方の役員などの10分の3超が親族などの場合
⑤①〜④に準ずる場合（人事、資金などを通じて、経営方針に重要な影響を与えることができる場合）

＊「親族など」：①事実上婚姻関係と同様にある者、②役員などから受ける金銭その他の財産により生計を維持している者、①②の親族で生計を一にしている者

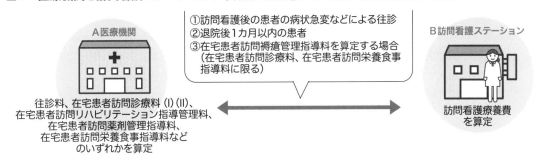

図1　医療機関と訪問看護ステーションが「特別の関係」にある場合で同日算定が可能なケース

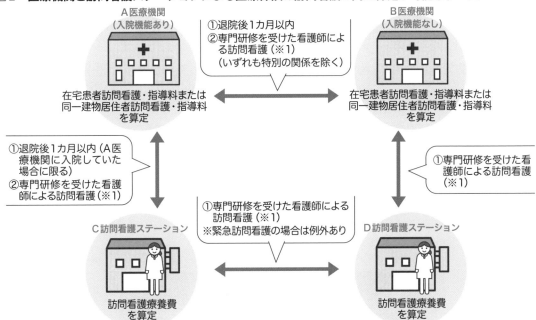

図2　医療機関と訪問看護ステーションによる医療保険の訪問看護の同日算定が可能なケース

※1 緩和ケア、褥瘡ケア、人工肛門ケア、人工膀胱ケアの専門研修を受けた看護師が、他の医療機関・訪問看護ステーションの看護師・准看護師と共同して行う訪問看護・指導

門・人工膀胱ケアの専門研修を受けた看護師が患者の在宅療養を担う他の医療機関の看護師などと共同で訪問看護を行った場合は、併算定が認められます（図2）。

　また訪問看護ステーション同士では、専門研修を受けた看護師に関連した訪問についてのみ同日算定が可能です（緊急訪問看護については例外あり）。訪問看護の同日算定が認められるかどうかについては、患者が「厚生労働大臣が定める疾病等」（別表第7）や「厚生労働大臣が定める状態等」（別

表第8）に該当するか、特別訪問看護指示期間かは関係ありません（選択肢③は誤り）。

　なお、これらとは少し話が異なりますが、在宅患者訪問リハビリテーション指導管理料については「特別の関係」にあるかどうかに関係なく、1つの医療機関でしか算定できません（選択肢④は正解）。

 訪問診療料等と、介護保険の訪問看護や訪問リハビリとの併算定はどうなんでしょうか。何か規制があるのでしょうか。

ケアマネジャーが要介護認定者の状態を踏まえて居宅サービス計画（ケアプラン）に盛り込めば、介護保険の訪問看護は週や1日当たりの提供回数に制限はなく、訪問リハビリは週6回まで実施可能で、同一の利用者に複数の訪問看護ステーションからも同一日に提供できます（選択肢⑤は誤り）。さらに、医療保険の在宅患者訪問診療料との併算定もできます。それにしても、ルールがかなり複雑ですね……。

このPOINTを押さえよう！

* 訪問診療料等を算定した医療機関は、同一日にそのほかの訪問診療料等を算定することはできない。ただし、患者の病状急変などで往診した際の往診料は算定できる
* 医療機関と訪問看護ステーションが「特別の関係」にあり、医療機関の主治医が訪問看護を指示してステーションが医療保険の訪問看護を実施した日は、医療機関は訪問診療料等を算定できない
* 介護保険の訪問看護などは居宅サービス計画（ケアプラン）に盛り込まれれば、週・1日当たりの提供回数や提供事業所の数に関する実施制限はなく、訪問診療料との併算定もできる

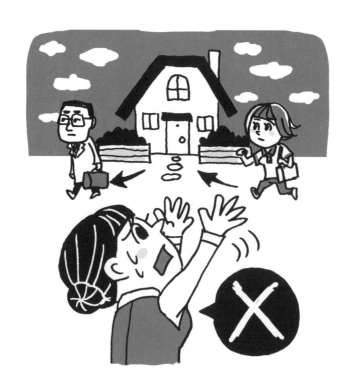

2-10 在宅での食支援は どうやって実施する？

嚥下リハビリテーションや
栄養指導などの食支援を評価した
診療報酬・介護報酬について
正しい記述はどれでしょうか？（複数解答）

❶ 在宅患者訪問口腔リハビリテーション指導管理料は、歯科医が口腔機能評価に基づく管理計画を作成し、必要な指導管理を20分以上行った場合に月8回まで算定できる

❷ 管理栄養士による居宅療養管理指導は、医師が特別食を提供する必要性を認めた場合、または利用者が低栄養状態にあると医師が判断した場合に提供できる

❸ 在宅患者訪問栄養食事指導料は、実技を伴わない食事の用意や摂取などに関する具体的な指導でも算定可能である

❹ 診療所の医師の指示により、日本栄養士会または都道府県栄養士会が運営する栄養ケア・ステーションや他の医療機関の管理栄養士が栄養食事指導を行った場合、診療報酬の訪問栄養食事指導料を算定できるが、介護報酬では認められていない

❺ 訪問看護ステーションの言語聴覚士が要介護認定を受けている末期の悪性腫瘍患者に訪問リハビリテーションを提供した場合、医療保険の訪問看護基本療養費を算定する

登場人物 新人看護師 さくらさん たんぽぽ先生 新人事務員 あすなろくん

 より充実した在宅療養を患者に継続してもらうためには、質の高い嚥下リハビリテーションや栄養食事指導を提供して、口から食物を摂取する機能を維持してもらうことが重要になりますね。食べることは、生きる活力につながります。

 その通りですね。摂食機能障害などを有する患者に対してのリハビリテーションとしてはまず歯科医の役割が大きいでしょう。在宅患者訪問口腔リハビリテーション指導管理料として評価されており、2022年度診療報酬改定では口腔フレイルなどで口腔機能が低下した「口腔機能低下症」の患者が対象に追加され、点数も引き上げられました。同管理料は口腔機能評価に基づく管理計画を作成し、必要な指導管理を20分以上行った場合に月4回まで算定できます（問題の選択肢①は誤り）。

 在宅において嚥下機能を高めるリハビリとしては、リハビリスタッフなどのほかの職種によるものも報酬で評価されていたかと思います。

 例えば言語聴覚士が患者の自宅で嚥下訓練を実施する仕組みも、大きな効果を得られることが期待できます。訪問看護ステーションからリハビリスタッフが訪問する形態においては、「要介護認定を受けていない者」「厚生労働大臣が定める疾病等（特掲診療料の施設基準等別表第7に掲げる疾病等）に該当する者（末期の悪性腫瘍、多発性硬化症など）」「医師から特別訪問看護指示が出されている

者」は医療保険からの給付対象となりますが、それ以外は介護保険の対象となります。なお、要介護認定を受けていても末期の悪性腫瘍患者などの患者に機能訓練を実施する場合は医療保険からの給付になります（選択肢⑤は正解）。訪問看護が医療保険の適用になることに関しては、Question2-8などでも触れてきたと思います。

 訪問看護ステーションからだけでなく、医療機関から提供する訪問リハビリもありますね。

 医療機関からの訪問リハビリが医療保険の給付対象となるのは、訪問看護ステーションとは少し異なります。要介護認定を受けていない者か急性増悪時のみで、「厚生労働大臣が定める疾病等」（別表第7）でも要介護者は介護保険からの給付になるんだ。介護保険からの給付の場合、居宅サービス計画（ケアプラン）に盛り込まれなければ実施できないので、医療機関は訪問リハビリの必要性を認めたらケアマネジャーと連絡をしっかり取って連携することが不可欠になります。

✳ 他機関の管理栄養士の栄養管理も評価

 このほか、食支援で重要なのが栄養管理ですね。

 その通りです。医師の指示に基づいて管理栄養士が訪問栄養食事指導を担うことが重要になります。診療報酬では在宅患者訪問栄養食事指導料、介護報酬では居宅療養管

表1　管理栄養士による訪問栄養食事指導を評価した報酬項目

	介護報酬の居宅療養管理指導費	診療報酬の在宅患者訪問栄養食事指導料
基本報酬	単一建物居住者が1人　　　　544単位（524単位） 単一建物居住者が2〜9人　　486単位（466単位） 単一建物居住者が10人以上　443単位（423単位） （カッコ内は当該事業所以外の管理栄養士の場合）	単一建物診療患者が1人　　　530点（510点） 単一建物診療患者が2〜9人　480点（460点） 単一建物診療患者が10人以上　440点（420点） （カッコ内は当該医療機関以外の管理栄養士の場合）
算定回数の上限	月2回まで	月2回まで
対象者	在宅で療養する要介護認定者で、厚生労働大臣が別に定める特別食を提供する必要性を医師が認めた場合、または当該利用者が低栄養状態にあると医師が判断した場合	在宅で療養する患者で、医師が「特掲診療料の施設基準等」に規定する特別食を提供する必要性を認めた場合、または癌患者、摂食機能または嚥下機能が低下した患者、低栄養状態にある患者で、医師が栄養管理の必要性を認めた場合
算定要件	管理栄養士が利用者宅を訪問し、作成した栄養ケア計画を患者や家族などに対して交付するとともに、当該計画に従った栄養管理にかかる情報提供および栄養食事相談または助言を30分以上行った場合に算定	管理栄養士が患家を訪問し、患者の生活条件、好みなどを勘案した食品構成に基づく食事計画案や具体的な献立などを示した栄養食事指導箋を患者や家族などに対して交付するとともに、当該指導箋に従い食事の用意や摂取などに関する具体的な指導を30分以上行った場合に算定
公費適用	医師による居宅療養管理指導などと同様、公費負担医療の受給者（原爆公費など）であれば自己負担なし	公費負担医療の受給者（原爆公費など）であれば自己負担なし

※介護報酬の居宅療養管理指導費は介護予防も同様

理指導費として評価されています。在宅患者訪問栄養食事指導料の対象となるのは、「医師が特別食を提供する必要性を認めた場合、または癌患者、摂食機能または嚥下機能が低下した患者、低栄養状態にある患者で、医師が栄養管理の必要性を認めた場合」で、居宅療養管理指導費の対象は「医師が特別食を提供する必要性を認めた場合、または利用者が低栄養状態にあると医師が判断した場合」になります（表1、選択肢②は正解）。ただし、診療報酬と介護報酬で規定されている特別食の内容が少し異なるので注意しましょう（表2）。

　さらに2020年度診療報酬改定、2021年度介護報酬改定では、在宅患者訪問栄養食事指導料に「指導料2」が、居宅療養管理指導費に「指導費（II）」が新設され（表1、当該事業所以外の管理栄養士が指導した場合）、他の医療機関や栄養士会の栄養ケア・ステーションの管理栄養士が主治医と連携して食事指導できるようになりました（選択肢④は誤り）。

表2　介護報酬・診療報酬で規定される特別食

介護報酬・診療報酬に共通するもの
・腎臓（病）食　　　・肝臓（病）食　　　・糖尿（病）食 ・胃潰瘍食　　　　　・貧血食　　　　　　・膵臓（病）食 ・脂質異常症食　　　・痛風食 ・特別な場合の検査食（単なる流動食および軟食を除く）

介護報酬のみに規定されているもの
・嚥下困難者のための流動食 ・経管栄養のための濃厚流動食

診療報酬のみに規定されているもの
・てんかん食　　　　　　・フェニールケトン尿症食 ・楓糖尿症食　　　　　　・ホモシスチン尿症食 ・尿素サイクル異常症食　・メチルマロン酸血症食 ・プロピオン酸血症食 ・極長鎖アシル-CoA脱水素酵素欠損症食 ・糖原病食　　　　　　　・ガラクトース血症食 ・治療乳　　　　　　　　・無菌食

 医療保険と介護保険における食事指導の報酬を算定するには、どのような取り組みが必要になるのでしょうか。

 居宅療養管理指導費は、患者や家族に交付した栄養ケア計画に基づいて食事の用意や

摂取などに関する指導を30分以上実施した場合に算定できます。在宅患者訪問栄養食事指導料は、食事計画や献立などをまとめた栄養食事指導箋に基づいて栄養管理にかかる情報提供、栄養食事相談または助言を30分以上行った場合に算定可能です。食事の用意や摂取の実技を行っているかどうかに関係なく算定することができます（選択肢③は正解）。どちらも患者1人につき月2回の算定が限度です。

このPOINTを押さえよう！

* 歯科医や言語聴覚士、管理栄養士など様々な職種による食支援の取り組みが、介護保険、医療保険の双方で評価されている
* 医療機関からの訪問リハビリが医療保険の対象になるのは、要介護認定を受けていない者と急性増悪時のみ。介護保険ではケアプランへの位置付けが必要なので、ケアマネジャーとの密な連携を
* 他の医療機関や栄養士会の栄養ケア・ステーションの管理栄養士が主治医と連携して食事指導した場合も、在宅患者訪問栄養食事指導料、居宅療養管理指導費を算定できる

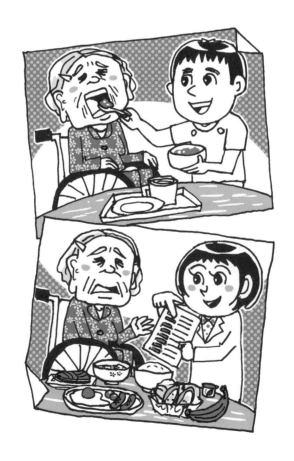

2-11 介護施設での在宅医療 どこまで提供可能なの？

特別養護老人ホームや
介護老人保健施設での
在宅医療について
正しい記述はどれでしょうか？ （複数解答）

❶ 常勤医師の配置が義務付けられている介護老人保健施設においては、在宅関連報酬の算定は基本的に認められていない

❷ 特別養護老人ホームでは、末期の悪性腫瘍の患者に限って訪問診療を提供できる

❸ 特定施設入居者生活介護では、在宅がん医療総合診療料を算定できない

❹ 短期入所生活介護を利用する患者については、サービス利用前30日以内に患家を訪問して在宅患者訪問診療料、在宅時医学総合管理料（在総管）、施設入居時等医学総合管理料（施設総管）、在宅がん医療総合診療料を算定した医療機関の医師に限り、在宅患者訪問診療料、施設総管を算定できる

❺ 退院日から小規模多機能型居宅介護等の利用を開始した患者については、サービス利用前30日以内に在宅患者訪問診療料等を算定していなくても退院日から在宅患者訪問診療料、在総管、在宅がん医療総合診療料の算定が認められている

登場人物 新人看護師 さくらさん　たんぽぽ先生　新人事務員 あすなろくん

まず特別養護老人ホームとは何かについて説明すると、介護保険制度では介護老人福祉施設に該当し、施設サービス計画に基づいて入所者に入浴や排泄、食事といった日常生活上の介護、機能訓練、療養上の世話を実施する施設になります。新規に入所する人は原則として要介護3以上に限定されています。特養には、入所者に対して健康管理や療養上の指導を行う医師の配置が義務付けられています。ただし、配置医師は非常勤でも構わないとされています。

この配置医師が入所者を診療しても初診料や再診料、往診料を算定することはできませんが、配置医師以外の医師が実施した場合は算定できます。ただし、(1)患者の傷病が配置医師の専門外にわたり、入所者の状態に応じた医学的判断による配置医師の求めがある場合、(2)緊急時で特養の管理者の求めに応じて行う場合――に限られています。

 以前に教えていただいた内容では、「医師の配置が義務付けられている施設については原則、在宅医療の対象外になる」ということでしたが、特養は非常勤医が配置されているケースが少なくないことなどが医療提供面で考慮されているわけですか。

 その通りです。ただし、特養の入所者に外部から在宅医療を提供できるといっても、対象患者は限定されています。具体的には、在宅患者訪問診療料と施設入居時等医学総合管理料（施設総管）は、(1)死亡日から遡って30日以内の患者、(2)末期の悪性腫瘍の患者――が算定対象となる人です

（表1、問題の選択肢②は誤り）。

また、(1)の「死亡日から遡って30日以内の患者」のケースでは、在宅療養支援診療所、在宅療養支援病院、当該特養の協力医療機関のいずれかの医師が入所者を看取った場合に限定されるほか、当該特養は看取り介護加算の施設基準に適合していることが求められます。なお、外部の医療機関が入所者を看取った場合、在宅ターミナルケア加算と看取り加算を併算定できますが、特養が看取り介護加算（II）を算定する場合は看取り加算は算定できず、在宅ターミナルケア加算のみ算定することになります。このほか配置医師以外の医師は、在宅酸素療法指導管理料や在宅中心静脈栄養法指導管理料などの在宅療養指導管理料の算定が可能です。

 一方、介護保険制度で特養と同じ介護保険施設に分類されている介護老人保健施設はどういう制限があるのでしょうか。こちらは常勤医の配置が義務付けられていたかと思いますが。

 老健施設とは、病状が安定している高齢者の在宅復帰を目指して、看護・介護サービスを中心に医療ケア、リハビリテーション、生活支援などを提供する施設のことを言います。特養とは違って常勤医の配置が義務付けられているため、配置医師もそれ以外の医師も、在宅医療を提供しても関連の報酬の算定は基本的に認められていません（選択肢①は正解）。ただし併設の医療機関以外の医師であれば、往診料の算定が可能で

す。ですが「往診は、診療上必要があると認められる場合に行う。この場合において、施設入所者に対する往診は、当該介護老人保健施設の医師との連携に配意して行い、みだりにこれを行ってはならない」（高齢者の医療の確保に関する法律の規定による療養の給付等の取扱い及び担当に関する基準第20条）と規定されていることに注意しましょう。なお、併設・併設外の両方の医療機関とも在宅療養指導管理料の算定はできませんが、在宅療養指導管理材料加算の算定はできます。

特養や老健施設以外に、介護保険では特定施設入居者生活介護や短期入所生活介護、小規模多機能型居宅介護といった入居系サービスがありますが、これらのサービスを利用している時には訪問診療等の提供はできるのですか。

特定施設入居者生活介護は有料老人ホームなどが指定を受けたものです。医師の配置義務がないので往診や訪問診療などは実施できますが、在宅がん医療総合診療料は算定できません（選択肢③は正解）。

第2章

表1 特養などの入所者、高齢者住宅の入居者、短期入所生活介護などの利用者に対する初・再診料、在宅報酬の算定の可否

	初・再診料	往診料	在宅患者訪問診療料	在宅がん医療総合診療料	在宅患者訪問看護・指導料、訪問看護療養費
特別養護老人ホーム	○（配置医師を除く）	○（配置医師を除く）	○（※1）	×	○（末期悪性腫瘍のみ）
介護老人保健施設・介護医療院（併設医療機関）	×	×	×	×	×
介護老人保健施設・介護医療院（併設医療機関以外）	○	○	×	×	×
軽費老人ホーム・養護老人ホーム	○	○	○	○	○（※2）
住宅型有料老人ホーム・サービス付き高齢者向け住宅（特定施設以外）	○	○	○	○	○
介護付き有料老人ホーム・サービス付き高齢者向け住宅（特定施設）	○	○	○	×	○（※2）
認知症高齢者グループホーム	○	○	○	○	○（※2）
短期入所生活介護	○（配置医師を除く）	○（配置医師を除く）	○（※3）（配置医師を除く）	×	○（※4）
短期入所療養介護	○（配置医師を除く）	○（配置医師を除く）	×	×	×
小規模多機能型居宅介護（宿泊）	○	○	○（※3）	○（※3）	○（※5、6）
看護小規模多機能型居宅介護（宿泊）	○	○	○（※3）	○（※3）	○（※5、6）

※1 死亡日から遡って30日以内の患者、末期の悪性腫瘍患者に限る
※2 「厚生労働大臣が定める疾病等」（別表第7）に該当するか、急性増悪などで一時的に頻回の訪問看護が必要な患者に限る
※3 サービス利用前30日以内に訪問診療料、在総管、施設総管、在宅がん医療総合診療料（訪問診療料等）を算定した医療機関の医師に限り、サービス利用開始後30日まで（末期の悪性腫瘍患者は制限なし）算定可能。退院日からサービスの利用を開始した患者については、サービス利用前の訪問診療料等の算定にかかわらず、退院日を除きサービス利用開始後30日まで（末期の悪性腫瘍患者は制限なし）算定できる
※4 末期の悪性腫瘍患者でサービス利用前30日以内に在宅患者訪問看護・指導料または訪問看護療養費を算定した医療機関、訪問看護ステーションの看護師等に限り算定可能
※5 「厚生労働大臣が定める疾病等」（別表第7）および急性増悪などで一時的に頻回の訪問看護が必要な患者に限る。宿泊サービス利用前30日以内に在宅患者訪問看護・指導料または訪問看護療養費を算定した医療機関、訪問看護ステーションの看護師等に限り、宿泊サービス利用開始後30日まで（末期の悪性腫瘍患者は制限なし）算定可能
※6 宿泊サービス利用日の日中に実施した訪問看護については、在宅患者訪問看護・指導料または訪問看護療養費を算定できない

短期入所生活介護は特養などが指定を受け、要介護者が最長で連続30日まで入所するサービスです。サービス利用前30日以内に患家を訪問し、訪問診療料等を算定した医療機関の医師に限って訪問診療料、施設総管を実施できます（選択肢④は正解）。ただし2020年度診療報酬改定では、退院日から短期入所生活介護の利用を開始した患者については、サービス利用前30日以内に訪問診療料等を未算定でも退院日を除いて訪問診療料、施設総管の算定が認められました。在宅医療の提供期間は末期の悪性腫瘍患者を除いて、「サービス利用開始後30日まで」になります。また、在宅がん医療総合診療料は算定できません。

一方、小規模多機能型居宅介護は通所、訪問、宿泊を組み合わせたサービスです。在宅報酬の算定は宿泊サービスの利用時に限られ、サービス利用前30日以内に訪問診療料等を算定した医療機関の医師に限って訪問診療料、在総管、在宅がん医療総合診療料を算定できます。こちらも短期入所生活介護と同様、2020年度改定で退院日から小規模多機能型居宅介護の利用を開始した患者については、サービス利用前30日以内に訪問診療料等を算定していなくても

退院日を除いて訪問診療料、在総管の算定が認められました。問題の選択肢⑤は、「退院日から」という記述が誤りですね。

 それでは、訪問看護に関してはどうなのでしょうか。

 特養、老健施設ともに介護保険による提供は不可です。両施設とも看護職員の配置が義務付けられており、医療保険の訪問看護にも制限があります。具体的には、特養の場合は末期の悪性腫瘍患者に限って提供が可能です。一方で老健施設では、医療保険の訪問看護の実施も認められません。

短期入所生活介護においては、末期の悪性腫瘍でサービス利用前30日以内に在宅患者訪問看護・指導料または訪問看護療養費を算定した医療機関や訪問看護ステーションの看護師等に限り実施できます。小規模多機能型居宅介護では、「厚生労働大臣が定める疾病等」（別表第7）および特別訪問看護指示期間などで一時的に頻回の訪問看護が必要な患者に限り、サービス利用前30日以内に在宅患者訪問看護・指導料または訪問看護療養費を算定した医療機関などの看護師等であれば提供できます。

このPOINTを押さえよう！

* 特養の入所者への訪問診療の提供は、末期の悪性腫瘍患者などに限定される。老健施設では外部の医師による往診のみ実施できる
* 医師の配置義務がない特定施設では、往診や訪問診療などは実施できるが、在宅がん医療総合診療料は算定できない。訪問看護の提供は別表第7や特別訪問看護指示期間などの患者に限られる
* 短期入所生活介護は原則、サービス利用前30日以内に訪問診療料等を算定した医療機関の医師に限り、サービス利用開始後30日まで訪問診療を実施できる

2-12 人生の最終段階の医療・ケア 決定プロセスGLってなに？

厚生労働省の「人生の最終段階に
おける医療・ケアの決定プロセスに
関するガイドライン」について正しい
記述はどれでしょうか？ （複数解答）

❶ エンディングノートに記載されている本人の意思は最
優先で尊重される

❷ 2022年度診療報酬改定で、全ての在宅療養支援診療
所（在支診）・在宅療養支援病院（在支病）で適切な意
思決定支援に関する指針を策定していることが要件化
された

❸ 意思決定のプロセスでは、考え得る全ての選択肢を提
示して考えることが大切になる

❹ 意思決定支援で大切なのは、結果ではなく、患者や家
族、多職種の医療ケアチームが一緒に繰り返し話し合
うプロセスである

❺ 患者本人の意思が確認できないときは、家族の意向を
優先して医師と家族で方針を決定する

登場人物　新人看護師 さくらさん　たんぽぽ先生　新人事務員 あすなろくん

 超高齢社会を迎え、看取りへの対応が大きな課題になっていますね。

 2018年度診療報酬改定では、Question 2-13で触れる在宅ターミナルケア加算の見直しのほか、厚生労働省の「人生の最終段階における医療・ケアの決定プロセスに関するガイドライン」などを踏まえた対応が、診療・介護報酬のターミナルケアに関する加算で要件化されました。続く2020年度改定では、地域包括ケア病棟入院料や療養病棟入院基本料などで患者や家族の適切な意思決定を支援する指針を定めることが義務化。さらに2022年度改定では、前述のガイドラインなどを踏まえて終末期に関する患者の適切な意思決定支援の指針を作成することが、在宅療養支援診療所（在支診）と在宅療養支援病院（在支病）の施設基準に盛り込まれました（問題の選択肢②は正解）。改定前に在支診・在支病を届け出ていた医療機関は、2022年9月末までに対応することが求められます。

　超高齢社会を迎え、診療報酬の面でも改定のたびに対応が進められているわけです。同ガイドラインの運用が、「治す医療」から「支える医療」へのシフトを加速する第1歩になるのではないでしょうか。

 このプロセスガイドラインはどんな内容なのですか。

 従来の「人生の最終段階における医療の決定プロセスに関するガイドライン」を改訂し、厚労省が2018年3月に公表したもので、入院医療だけでなく在宅医療や介護の現場でも活用できるように見直されました。患者の状態や家族の有無などに応じ、人生の最終段階における医療・ケアの方針をどう決めたらよいかがまとめられています（図1）。

　具体的には、患者の意思が確認できる場合と、できない場合に分けてプロセスを示しており、そのポイントを私なりに簡単にまとめると以下の3点になります。（1）どんな場合でも、「本人にとっての最善」を一番に優先する、（2）医師・看護師だけでなく多職種で話し合う、（3）患者や家族の気持ちが変わったら、その気持ちを尊重して何度でも方針を見直す──です。

 こうしたプロセスを経て、何かしらの方針を必ず決定しないといけないのでしょうか。

 患者本人にとって何が正解かは分かりません。重要なのは結果ではなく、患者や家族、多職種から成る医療・ケアチームが一緒に繰り返し話し合い、家族らに「これで正解だったんですよ」と言ってあげられるようなプロセスを踏むことではないでしょうか（選択肢④は正解）。多職種が関わるのは、患者の意思確認の可否に関係なく、必ず行われなければならないものです。

　自身の「死」を意識する人が増える中、人生を振り返って今後の生き方や最期の迎え方などをまとめるためにエンディングノートを付ける患者が多くなっています。ただし、医療機関側が意思決定支援を行う上でこのエンディングノートは非常に重要ですが、そこに記載されていることが最優先さ

図1　人生の最終段階における医療・ケアの決定プロセスに関するガイドライン

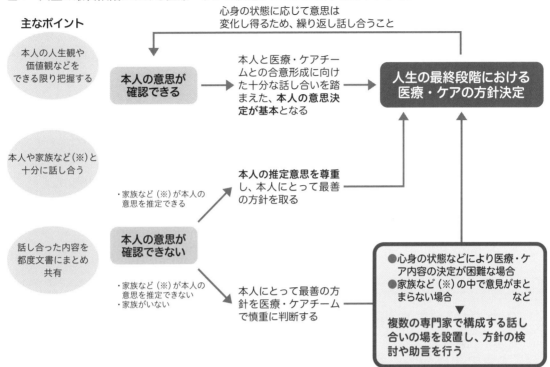

※本人が自らの意思を伝えられない状態になる可能性があることから、話し合いに先立ち特定の家族などを自らの意思を推定する者として前もって定めておくことが重要である
※家族などには広い範囲の人（親しい友人など）を含み、複数人存在することも考えられる
(出典：厚生労働省「第6回在宅医療及び医療・介護連携に関するワーキンググループ」(2018年9月10日) 資料)

表1　ガイドラインなどを踏まえた対応が要件化されている主な報酬項目など

報酬項目	ガイドラインに関する要件
• 在宅ターミナルケア加算 （在宅患者訪問診療料 (I)(II) の加算） • 在宅ターミナルケア加算 （在宅患者訪問看護・指導料の加算） • 同一建物居住者ターミナルケア加算 （同一建物居住者訪問看護・指導料の加算） • 訪問看護ターミナルケア療養費 • ターミナルケア加算（訪問看護費 [介護報酬] の加算）	「人生の最終段階における医療・ケアの決定プロセスに関するガイドライン」などの内容を踏まえ、患者および家族などと話し合い、患者の意思決定を基本に他の関係者と連携の上、対応すること
• 在宅患者支援病床初期加算 （地域包括ケア病棟入院料・入院医療管理料の加算） • 在宅患者支援療養病床初期加算（療養病棟入院料の加算） • 有床診療所在宅患者支援病床初期加算・有床診療所在宅患者支援療養病床初期加算（有床診療所の加算）	「人生の最終段階における医療・ケアの決定プロセスに関するガイドライン」などの内容を踏まえ、入院時に治療方針に関する患者または家族などの意思決定に対する支援を行い、自宅や介護老人保健施設などにおける療養の継続を後方支援すること
• 在宅療養支援診療所・病院の施設基準	「人生の最終段階における医療・ケアの決定プロセスに関するガイドライン」等の内容を踏まえ、適切な意思決定支援に関する指針を作成していること

れるわけではありません。患者や家族の気持ちは変わるものです。その気持ちを優先して何度も方針を見直すことが大切です（選択肢①は誤り）。また医療・ケアの決定プロセスでは、最期まで治療を続けるのか、治療は最低限にして自然な看取りをするのか

といった、考え得る全ての選択肢を提示して患者や家族、医療・ケアチームで話し合う必要があります（選択肢③は正解）。

　患者本人の意思が確認できないケースもあるでしょう。この場合も、家族の意向だけを優先するのではなく、あくまで患者本人にとって何が最善なのかを、家族や医療・ケアチームで話し合うことが大事です（選択肢⑤は誤り）。

 ガイドラインなどを踏まえることが報酬の要件に盛り込まれたということですが、具体的にはどんな報酬項目があるのですか。

 診療報酬の在宅患者訪問診療料（Ⅰ）（Ⅱ）や在宅患者訪問看護・指導料の在宅ターミナルケア加算、訪問看護療養費の訪問看護ターミナルケア療養費、在宅患者支援病床初期加算（地域包括ケア病棟入院料等の加算）、在宅患者支援療養病床初期加算（療養病棟入院料の加算）、介護報酬の訪問看護費のターミナルケア加算などです（85ページ表1）。今後、「患者本人の希望に応じた看取り」が充実していくと思いますが、私たち多職種チームには患者や家族の気持ちに寄り添う姿勢がますます必要になるのは間違いありません。

このPOINTを押さえよう！

＊「人生の最終段階における医療・ケアの決定プロセスに関するガイドライン」への対応が様々な報酬で要件化され、多職種チームで患者や家族の気持ちに寄り添う姿勢が大切になっている
＊患者や家族、多職種から成る医療・ケアチームが一緒に繰り返し話し合い、家族らに「これで正解だったんですよ」と言ってあげられるようなプロセスを踏むことが重要になる
＊患者本人の意思が確認できない場合も、家族の意向だけを優先するのではなく、あくまで患者本人にとって何が最善なのかを、家族や医療・ケアチームで話し合うことが大事になる

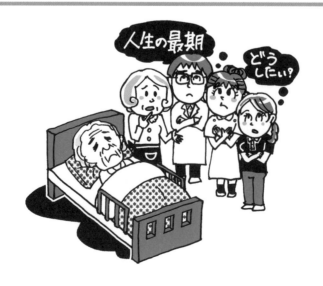

2-13 在宅ターミナルケアの 報酬はどんな仕組み？

ターミナルケアや 看取りに関する加算について 正しい記述はどれでしょうか？（複数解答）

❶ ターミナルケアでは、厚生労働省「人生の最終段階における医療・ケアの決定プロセスに関するガイドライン」などを踏まえて患者や家族と話し合い、患者の意思決定を基本に他の関係者と連携して対応することが望ましい

❷ 死亡日および死亡日前14日以内に医療保険と介護保険の訪問看護を共に1日以上行った場合、最後に実施した保険制度の点数を算定する

❸ 看取り加算は、療養上の不安などを解消するため、事前に患者や家族に十分な説明などを行わなければいけない

❹ 往診や訪問診療の後に患者が救急搬送されて24時間以内に自宅以外で死亡した場合でも、在宅ターミナルケア加算を算定できる

❺ 訪問看護ターミナルケア療養費は、死亡日前14日以内に訪問看護を2日以上実施すれば算定できるが、訪問看護で退院支援指導をした退院日は含まれない

Answer
2-13 ②③④

登場人物 新人看護師 さくらさん たんぽぽ先生 新人事務員 あすなろくん

 ターミナルケアは、患者の肉体的・精神的苦痛を和らげ、安らかに死を迎えてもらえるようにするためにとても重要ですね。医療者である私たちは精神的・社会的な援助を行い、残される家族も支えなければいけないと思います。

 在宅でのターミナルケアを評価した報酬としては、在宅患者訪問診療料の加算である「在宅ターミナルケア加算」と「看取り加算」があります。以前はこれらをひとまとめにして在宅ターミナルケア加算とされていましたが、看取りを含めた在宅ターミナルケアをさらに充実させようと、現在は2つに分かれています（表1）。算定要件も、以前はターミナルケアと看取りに関する両方の基準を満たさないと算定できませんでしたが、現在はそれぞれの基準を満たせば別々に取れるようになりました。

 在宅ターミナルケア加算の算定要件にはどういうものがあるのでしょうか。ケア期間の要件などがありそうですが。

死亡日および死亡日前14日以内の計15日間に2回以上の往診または訪問診療を実施した場合に算定が可能です。在宅療養支援診療所（在支診）・在宅療養支援病院（在支病）、機能強化型の在支診・在支病、それ以外の医療機関の違いなどにより点数が異なります。

2018年度診療報酬改定では、厚生労働省の「人生の最終段階における医療・ケアの決定プロセスに関するガイドライン」（Question2-12参照）などを踏まえ、ほかの関係者と連携して患者本人や家族などと話し合い、患者自身の意思決定をベースに人生の最終段階における医療・ケアの方針を決めることが要件化されました。問題の選択肢①は、要件化されているので、「対応することが望ましい」という記述が誤りになります。Question2-12でも述べましたが、同ガイドラインを踏まえて患者の適切な意思決定支援の指針を作成することは、2022年度改定で在支診・在支病の施設基準に盛り込まれました。なお、救急搬送などをされて自宅以外で亡くなった場合、最後の往診

表1　ターミナルケアに関する報酬（在宅患者訪問診療料の加算）

項目	在支診・在支病以外	在支診・在支病	機能強化型在支診・在支病	
			病床なし	病床あり
在宅ターミナルケア加算 在宅患者訪問診療料（I）1				
有老ホーム等に入居する患者以外の患者	3500点	4500点	5500点	6500点
有老ホーム等に入居する患者	3500点	4500点	5500点	6500点
在宅患者訪問診療料（II）イ	3200点	4200点	5200点	6200点
看取り加算	3000点	3000点	3000点	3000点
死亡診断加算	200点	200点	200点	200点

88

や訪問診療から24時間以内に死亡した場合は同加算を算定できます（選択肢④は正解）。

一方で看取り加算の算定要件はどうなっているのですか。

療養上の不安などを解消するため、事前に患者の家族などに対して看取りに関する説明を十分に実施し、死亡日当日に往診または訪問診療を行って患家で看取った場合に算定できるんだ（選択肢③は正解）。報酬額は在宅ターミナルケア加算とは違い、医療機関の種別に関係なく一律3000点に設定されています。ただし、看取り加算を算定したケースでは、死亡診断加算の算定はできません。

また2022年度診療報酬改定では、死亡診断において看護師の役割が評価されました。医師が実施する死亡診断等について、ICTを活用した在宅での看取りに関する研修を受けた看護師が補助した場合、後述する訪問看護ステーションの訪問看護ターミナルケア療養費の加算として算定できる遠隔死亡診断補助加算（1500円）が新設されました。死亡診断加算を算定する患者に関して、主治医の指示に基づき、情報通信機器を用いて医師の死亡診断の補助を行った際に算定できます。

❈ 訪問看護にもターミナルの報酬

先ほど説明していただいた死亡診断補助加算の対象となる取り組みもそうですが、ターミナルケアでは看護師の役割も重要になりますね。

そうですね。報酬制度でもその辺りは勘案されていて、ターミナルケアにおける看護師の役割は医療保険、介護保険の両方で評価されています（表2）。算定要件は医療保険も介護保険もほぼ同様で、死亡日および

死亡日前14日以内に2日以上の訪問看護を実施し、かつターミナルケアの支援体制について患者や家族に対して説明した上でターミナルケアを行った場合です。死亡日および死亡日前14日以内に医療保険と介護保険の対象となる訪問看護を共に1日以上行った場合は、最後に実施した保険制度の点数を算定することになります（選択肢②は正解）。

2018年度改定では、訪問看護ステーション向けの訪問看護ターミナルケア療養費が2区分になり、新設の療養費2は特養等で死亡した利用者で、施設側が看取り介護加算等を算定する場合に算定できます。さらに2022年度改定では、死亡日および死亡日前14日以内に2日以上実施することとしている訪問看護について、退院日に退院支援指導をした場合も算定日に含められるようになりました（選択肢⑤は誤り）。

医療機関向けの在宅ターミナルケア加算（診療報酬）も、2018年度改定で同様の趣

第 2 章

表2　医療保険、介護保険の訪問看護におけるターミナルケアに関する加算

医療保険

訪問看護ステーション	医療機関
・訪問看護ターミナルケア療養費	・在宅ターミナルケア加算 ・同一建物居住者ターミナルケア加算
療養費1　　　　2万5000円 療養費2（特養等で死亡した患者［看取り介護加算等を算定しているもの］） 　　　　　　　　　1万円	イ　在宅で死亡した患者 　　　　　　　　　2500点 ロ　特養等で死亡した患者（看取り介護加算等を算定しているもの）　　1000点

※医師が行う死亡診断等について、ICTを活用した在宅での看取りに関する研修を受けた看護師が補助した場合、訪問看護ターミナルケア療養費の加算として遠隔死亡診断補助加算（1500円）が算定可

介護保険

訪問看護ステーション	医療機関
ターミナルケア加算	
2000単位 （要介護者のみ、区分支給限度基準額の枠外）	

旨により2区分に見直されました。また訪問看護ターミナルケア療養費も在宅ターミナルケア加算も、前に述べた在宅患者訪問診療料の加算である在宅ターミナルケア加算と同様、「人生の最終段階における医療・ケアの決定プロセスに関するガイドライン」などの内容を踏まえた対応が要件化されています。

1人の患者に訪問診療と訪問看護の両方の（在宅）ターミナルケア加算（訪問看護ステーションを対象とした医療保険の報酬は訪問看護ターミナルケア療養費）を算定することは可能ですが、在宅がん医療総合診療料と訪問看護の（在宅）ターミナルケア加算・訪問看護ターミナルケア療養費は同じ患者について算定することはできません。

このPOINTを押さえよう！

＊ 在宅患者訪問診療料の加算である在宅ターミナルケア加算と看取り加算は別々に算定が可能だが、それぞれの要件を満たす必要がある
＊ 訪問看護においては医療保険と介護保険の両方に、ターミナルケアにおける看護師の役割を評価した報酬がある。ターミナル期に双方の保険の訪問看護を提供した際の算定ルールに注意を
＊ 訪問診療と訪問看護の両方のターミナルケア関連加算を併算定することは可能だが、在宅がん医療総合診療料と訪問看護のターミナル関連加算の併算定はできない

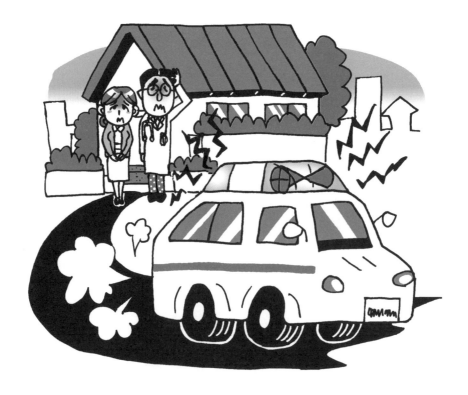

第 **3** 章

在宅診療の報酬

在宅医療で最重要となる患者情報の把握「在宅医療制度の5つの呪文」の実践を

　在宅医療の現場で、どのような患者情報を職員間で共有すべきか考えてみましょう。患者氏名、年齢、病歴、治療内容と経過──といったところでしょうか。入院患者であれば、これらの情報だけでも患者のマネジメントが可能かもしれませんが、在宅医療の現場では不十分です。

◎ 利用可能なサービス・頻度を把握

　在宅患者の場合、医療保険と介護保険の様々なサービスを利用しながら療養することになります。そのため、「患者が利用できる在宅サービスの種類」と「利用できる頻度」が分からなければ、マネジメントは困難です。例えば介護保険サービスを利用できるのか、週4回以上の訪問診療を受けられるのかなどによって、マネジメントの方針は変わってきます。

　在宅医療に関する制度への理解が深まると、(1)年齢、(2)主病名、(3)ADL（日常生活動作）、(4)医療処置の有無、(5)居住場所──という5つの情報から、患者が利用できる在宅サービスの種類や頻度を把握できるようになります。筆者はこれを「在宅医療制度の5つの呪文」と名付け、普及を図っています。例えば、年齢からは介護保険の要介護認定を受けられるか、医療保険の自己負担割合は何割か、主病名からは訪問診療や訪問看護の週4回以上の提供が可能になる特例を適用できるか、ADLからは在宅医療の適応となるか、医療処置からは長時間の訪問看護の実施が可能になるか、居住場所からはどんな医療・介護サービスを提供できるかなどが分かります。

　たんぽぽクリニックでは、朝の全体ミーティングで新規患者の情報を共有する際、患者氏名の後は必ずこの5つの呪文の情報を報告するようルール化しています。さらに、5つの呪文から必要な情報を読み取ることができるように、職員教育にも力を入れています。

　患者情報はテキストにして情報共有用のITツール「kintone」や電子カルテで共有し、ミーティング前に各自で目を通しておいてもらいます。こうしておけば、ミーティングに参加できない職員にも患者情報を共有できるし、ミーティング時に情報共有よりも課題や方針についての話し合いに時間を割けるからです。5つの呪文以外には、病歴、治療内容と経過、家族構成、キーパーソン、紹介元、ケアマネジャー、利用する薬局、利用するサービスの事業者名、駐車場の有無、ペット飼育の有無などの情報も共有しています。

　これら共有する情報の項目やルールは、診療を続けながら徐々に形にしてきました。現状にそぐわないと思ったら、すぐに見直しています。断言しますが、職員の自主性に任せているだけでは患者情報の共有や方針の統一はできません。仕組みをつくり、トップダウンで浸透させることが必要です。

　患者が本来利用できるサービスであるにもかかわらず、職員が無知なために利用できなければ、不利益を被るのは患者です。筆者は「医療者の無知は患者にとっての罪」という信念の下、在宅医療の報酬や制度の仕組みを解説する書籍を出版し、毎年秋には理解度を問うテストを開催しています。興味のある方は、医療法人ゆうの森のウェブサイトをご覧ください。

たんぽぽ流！ 3つの プリンシプル

1 ▶ 医療者の無知は患者にとって罪。報酬や制度の仕組みを正しく理解しよう
2 ▶ 患者が利用できる在宅サービスを把握してミーティングに臨もう
3 ▶ 共有する患者情報の項目やルールはトップダウンで浸透させよう

3-1 訪問診療を提供する際の注意点は？

訪問診療を実施するには
様々な規定や制限があります。
以下の中で、正しい記述は
どれでしょうか？

（複数解答）

❶ 在宅患者訪問診療料 (I) の1は、原則として患者1人につき週3回を限度に算定する

❷ 訪問診療料 (II) は、有料老人ホームや集合住宅に併設される医療機関がその施設の入居者に訪問診療を行った場合に算定する

❸ 訪問診療料 (I) の 2 と同 (II) のロは、主治医として定期的に訪問診療をしている他の医療機関からの依頼により訪問診療を行った場合、訪問診療を始めた月を含めて原則 12 カ月を限度に月 1 回に限り算定する

❹ 訪問診療を行う場合、患者や家族等の署名付きの同意書をカルテに添付する必要がある

❺ 訪問診療計画や診療内容の要点、診療時間 (開始と終了の時刻)、診療場所をカルテに記載しなければならない

登場人物　 新人看護師 さくらさん　たんぽぽ先生　新人事務員 あすなろくん

「訪問診療」とは、主治医が計画的な医学管理の下、定期的に患家に出向いて実施する診療のことです。患者の求めにより訪問して診療する「往診」とは、この点で異なります。

訪問診療をした際に医療機関に支払われる診療報酬が、「在宅患者訪問診療料」です。同診療料は(I)と(II)に分かれ、(I)は1と2に、(II)はイとロに区別されます。さらに(I)の1と2はそれぞれ、「同一建物居住者以外」と「同一建物居住者」の点数が設定されています(表1)。

同診療料(I)は、有料老人ホーム等に併設される医療機関以外が訪問診療をした際に算定します。これに対して(II)は、施設入居時等医学総合管理料(施設総管)の算定対象となる有老ホーム等に併設された医療機関がその施設(集合住宅は非該当)の入居者に訪問診療を行った場合に算定します(問題の選択肢②は誤り)。さらに(I)の2と(II)のロは、主治医として定期的に訪問診療をする他の医療機関の依頼により訪問診療を行った場合の点数になります。

同診療料については、算定するに当たり様々な制限があります。具体的には、日ごろ患者を診療する主治医の訪問を評価した(I)の1と(II)のイについては、患者1人につき1日に1回、週3回までの算定が原則になります(選択肢①は正解)。主治医の依頼により訪問診療をした場合を評価した(I)の2と(II)のロに関しては、患者1人に対して算定できる医療機関の数に制限はありませんが、月1回、6カ月までが原則です。問題の選択肢③は、「12カ月まで」の部分

が誤りになりますね。

一方で、例外も設定されています。診療に基づき、患者の急性増悪などにより一時的に頻回の訪問診療を行う必要性を認め、計画的な医学的管理の下に訪問診療した場合、(I)の1と(II)のイについては週4回以上の訪問診療の実施が可能になります。ただし、週4回以上の訪問診療は月1回に限られ、診療日から14日以内の訪問診療について14日が限度となります。また、患者が「厚生労働大臣が定める疾病等」(特掲診療料の施設基準等別表第7に掲げる疾病等)に該当する場合は、これらの算定制限はありません。

(I)の2と(II)のロについては、主治医が医学的に必要と判断して、①その診療科の医師でなければ困難な診療、②既に診療した傷病やその関連疾患とは明らかに異なる傷病に対する診療——で、主治医から新たに依頼があった場合は、当初の「6カ月まで」からさらに6カ月を超えて算定できます。また、「厚生労働大臣が定める疾病等」の患者に関してはこうした制限がありません。

 訪問日数の制限のほか、1医療機関が訪問診療できる地域の範囲にも確か制限がありましたよね？

 原則として、医療機関から直線距離(半径)で16km以内という決まりがあります。医療機関と患家が異なる区市町村にあったり、特定の移動手段でどのくらいの時間がかかるかといった事情は関係ありません。

患者の家まで乗用車で40〜50分かかっても、16km以内であれば訪問診療をできるのです。

ただし、患家の周辺に往診可能な医療機関が存在しないといったケースでは、この規定の対象外となります。この提供範囲の規定は往診にも適用されるので覚えておきましょう。なお、訪問診療などに要した交通費は患者に全額負担してもらうことが可能です。

第3章

表1　在宅患者訪問診療料の点数や算定対象、算定回数の制限など

	在宅患者訪問診療料 (I)		在宅患者訪問診療料 (II)	
	在宅患者訪問診療料 (I) 1	在宅患者訪問診療料 (I) 2	在宅患者訪問診療料 (II) イ　　　　　150点	在宅患者訪問診療料 (II) ロ　　　　　150点
点数	同一建物居住者以外 888点 同一建物居住者 213点	同一建物居住者以外 884点 同一建物居住者 187点		
算定対象	在宅患者訪問診療料 (II) を算定する患者以外の患者	在宅時医学総合管理料、施設入居時等医学総合管理料、在宅がん医療総合診療料の算定要件を満たす他の医療機関から求めがあり、紹介された患者	医療機関が併設されている有料老人ホーム等に入居する患者	在宅時医学総合管理料、施設入居時等医学総合管理料、在宅がん医療総合診療料の算定要件を満たす他の医療機関から求めがあり、紹介された患者
算定回数の制限	1日1回、週3回まで （例外あり）	月1回、6カ月まで （例外あり）	1日1回、週3回まで （例外あり）	月1回、6カ月まで （例外あり）
乳幼児加算の算定	○	○	○	○
患家診療時間加算の算定	○	○	○	○
在宅ターミナルケア加算、看取り加算、死亡診断加算の算定	○	×	○	×
算定医療機関	1カ所まで。在宅悪性腫瘍患者共同指導管理料を算定する場合は2カ所まで	制限なし	患者が入居する有料老人ホーム等に併設する医療機関のみ算定可能	

図1　同一建物居住者に該当しない4つのケース

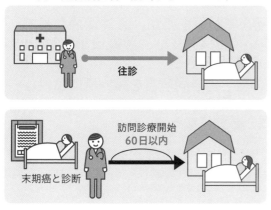

往診

末期癌と診断　訪問診療開始60日以内

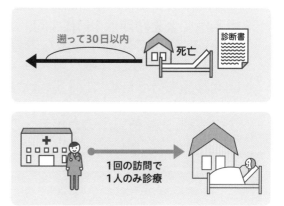

遡って30日以内　死亡　診断書

1回の訪問で1人のみ診療

✳ 患者の署名付き同意書が必要

 ここまで触れてきた規定以外に医療機関が訪問診療を行うためには、患者や家族などの署名付き同意書を診療録に添付しなければいけません（選択肢④は正解）。訪問診療計画や診療内容の要点、診療時間（開始と終了の時刻）、診療場所をカルテに記載する必要もあります（選択肢⑤は正解）。

　また、高齢者住宅やマンションなどの集合住宅、いわゆる同一建物（Question5-6参照）に住む複数の患者を同一日に訪問診療した際（95ページ表1の訪問診療料（I）の1と2を算定する場合）は、通常の「同一建物居住者以外の場合」より報酬が低く設定された「同一建物居住者の場合」を算定することになります（表1）。ただし、同一建物に住んでいても同一建物居住者に該当せず、「同一建物居住者以外の場合」を算定できる例外ケースがあるので覚えておきましょう。具体的には、（1）往診を実施した患者、（2）末期の悪性腫瘍と診断された後、訪問診療の開始日から60日以内の患者、（3）死亡日から遡って30日以内の患者、（4）1回の訪問で患者1人のみを診療した場合──になります（95ページ図1）。

 同一建物居住者にも例外規定があって、かなり複雑なんですね。

 一方、在宅患者への医療提供体制の確保などを評価した在宅時医学総合管理料（在総管）や施設入居時等医学総合管理料（施設総管）は、以前は月2回以上の訪問診療が必要でしたが、今は月1回でも算定可能になりました。2018年度診療報酬改定では、訪問診療の担い手を増やす狙いから、機能強化型以外の在宅療養支援診療所・在宅療養支援病院、一般の医療機関における月1回の在総管・施設総管の点数が引き上げられました。さらに2022年度改定では、情報通信機器を用いた場合の評価が導入されました（Question2-5参照）。

 うーん、決まりが多くてパニック状態です……。

このPOINTを押さえよう！

✳ 在宅患者訪問診療料は、有料老人ホーム等に併設される医療機関かそれ以外かで評価が分かれるほか、主治医による訪問と主治医からの依頼による訪問によっても異なる点数が設定されている

✳ 主治医による訪問は1日に1回、週3回までが原則だが、急性増悪などで一時的に頻回の訪問が必要な患者については、月1回、診療日から14日以内（14日が限度）に限り週4回以上の訪問ができる

✳ 訪問診療を行うためには、患者や家族の署名付き同意書を診療録に添付しなければならない。訪問診療計画や診療内容の要点、診療時間（開始と終了の時刻）、診療場所のカルテへの記載も必要になる

3-2 訪問診療料を算定する際の留意点は？

在宅患者訪問診療料を算定する際の
留意点について、正しい記述は
どれでしょうか？

（複数解答）

❶ 往診した日の翌日に行った訪問診療の費用は原則として算定できないが、在宅療養支援診療所やその連携医療機関、在宅療養支援病院では算定できる

❷ 初診料の算定日には、在宅患者訪問診療料を算定できない

❸ 在宅悪性腫瘍患者共同指導管理料を算定する場合に限り、患者1人に対して2カ所の医療機関の医師が1日につき各1回に限り訪問診療料を算定できる

❹ 患家における診療時間が1時間を超えた場合は、60分またはその端数を増すごとに患家診療時間加算を算定できる

❺ 急性増悪などにより一時的に頻回の訪問診療が必要とされる患者のみ、「訪問診療料の算定は週3回まで」とされている制限がない

登場人物 新人看護師 さくらさん　　たんぽぽ先生　　新人事務員 あすなろくん

 Question3-1と重なる部分があるかと思いますが、今日は在宅患者訪問診療料の算定の決まりについてもう少し詳しく教えてもらえますか。

まず、往診料と訪問診療料の算定ルールを説明しましょう。原則として、往診した日の翌日に実施した訪問診療の費用は算定できません。ただし、在宅療養支援診療所やその連携医療機関、在宅療養支援病院であれば算定が可能です（問題の選択肢①は正解）。また、初めて訪問して診療をした在宅患者については、「初診料を算定した日には在宅患者訪問診療料を算定できない」とされているので、初診料と往診料を算定することになります（選択肢②は正解）。

加えて以前は原則として、専門科に関係なく同じ患者に対して1カ所の医療機関しか訪問診療をできなかったのですが、2018年度診療報酬改定で複数の医療機関で手掛けられるようになりました。Question3-1でも触れましたが、それに合わせて訪問診療料が体系立てられ、訪問診療料が（I）と（II）に分けられています。（I）はさらに1と2に、（II）はイとロに区分されています（表1）。（I）の2と（II）のロは、「他の医療機関の求めに応じ、患者に訪問診療を行った場合」に算定できる点数でしたね。

❋ 複数の疾病がある高齢患者に対応

 ここで言う「他の医療機関」とは、在宅時医学総合管理料（在総管）や施設入居時等医学総合管理料（施設総管）、在宅がん医療総合診療料の算定要件を満たす医療機関のほか、在総管などを算定していなくても療養計画に基づき主治医として定期的に訪問診療をしている医療機関が当てはまります。（I）の2と（II）のロを算定するケースとしては、日常の訪問診療を担っているが、専門外の治療が必要になった際に他の医師

表1　在宅患者訪問診療料

在宅患者訪問診療料（1日につき）	
在宅患者訪問診療料（I） **在宅患者訪問診療料1** 　同一建物居住者以外の場合　888点 　同一建物居住者の場合　　　213点 **在宅患者訪問診療料2** 　同一建物居住者以外の場合　884点 　同一建物居住者の場合　　　187点 **在宅患者訪問診療料（II）** 　イ 定期的な訪問診療を行った 　　 場合　　　　　　　　　　150点 　ロ 他の医療機関の依頼により 　　 訪問診療を行った場合　 150点	**【在宅患者訪問診療料（I）の2の主な算定要件】** ・在総管、施設総管または在宅がん医療総合診療料の算定要件を満たす他の医療機関の依頼により訪問診療を行った場合、求めがあった日を含む月から6カ月を限度に月1回算定できる ・「厚生労働大臣が定める疾病等（別表第7）の患者」「医学的に必要と判断し、その診療科の医師でなければ困難な診療、既に診療した傷病やその関連疾患とは明らかに異なる傷病に対する診療」については6カ月を超えて算定できる **【在宅患者訪問診療料（II）の算定要件】** 有料老人ホーム等と同一敷地内、または隣接する敷地内にある医療機関が、併設する有料老人ホーム等に入居する患者に訪問診療を行った場合に算定する。有料老人ホーム等に入居する患者とは、以下のいずれかに該当する患者をいう 1　施設総管の算定対象とされる患者 2　障害福祉サービスを行う施設および事業所、福祉ホームに入居する患者 3　小規模多機能型居宅介護または看護小規模多機能型居宅介護における宿泊サービスを利用中の患者

に訪問診療を依頼する例が想定されます。患者が高齢化し、複数の疾病を持つ人が増えていることに対応するほか、多くの医療機関に在宅医療に関わってもらう狙いがあると考えられます。

依頼された医療機関はそれ以降、ずっと訪問診療が可能なのでしょうか。

他の医療機関の求めで実施する訪問診療については、依頼のあった日を含む月から6カ月を限度に月1回算定できます。ただし、6カ月がたっても治療を終えられず、その診療科の医師でなければ治療困難な場合や、既に診療した傷病やその関連疾患とは明らかに異なる傷病の治療が必要になり、引き続きその医師の診療が求められる場合などは、主治医が再度依頼することでさらに6カ月の延長が可能です。それが2020年度改定では、主治医との患者情報の共有などを前提に、さらに延長できるようになりました。なお、主治医が行う訪問診療に別の医師が同行した際は立ち合い診療となり、別の医師分は往診料の算定になるので気をつけましょう。

※ 小規模多機能は「有老ホーム等」

では、訪問診療料が（I）と（II）に分かれた理由を説明しましょう。（II）は、有料老人ホーム等に併設された医療機関がその施設の入居者に訪問診療をした際に算定する点数です（表1）。医療機関に併設された施設への訪問は手間が少ないので、点数もかなり低く設定されています。ちなみに（I）は、患者が同一建物居住者かどうかで異なる点数が設定されていますが、（II）にはその区別はありません。もう少し説明すると（II）のイとロは点数が同じですが、（II）のロは、他の医療機関から依頼を受け、有老ホーム等に併設された医療機関がその施設の入居

者に訪問診療した場合に算定することになります。

「有老ホーム等」の「等」には、ほかにどんな施設があるのでしょうか。

具体的に挙げると、（1）施設総管等の対象施設に入居している患者、（2）障害者総合支援法に規定する障害福祉サービスを行う施設または福祉ホームに入居する患者、（3）小規模多機能型居宅介護または看護小規模多機能型居宅介護における宿泊サービスを利用中の患者——が当てはまります。なお、介護療養型医療施設等の移行先となる介護医療院の患者は、訪問診療の対象となりません。

訪問診療料の算定回数などの制限についても押さえておきましょう。算定回数は、患者1人につき1日に1回、週3回までが原則です。ただし、急性増悪などにより一時的に頻回の訪問診療が必要と主治医が判断した患者（月1回、14日以内の訪問診療について14日限度）や、「厚生労働大臣が定める疾病等」（特掲診療料の施設基準等別表第7に掲げる疾病等）に該当する患者については「週3回まで」の制限がなくなります（選択肢⑤は誤り）。このほか、訪問診療料は1日につき1回に限り算定できるのが原則ですが、在宅悪性腫瘍患者共同指導管理料の対象患者については2カ所の医療

表2　在宅患者訪問診療料（I）（II）の加算

在宅患者訪問診療料の加算	
乳幼児加算（6歳未満）	400点
患家診療時間加算（1時間超、30分またはその端数を増すごとに）	100点
在宅ターミナルケア加算（※1）　在支診かどうかにより点数に差	3500〜6500点
看取り加算（※1）	3000点
死亡診断加算（※1）	200点

※ 看取り加算を算定する場合、死亡診断加算は算定できない
※1 在宅患者訪問診療料（I）の1、（II）のイのみ

機関の医師が1日につき各1回に限って算定できます（選択肢③は正解）。

　訪問診療料の加算も理解しておきたいところです。99ページの表2に主な加算を示しました。例えば、長時間の訪問診療を評価した患家診療時間加算（100点）があります。同加算は診療が1時間を超えた場合、30分またはその端数が増すごとに算定でき

ます（選択肢④は誤り）。

　なお話は少しずれますが、2020年度改定では訪問診療料を算定した同一日に患家等で超音波検査の断層撮影法を実施した場合、検査部位にかかわらず月1回に限ってその報酬を算定することになりました。装置の小型化で在宅でも検査が容易になったことに対応した形ですね。

このPOINTを押さえよう！

⁂ 往診した日の翌日に実施した訪問診療の費用は原則として算定できないが、在宅療養支援診療所やその連携医療機関、在宅療養支援病院であれば算定することが可能

⁂ 在宅患者訪問診療料（I）の2と（II）のロは、日常の訪問診療を担っている医師が、専門外の治療が必要になった際に他の医師に訪問診療を依頼するケースを想定した点数

⁂ 訪問診療料には、患家診療時間加算や乳幼児加算、在宅ターミナルケア加算といった各種加算がある。患家診療時間加算は診療が1時間を超えた場合、30分またはその端数を増すごとに算定できる

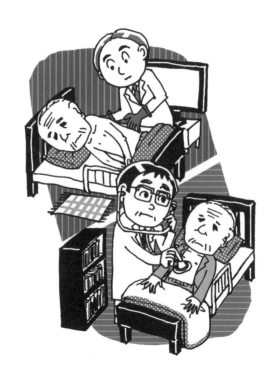

3-3 初回の訪問診療や電話等再診で算定すべき報酬は？

初めて在宅患者を訪問診療した際に算定する診療報酬や電話等再診について正しい記述はどれでしょうか？

（複数解答）

❶ 初回の訪問診療は、どんな場合も初診料と往診料を算定する

❷ 患者の退院前に医師が入院先に赴き、入院先の医師や医療従事者と在宅療養の指導等を行った場合（退院前カンファレンス）、最初の訪問診療については在宅患者訪問診療料を算定する

❸ 同一日の再診に付随する一連の行為とみられる電話による診療をした場合、電話等再診料を算定できる

❹ 定期的な医学管理を前提とした電話等再診では、再診料を算定できない

❺ 急病等で患者から電話があり、救急医療機関の受診を指示した上で、その医療機関に診療情報を同日に文書で提供した場合、診療情報提供料（I）を算定できる

登場人物 新人看護師 さくらさん たんぽぽ先生 新人事務員 あすなろくん

 これまであまり意識したことがなかったのですが、初めて患家を訪問して診療をした際には何の報酬を算定すればよいのでしょうか。在宅患者訪問診療料なのかと思っていましたが……。

 結論から言うと、在宅での初診時は初診料と往診料を算定することになります（図1）。医師は初診時に初めて患者を診て容体や生活状態などを聞き取り、在宅での診療計画を立案するのが通常でしょう。一方で在宅患者訪問診療料の算定要件には、「計画的な医学管理の下に定期的に訪問して診療を行った場合」というのがあります。つまり、初診時にはまだ診療計画を立てていない状況なので、在宅患者訪問診療料を算定できないわけです。

 そういう決まりがあったのですね。訪問診療は、在宅で診るための計画に基づいて行う診療ですものね。言われてみれば、初回の訪問時は患者と初めて顔を合わせること

が一般的です。

 ただし、患家等への初回の訪問でも在宅患者訪問診療料を算定できるケースがあるのです。それが、退院時共同指導料1（Question 2-1参照）を算定した場合になります（問題の選択肢①は誤り）。

同指導料1は、退院後の在宅療養を担う医療機関の医師や、医師の指示を受けた看護師等が入院医療機関に赴いて在宅療養上必要な説明や指導を患者にした際に算定できる報酬だったね。在宅療養を担う医療機関の医師が退院前カンファレンスに参加すれば、退院前に患者の容体などを見極めて在宅での診療計画を立てられます。そのため、患家等への初回の訪問は既に計画に基づいた診療と見なされ、在宅患者訪問診療料の算定が認められるわけです（選択肢②は正解）。

ここで注意したいのが、退院前カンファレンスに参加したのが医師以外の職種だった場合です。こうしたケースでは、医師に

図1 初診時の算定ルール

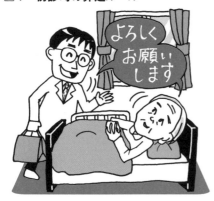
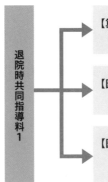

退院時共同指導料1

【算定していない】
→初診料＋往診料を算定

【医師が退院前カンファレンスに参加】
→在宅患者訪問診療料を算定

【医師以外の職種が退院前カンファレンスに参加】
→地域によって在宅患者訪問診療料か
　初診料＋往診料かが異なる？

よる初回訪問時に在宅患者訪問診療料を算定できるのか、初診料＋往診料を算定しなければいけないのかの判断が地域によって異なっているようです。「初診料＋往診料を算定すべき」としている地域では、「退院前に医師が診たわけではないので」という理由からそういう判断をしていると考えられます。

在宅患者訪問診療料の算定は、訪問診療の回数の違いで点数を規定している在宅時医学総合管理料や施設入居時等医学総合管理料の算定にも影響してくるので、退院前に医師自身が患者の状態をしっかり把握しておきたいところです。

 診療報酬制度は全国一律のはずなのに、地域によって判断が違うというのはなんか理解できないですね……。

 今の診療報酬制度は非常に複雑な体系になっています。複雑過ぎて同じ規定でもいろいろな解釈ができてしまうほか、地域特有の事情などもあり、それが地域差につながっているのでしょう。本来はおかしな話だとは思いますが……。

※ 定期管理が前提の電話等再診料は不可

 話は少し違いますが、患者から電話などがあり医師が必要な指示をした場合は何か報酬を算定できるのですか。

 その医療機関で初診をした患者やその看護に当たっている人から電話やビデオ通話で治療上の意見を求められ、医師が必要な指示をした際に再診料（73点）のほか、時間外・休日加算などの算定が可能です。ただし、定期的な医学管理を前提として実施した場合は原則として算定することはできません（選択肢④は正解）。このほか、同一日の再診に付随する一連の行為とみられる電話等による診療についても、電話等再診料を算定できません（選択肢③は誤り）。つまり電話等再診は、一定の緊急性を伴った予定外のケースに対応した場合が対象となるんだ（表1）。

一方で、新型コロナウイルス感染症（COVID-19）の流行を勘案して出された厚生労働省事務連絡「新型コロナウイルス感染症に係る診療報酬上の臨時的な取扱いについて」では、慢性疾患などを有する定期

表1　電話等再診の主な算定要件等

- 当該医療機関で初診を受けた患者や看護に当たっている人から電話やビデオ通話で治療上の意見を求められ（一定の緊急性が伴う予定外の受診を想定）、必要な指示をした際に再診料（73点）を算定（時間外や休日、深夜などの加算も算定可）
- 定期的な医学管理を前提として行われる場合は算定不可。ただし、2018年3月末以前に3カ月継続して定期的に電話等による再診料を算定していた患者は、一連の診療が終了するまで算定可（時間外や休日、深夜などの加算は算定不可）
- 同一日の初診または再診に付随する一連の行為とみなされる場合や、時間おきに病状報告を受ける内容の場合は算定不可
- ファクシミリや電子メールによる再診については、患者等の求めに速やかに応じ、診療録にファクシミリ等の送受信時刻を記すと同時に写しを添付した場合は算定可（時間外や休日、深夜などの加算は算定不可）
- 乳幼児の看護に当たっている人に治療上の指示をした場合は、乳幼児加算の算定可
- 治療上の必要性から、休日・夜間の救急医療を担う地域医療支援病院、省令に基づき認定された救急病院・診療所、病院群輪番制病院、輪番制に参加する有床診療所・共同利用型病院の受診を指示し、同日に受診先に必要な診療情報を文書等で提供した場合は、診療情報提供料（I）を算定可

受診患者（定期的な医学管理をしている患者）からの電話等への対応についても、期限付きですが臨時的に電話等再診料や処方箋料、各種加算を算定できるようになっています。こうした臨時的な報酬の取り扱いもチェックしておきたいですね。

 例えば、患者から電話等で意見を求められて、ほかの医療機関の受診を勧めた場合はどうなのですか。その場合も、再診料等を算定することはできるのでしょうか。

 もちろん再診料等を算定できますが、2020年度診療報酬改定では、治療上の必要性から救急医療機関の受診を指示した上で、同日にその受診先へ患者の診療情報を文書等で提供した場合、診療情報提供料（I）が算定可能になりました（選択肢⑤は正解）。

このPOINTを押さえよう！

* 在宅での初診時は、初診料と往診料を算定するのが基本。ただし退院時共同指導料1を算定した場合、退院前に患者の容体などを見極めて訪問診療計画を立てられるので、訪問診療料の算定が認められる
* 初診をした患者から電話等で治療上の意見を求められ、医師が必要な指示をした際には再診料のほか、時間外・休日加算などを算定できる。定期的な医学管理が目的の場合は算定不可
* 患者から電話等で意見を求められて他医療機関の受診を勧めた際も再診料等の算定可。救急医療機関の受診を指示し、同日に患者の診療情報を提供した場合、診療情報提供料（I）を算定できる

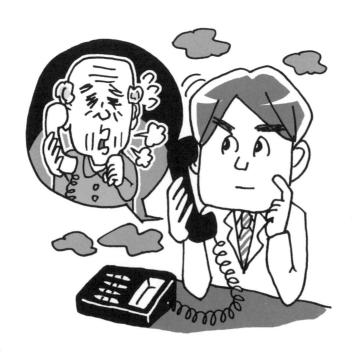

3-4 往診をする際に気をつけることは？

往診に関わる診療報酬を算定する上で正しい記述はどれでしょうか？

（複数解答）

❶ 往診に要した交通費は患家から徴収できる

❷ 往診料は、患家の求めがあり、医師が必要性を認めて患家を訪問して診療を行った場合に算定できる

❸ マンションやアパートなど住居個々が独立している集合住宅では、それぞれの住居の患者について往診料を算定できない

❹ 緊急往診加算は、患者またはその看護に当たっている者から緊急に求められて往診を行った場合であれば休日でも算定できる

❺ 往診料には夜間・休日、深夜、緊急などの加算はあるが、時間外の加算はない

登場人物 新人看護師 さくらさん　 たんぽぽ先生　 新人事務員 あすなろくん

 往診は、患者等の求めに応じて出向き診療するものです。診療報酬制度では往診料について、「患者または家族等患者の看護等に当たる者が、保険医療機関に対し電話等で直接往診を求め、当該保険医療機関の医師が往診の必要性を認めた場合に、可及的速やかに患家に赴き診療を行った場合に算定できるもの」と明確にされているので確認しておきましょう（問題の選択肢②は正解）。往診は、昼夜問わず患者の急変時などに訪問する必要があります。そのため、夜間や深夜、緊急時の加算があります（表1）。なお往診に要した交通費は、患家から徴収することができます（選択肢①は正解）。また、訪問診療には原則半径16km以内の距離制限がありますが、往診にも同様の規定があるので気をつけましょう。

 休日に往診した場合も加算として評価されていますね。

 そうですね。なお夜間帯の規定は以前、各都道府県で違っていましたが、現在は「18時～翌朝8時」に統一されました（図1）。「22時～翌朝6時」は「深夜往診加算」の対象、それ以外は「夜間往診加算」を算定することになります。ただし、これらの時間帯が標榜時間に含まれる場合、加算は算定できませんので注意しましょう。

 突発的に患家に訪問することの多い往診の性質が、診療報酬制度でも考慮されているということですね。

 その通りです。実際、訪問回数に着目してみると、訪問診療では「同一患者に対して1日1回、週3回まで」という制限が設定されていますが、往診は1日2回以上、週何回でも実施が可能です。また、複数の医療機関が同一の患者を往診した場合、それぞれの医療機関で報酬を算定できるのも訪問

表1　往診料と各種加算

区分		点数			
		在支診・在支病以外	在支診・在支病	機能強化型在支診・在支病	
				病床なし	病床あり
往診料（夜間・休日の加算などを含む）	日中の時間帯	720点			
	診療従事中の緊急往診	1045点	1370点	1470点	1570点
	夜間（18時から翌朝8時まで）・休日	1370点	2020点	2220点	2420点
	深夜（22時から翌朝6時まで）	2020点	3020点	3220点	3420点
各種加算	在宅緩和ケア充実診療所・病院加算	—	—	100点	100点
	在宅療養実績加算1	—	75点	—	—
	在宅療養実績加算2	—	50点	—	—
	患家診療時間加算（1時間を超えた場合、30分またはその端数ごとに）	100点			
	死亡診断加算	200点			

診療の報酬体系と異なる点です。

　一方、往診には「同一患家」(Question5-6参照)に居住する複数の患者を1回の訪問で診療した際の規定はありますが、訪問診療にある「同一建物の複数の患者を診た場合」の概念はありません。住戸個々が独立した集合住宅でも、各住戸について往診料を算定できるのです(選択肢③は誤り)。ただし、有料老人ホームの夫婦部屋や戸建てなど同一患家とみなすのが適当な場合に患者2人以上を診察したときは、2人目以降は往診料ではなく、初診料・再診料などを算定することになります。この場合、2人目以降のそれぞれの患者の診療に要した時間が1時間を超えた場合には、その旨をレセプトの摘要欄に記載し、診療時間に応じて患家診療時間加算を算定できます(Question3-2参照)。

✳ 診療時間内の往診に緊急時の加算

さらに、往診料には「緊急往診加算」があります。医療機関が標榜する診療時間帯で、もっぱら診療に従事する時間内に患者の緊急の求めに応じて往診した際に算定できます(選択肢④は誤り)。「緊急」とは、患者や介護に当たる者からの訴えを受けて医師が速やかな往診が必要と判断した場合が相当します。具体的には急性心筋梗塞、脳血管障害、急性腹症などで、意識障害や感染

症の重症化といった早急な診察を要するときも該当すると考えられます。2018年度診療報酬改定では、医学的に終末期と考えられる患者も算定対象となり(当該患者の訪問診療を担っている医療機関または連携する医療機関に限る)、2022年度改定では15歳未満の小児(小児慢性特定疾病医療支援の対象者は、20歳未満の者)については、低体温、けいれん、意識障害、急性呼吸不全等が予想される場合が対象に加えられました。

また、緊急・夜間・休日・深夜加算は在宅療養支援診療所(在支診)・在宅療養支援病院(在支病)かどうかなどで報酬が違いますね(表1)。

その通りです。ちなみに、往診料には緊急・夜間・休日・深夜の加算はありますが、時間外の加算はありません(選択肢⑤は正解)。

　このほか、機能強化型以外の在支診・在支病を対象とした在宅療養実績加算もあります(Question3-14参照)。「過去1年間の緊急往診が10件以上かつ看取りが4件以上」の要件を満たせば同加算1を、「過去1年間の緊急往診が4件以上かつ看取りが2件以上」「がん性疼痛緩和指導管理料の施

図1　往診料と初・再診料の時間外・夜間・深夜・休日加算を算定できる時間帯

(平日)※診療時間を9～17時とした場合

	0時	6時	9時		17時	22時	24時
初・再料	深夜加算	時間外加算		加算なし		時間外加算	深夜加算
往診料	深夜往診加算	夜間・休日往診加算		加算なし		夜間・休日往診加算	深夜往診加算

(休日)

	0時	6時	8時		18時	22時	24時
初・再料	深夜加算		休日加算				深夜加算
往診料	深夜往診加算		夜間・休日往診加算				深夜往診加算

※往診料には時間外の加算はない　　※時間外、夜間、深夜の加算は、医師が患家などに到着した時間で見る

設基準に定める研修を修了した常勤医師の配置」であれば同加算2を算定できます。機能強化型の在支診・在支病向けの加算としては、在宅緩和ケア充実診療所・病院加算があります。①過去1年間の緊急往診が15件以上かつ在宅看取り実績が20件以上、②末期悪性腫瘍等の患者で、オピオイド系鎮痛薬の患者自己注射を実施・指導した実績が過去1年間に2件以上、または過去に5件以上実施した経験のある常勤医師が配置され、適切な方法によりオピオイド系鎮痛薬を投与した実績が過去1年間に10件以上、③がん性疼痛緩和指導管理料の施設基準に定める研修を修了した常勤医師がいる──といった施設基準を満たすと75〜1000点を加算できます。

このPOINTを押さえよう！

＊ 往診料は、患者やその家族などの求めに応じ、医師が往診の必要性を認め、可及的速やかに患家に赴いて診療を行った場合に算定できる。往診に要した交通費は患家から徴収することができる

＊ 往診は1日2回以上、週何回でも実施が可能。ただし、同一患家の患者2人以上を診察したときは、2人目以降は往診料ではなく、初診料・再診料などを算定しなければならない

＊ 緊急往診加算は、医療機関が標榜する診療時間帯でもっぱら診療に従事する時間内に、緊急の求めに応じて急性心筋梗塞や脳血管障害の患者や意識障害の15歳未満の患者などを往診した際に算定できる

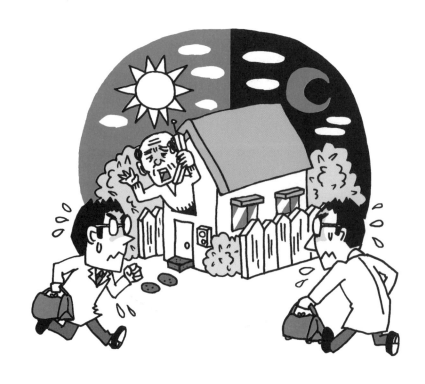

3-5 在総管などの加算には どんなものがあるの？

在総管や施設総管の加算などについて
正しい記述はどれでしょうか？

（複数解答）

❶ 認知症高齢者の日常生活自立度ランクIIb以上の患者
では、包括的支援加算が算定できる

❷ 末期の悪性腫瘍患者については、月4回以上の訪問診
療を行った場合のみ頻回訪問加算を算定できる

❸ 在宅移行早期加算は、退院から半年を経過した患者
については算定できない

❹ 処方箋を交付しない場合の加算（300点）は、同一月
に複数回の訪問診療を行い、一度でも院外処方を行っ
た場合は算定できない

❺ 在宅療養移行加算の算定対象は、診療所の外来を
4回以上受診した後に訪問診療に移行した患者に限ら
れる

Answer
3-5

登場人物 新人看護師 さくらさん　　たんぽぽ先生　　新人事務員 あすなろくん

 在宅時医学総合管理料（在総管）と施設入居時等医学総合管理料（施設総管）は、在宅医療の根幹をなす報酬です（Question2-5 参照）。なので、加算も含めてしっかり理解しておきましょう。

　在総管と施設総管は、月の訪問頻度や患者の状態、提供主体の種類などによりきめ細かく点数が設定されており、診療報酬改定のたびにその体系が見直されてきました。月1回の訪問による医学管理を評価する仕組みもあり、入院等をする機会を極力減らし、できるだけ在宅で患者を診てほしいという国の考えが感じられます。また、介護

の面からも効果的に患者の在宅生活を支えられるようにする手立てが講じられています。例えば末期の悪性腫瘍患者については、主治医が予後や今後想定される病状の変化、変化に合わせて必要になるサービスなどの情報をケアマネジャーに提供することが要件化されています。

　そんな在総管・施設総管にも、特定の取り組みなどを評価した複数の加算が設定されています。包括的支援加算や在宅療養移行加算、頻回訪問加算、在宅移行早期加算などです。

 それぞれどんな取り組みを評価した加算なのでしょうか。やはり、患者の在宅生活への移行や継続を主眼に置いたものなのでしょうか。

 まず包括的支援加算ですが、2018年度診療報酬改定で新設されました。通院が特に

表1　包括的支援加算（在総管・施設総管の加算）

包括的支援加算	150点（月1回）

・厚生労働大臣が定める状態（特掲診療料の施設基準等別表8の3、表2）の患者に訪問診療を行い、在総管・施設総管を算定する場合に加算
・いずれの状態に該当するかをレセプトの摘要欄に記載すること

表2　包括的支援加算における「厚生労働大臣が定める状態」（特掲診療料の施設基準等別表第8の3）

・要介護2以上または障害支援区分2以上
・認知症高齢者の日常生活自立度ランクIIb以上
・週1回以上の訪問看護を受けている
・訪問診療または訪問看護時に注射、喀痰吸引、経管栄養（※1）、鼻腔栄養を受けている
・（特定施設入居者等の場合）医師の指示を受け、施設に配置された看護職員による注射、喀痰吸引、経管栄養（※1）、鼻腔栄養を受けている
・その他、関係機関との調整等のために特別な医学管理を必要とする状態（以下のいずれかに該当）
　・脳性麻痺、先天性心疾患、ネフローゼ症候群など（※2）に該当する状態である15歳未満の患者
　・出生時体重1500g未満の1歳未満の患者
　・「超重症児・準超重症児の判定基準」の判定スコアが10以上の患者
　・医師・医師の指示を受けた看護職員の指導管理に基づき、家族等が注射、喀痰吸引、経管栄養（※1）等の処置（※3）を行っている患者

※1 胃瘻、腸瘻も含まれる
※2 15歳未満で以下に該当する患者が対象となる
・脳性麻痺　　　　　　　　・先天性心疾患
・ネフローゼ症候群　　　　・ダウン症等の染色体異常
・川崎病で冠動脈瘤のあるもの　　　　・脂質代謝障害
・腎炎　　　　　　　　　　・溶血性貧血　　　　・再生不良性貧血
・血友病　　　　　　　　　・血小板減少性紫斑病
・先天性股関節脱臼　　　　・内反足　　　　　　・二分脊椎
・骨系統疾患　　　　　　　・先天性四肢欠損　　・分娩麻痺
・先天性多発関節拘縮症
・小児慢性特定疾病医療支援の対象者
・児童福祉法に規定する障害児

※3 以下に該当する処置が対象となる
・創傷処置　　　　　　　　・爪甲除去
・穿刺排膿後薬液注入　　　・喀痰吸引
・干渉低周波去痰器による喀痰排出　　・ストーマ処置
・皮膚科軟膏処置　　　　　・膀胱洗浄　　　　　・後部尿道洗浄
・留置カテーテル設置　　　・尿道拡張を要する導尿
・介達牽引　　　　　　　　・矯正固定　　　　　・変形機械矯正術
・消炎鎮痛等処置　　　　　・腰部・胸部固定帯固定
・低出力レーザー照射　　　・肛門処置　　　　　・鼻腔栄養

困難だったり、関係機関との連携に特に支援を要する患者などへの対応を評価した報酬です。在総管・施設総管の「月2回以上」または「月1回」の点数を算定する患者が「特掲診療料の施設基準等別表第8の3」に該当する場合に、月1回150点を加算することができます（表1）。

　別表第8の3に規定された患者とは、「要介護2以上または障害支援区分2以上である」「認知症高齢者の日常生活自立度ランクⅡb以上である」「訪問診療または訪問看護時に注射、喀痰吸引、経管栄養、鼻腔栄養を受けている」「特定施設入居者等の場合、医師の指示を受け、施設に配置された看護職員による注射、喀痰吸引、経管栄養、鼻腔栄養を受けている」「週1回以上の訪問看護を受けている」といった人たちです（表2）（問題の選択肢①は正解）。経管栄養には胃瘻や腸瘻も含まれます。同加算を算定する場合は、患者がどの状態に該当するかをレセプトの摘要欄に記載しなければなりません。また、在総管、施設総管の「月2回以上訪問（厚生労働大臣が定める状態［特掲診療料の施設基準等別表第8の2]）」の点数を算定している患者は同加算の対象外になります。

包括的支援加算は在総管のほか、施設総管の対象となっている患者についても算定できるのですか。

はい。患者の居住場所がどこかには関係なく、支援が特に必要な状態を規定した加算なので、有料老人ホームやサービス付き高齢者向け住宅などに住む患者についても算定が可能です。

※ 療養移行加算、外来受診4回以上が対象

一方で在宅療養移行加算は、かかりつけ医が外来から在宅まで継続して患者を診るこ

とを評価した報酬ですよね。

その通りです。在支診以外の一般診療所のみが算定できます。2022年度改定では、継続診療加算から在宅療養移行加算に名称が変わりました。その上で、自院で24時間の往診・連絡体制を整えている診療所だけでなく、市町村や地域医師会が構築する当番医制等に加わり、連携して在宅医療体制を確保した場合も評価対象とし、2段階に組み替えられました。もともと外来で診ていたけれども、通院が難しくなった患者を引き続き訪問診療などで継続して担当する体制を評価したものです（表3）。そのため、24時間連絡・往診体制の整備が必要になるわけです。

　「かかりつけの患者を継続的に診る」という観点から、算定対象となるのは外来を4回以上受診した後に訪問診療に移行した患者に限られています（選択肢⑤は正解）。在宅

表3　**在宅療養移行加算（在総管・施設総管の加算）**

在宅療養移行加算
在宅療養移行加算1　216点（月1回） 在宅療養移行加算2　116点（月1回）
【算定要件】 ・診療所の外来を4回以上受診した後に訪問診療に移行した患者に対し、以下の全ての要件を満たして訪問診療を実施した場合に算定する 【在宅療養移行加算1の要件】 ①診療所単独または連携する他の医療機関の協力により、24時間の連絡・往診体制を有すること ②訪問看護が必要な患者に対し、当該診療所または連携する他の医療機関、訪問看護ステーションが訪問看護を提供する体制を確保すること ③当該診療所または連携する他の医療機関の担当者の氏名、連絡先、緊急時の注意事項などを患者または家族に文書により提供、説明すること 【在宅療養移行加算2の要件】 ①往診体制に加え、診療所単独または連携する他の医療機関が24時間の連絡体制を有すること ②訪問看護が必要な患者に対し、当該診療所または連携する他の医療機関、訪問看護ステーションが訪問看護を提供する体制を確保すること ③当該診療所または連携する他の医療機関の連絡先、緊急時の注意事項などを患者または家族に文書により提供、説明すること

療養移行加算1については、（1）診療所単独または連携する他の医療機関の協力により、24時間の連絡・往診体制を有する、（2）訪問看護が必要な患者に対して、当該診療所または連携する他の医療機関、訪問看護ステーションが訪問看護を提供する体制を確保している、（3）当該診療所または連携する他の医療機関の担当者の氏名、連絡先、緊急時の注意事項などを文書により提供、説明する――を全て満たす必要があります。このうち（1）（2）に関しては、地域医師会などの協力を得て体制を確保することも可能です。

同加算2については、往診体制と24時間の連絡体制や訪問看護の提供体制などに関する要件を満たした場合に算定することができます。地域医師会などの協力により往診体制や24時間の連絡体制を構築する形も認められます。同加算1・2共に、加算を算定して訪問診療・医学管理を実施する月のみ、これらの体制を確保すればよいとされています。

 このほか、頻回訪問加算と在宅移行早期加算はどのような加算なのでしょうか。

 頻回訪問加算（600点、月1回）は、特別な管理を必要とする患者に月4回以上の往診または訪問診療を行った場合を評価したものです（選択肢②は誤り）。対象となるのは「特掲診療料の施設基準等別表第3の1の3」に規定された、末期の悪性腫瘍や高度な指導管理が必要な患者などで、要件を満たせば毎月算定できます。

一方で在宅移行早期加算（100点、月1回）は、入院患者が退院して在宅医療に移行後、在総管または施設総管を算定した月から起算して3カ月以内の期間に算定が可能です。退院後に高齢者住宅などに入居した場合でも、施設総管を算定していれば同加算の算定は認められます。退院から1年を経過した患者でも、再度入院して在宅移行した場合には新たに同加算の算定が可能です。ただし、退院から1年を経過した患者については算定できません（選択肢③は誤り）。

このほか、処方箋を交付しない場合は在総管・施設総管に300点を加算できます。ただ、同一月に複数回の訪問診療を行い、一度でも院外処方を行った場合は算定不可になるので気をつけましょう（選択肢④は正解）。

このPOINTを押さえよう！

* 包括的支援加算は、「要介護2以上または障害支援区分2以上」「認知症高齢者の日常生活自立度ランクIIb以上」などの患者が対象。患者がどの状態に該当するかをレセプトの摘要欄に記載する必要がある
* 在宅療養移行加算の対象は、外来を4回以上受診した後に訪問診療に移行した患者。同加算2は往診体制や24時間の連絡体制について、地域医師会などの協力を得て確保する形でも算定できる
* 頻回訪問加算は、特別な管理を必要とする患者に月4回以上の往診または訪問診療を行った場合を評価したもの。在宅移行早期加算は、退院から1年を経過した患者については算定できない

3-6 在総管・施設総管には どんな費用が含まれている？

在宅時医学総合管理料（在総管）・
施設入居時等医学総合管理料
（施設総管）に含まれる費用について
正しい記述はどれでしょうか？ （複数解答）

❶ 特定疾患療養管理料などの医学管理料は包括され、併算定できない

❷ おむつ代、尿とりパッド代などは、患者から実費を徴収できる

❸ 在宅寝たきり患者処置指導管理料は、在総管・施設総管に包括される

❹ 喀痰吸引や鼻腔栄養の処置料は、在総管・施設総管を算定していても併算定できる

❺ 特定保険医療材料は全て在総管・施設総管に包括され、併算定できない

Answer

3-6 ①②③

登場人物 新人看護師 さくらさん　 たんぽぽ先生　 新人事務員 あすなろくん

 Question2-5と3-5で、在宅報酬のベースとなる在総管と施設総管の対象となる患者や報酬体系などについて解説しました。これら管理料には、様々な費用が含まれています。今回は、この点について説明したいと思います。

 こちらも細かくルールが決まっていそうですね。実際に、どのような費用が含まれるのですか。

 まず、包括されている医学管理料や在宅療養指導管理料としては、特定疾患療養管理料や小児科療養指導料、難病外来指導管理料、皮膚科特定疾患指導管理料、小児悪性腫瘍患者指導管理料、生活習慣病管理料などがあります（表1）（問題の選択肢①は正解）。例えば、小児特定疾患カウンセリング料やてんかん指導料、糖尿病透析予防指導管理料などは2016年度診療報酬改定で

追加されたものです。このほか、在宅寝たきり患者処置指導管理料や衛生材料等提供加算も包括されます（選択肢③は正解）。

 そのほか、投薬や処置の費用はどうなっているのでしょうか。全て包括されることになってしまうのですか。

 投薬費用は、処方箋料や外来受診時の投薬費用も含めて在総管・施設総管に包括され、別に報酬を請求できません。処置については、創傷処置や爪甲除去、ストーマ処置、留置カテーテルの設置、喀痰吸引、鼻腔栄養など、19の処置に関する費用が含まれ、報酬を別途請求することはできません（表1、選択肢④は誤り）。

※「療養の給付」が判断のポイント

 在宅医療の処置で必要な物品については、別個に報酬請求できる特定保険医療材料

表1　在総管・施設総管に包括される報酬項目

●医学管理等	●投薬	・留置カテーテル設置
・特定疾患療養管理料	・投薬費用（処方箋料、外来受診時の	・導尿
・小児特定疾患カウンセリング料	投薬費用含む）	・介達牽引
・小児科療養指導料		・矯正固定
・てんかん指導料	●処置	・変形機械矯正術
・難病外来指導管理料	・創傷処置	・消炎鎮痛等処置
・皮膚科特定疾患指導管理料	・爪甲除去	・腰部または胸部固定帯固定
・小児悪性腫瘍患者指導管理料	・穿刺排膿後薬液注入	・低出力レーザー照射
・糖尿病透析予防指導管理料	・喀痰吸引	・肛門処置
・生活習慣病管理料	・干渉低周波去痰器による喀痰排出	・鼻腔栄養
	・ストーマ処置	
●在宅医療	・皮膚科軟膏処置	●情報通信機器を用いた場合の再診料
・衛生材料等提供加算	・膀胱洗浄	
・在宅寝たきり患者処置指導管理料	・後部尿道洗浄	

（Question3-7参照）など以外は基本的に在総管などの診療報酬に含まれる扱いとなっています（選択肢⑤は誤り）。ですので、患者からは実費を徴収することはできません。

厚生労働省は過去に出した通知で、「保険（医療）給付と重複する物品やサービス、つまり治療（看護）行為やそれに密接に関連した物品やサービスの費用は患者から徴収することは認められない」旨を示しました（1992年4月8日、老健第79号）。これを踏まえると、治療や処置をするのに必要なものと不要なものを区別した上で、必要なものは医療機関が費用を負担しなければならないということになります。医師が「不必要・過剰」と判断したけれども、患者が要望したものについては、患者に業者から直接購入してもらうのが望ましいと考えられます。

「必要なものと不要なものを区別する」というのは理解できるのですが、治療や看護の行為に関係のあるものとないものの線引きが難しそうです。その辺りはどうなんでしょうか。

これについても厚労省は通知を出し、具体例を挙げています（表2）。例えば、おむつ代や尿とりパッド代、在宅医療にかかる交通費、画像・動画情報の提供にかかる費用、公的な手続きなどの代行にかかる費用などは、患者から徴収できるとしています（選択肢②は正解）。一方で、「療養の給付と直接関係ないサービス等とはいえないもの」として、在宅療養者の電話診療や医療相談、衛生材料代（ガーゼ代、絆創膏代など）、おむつ交換や吸引などの処置時に使う手袋代、骨折や捻挫などの際に使用するサポーターや三角巾などを例示（表3）しており、これらは患者から実費を徴収することはで

きず、医療機関の費用負担で提供しなければいけません。

意外と多くのものが包括されているのですね。一方でここまで説明していただいたこ

表2　療養の給付と直接関係ないサービス等（在宅医療における主なもの）

- おむつ代、尿とりパッド代
- 証明書代
- カルテの開示手数料
- 在宅医療にかかる交通費
- 薬剤の容器代
- インフルエンザなどの予防接種費用
- 薬局の患家などへの医薬品の持参料、郵送代
- 他院から借りたフィルムの返却時の郵送代
- 画像・動画情報の提供にかかる費用
- 公的な手続きなどの代行にかかる費用
- 診察を行う際の情報通信機器の運用に要する費用

表3　療養の給付と直接関係ないサービス等とはいえないもの（在宅医療における主なもの）

- 在宅療養者の電話診療、医療相談
- 衛生材料代（ガーゼ代、絆創膏代など）
- おむつ交換や吸引などの処置時に使用する手袋代
- ウロバッグ代
- 骨折や捻挫などの際に使用するサポーターや三角巾
- 医療機関が提供する在宅医療で使用する衛生材料等
- 食事時のとろみ剤やフレーバーの費用
- 保険適用となっていない治療方法（先進医療を除く）

図1　衛生材料等の支給と費用負担

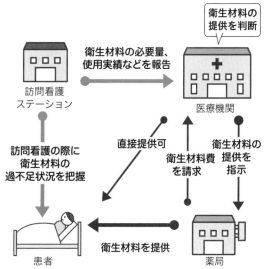

とと異なる話になりますが、衛生材料など については、患者への十分な量の提供を目 的とした仕組みが整備されていますね。

 主治医と訪問看護ステーション、薬局が連 携し、必要な衛生材料等を提供できる形が 整備されています（115ページ図1）。まず、 訪問看護ステーションが必要な衛生材料の 量や使用実績を訪問看護計画書に記して主 治医に提出します。主治医は衛生材料の必 要量を判断し、従来通り直接患者に提供す

るか、「衛生材料を供給できる体制を有す る」薬局（患者に在宅患者訪問薬剤管理指 導を行い、地域支援体制加算または在宅患 者調剤加算を算定している薬局）に依頼し て提供してもらいます。

　さらに、訪問看護の指示を出した医療機 関が十分な量の衛生材料や保険医療材料を 在宅患者に提供できるよう、訪問看護指示 料に衛生材料等提供加算という点数が設定 されています。ただ、同加算は在総管など と併算定できない点に注意しましょう。

このPOINTを押さえよう！

＊ 在総管と施設総管には、特定疾患療養管理料や小児科療養指導料、難病 外来指導管理料などの医学管理料等のほか、在宅寝たきり患者処置指導 管理料や衛生材料等提供加算なども包括される

＊ 投薬費用は、処方箋料や外来受診時の投薬費用も含めて在総管・施設総 管に包括され、別に報酬を請求できない。創傷処置や留置カテーテルの設 置などの19の処置料も包括される

＊ 在宅医療の処置で必要な物品費は、一部の特定保険医療材料など以外は 基本的に包括される。おむつ代や尿とりパッド代など、医師が治療や処置 に不要と判断したものは患者から徴収できる

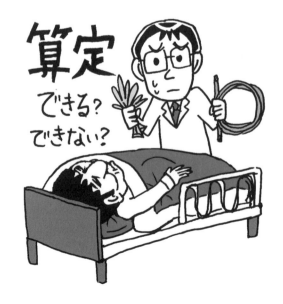

3-7 在宅で使用できる注射薬や特定保険医療材料とは？

在宅で使用できる注射薬や
特定保険医療材料について
正しい記述はどれでしょうか？

（複数解答）

❶ 医師が看護師や准看護師に点滴注射を指示し、在宅患者訪問点滴注射管理指導料を算定する場合、注射薬は在宅医療の部の薬剤に限られる

❷ 在宅医療の部に規定された注射薬であれば、訪問看護で行った静脈内注射でも薬剤料は算定できるが、医師の診療日には算定できない

❸ 在宅経管栄養法用栄養管セット加算を算定しても、在宅寝たきり患者処置用栄養用ディスポーザブルカテーテルの費用は算定できる

❹ 在宅医療で使用できる材料として規定されていない特定保険医療材料については、レセプトの「⑭在宅」欄では算定できない

❺ いずれかの在宅療養指導管理料を算定し、皮下組織に至る褥瘡を有する患者は、皮膚欠損用創傷被覆材と非固着性シリコンガーゼをレセプト「⑭在宅」欄の薬剤の項で算定できる

Answer
3-7 ② ④ ⑤

登場人物 新人看護師 さくらさん たんぽぽ先生 新人事務員 あすなろくん

 在宅で使用できる注射薬は、具体的に定められているんですよね？

 医師が診療で使用する注射薬には制限がありませんが、訪問看護で使うものも含めて患者が在宅で使用する注射薬は医科診療報酬点数表の第2章第2部「在宅医療」の第3節「薬剤料」で、「厚生労働大臣の定める注射薬」として投薬可能な薬剤が定められています（2022年5月時点で100種類）。これらの薬剤の中で患者が自己注射できる注射薬（2022年5月時点で55種類）が決められていて、在宅自己注射指導管理料の対象薬剤となっています（図1）。

在宅医療の部に規定された注射薬であれば、訪問看護で行った静脈内注射でも薬剤料は算定が可能ですが、医師の診療日には算定できません（問題の選択肢②は正解）。一方で、医師が看護師や准看護師に点滴注射を指示し、在宅患者訪問点滴注射管理指導料を算定する場合には、注射薬は在宅医療の部の薬剤に限らず種類に制限はありません（選択肢①は誤り）。

 一方で、特定保険医療材料はどうなっているのでしょうか。

 材料価格が定められ、処置料などとは別に保険請求できる特定保険医療材料（図2）は、在宅医療用（表1）とそれ以外に分かれます。また、医師が出す処方箋に基づき、薬局が患家に給付できる特定保険医療材料は14種類あります（表2）。

 在宅医療用の特定保険医療材料に該当するかどうかで算定ルールが違うんですか。

 その通り。在宅医療で使用する材料として規定され、処方箋に基づき薬局が給付できる特定保険医療材料については、医療機関が患者に給付した上で、レセプトの「⑭在宅」または「㊵処置」欄の薬剤の項で算定するか、処方箋を交付して薬局から給付してもらいます。ただし、在宅時医学総合管理料（在総管）や施設入居時等医学総合管理料（施設総管）、在宅寝たきり患者処置指導管理料には多くの処置料が包括されてお

図1　在宅で使用できる注射薬の範囲

保険診療で使用できる注射薬
→医師が診療で使用する注射薬、訪問看護で点滴注射で使用する注射薬
（在宅患者訪問点滴注射管理指導料を算定する場合）については制限なし

患者が在宅で使用できる注射薬…100種類
→医科診療報酬点数表の「在宅医療」の部に規定

患者が自己注射できる注射薬…55種類
→特掲診療料の施設基準等別表第9に規定

り、併算定できません。そのため、在総管などを算定する患者の場合は、「⑭在宅」欄の薬剤の項で算定するか、処方箋を交付して薬局から給付してもらいます。在宅医療用の材料に規定され、薬局が給付できる特定保険医療材料の在宅寝たきり患者処置用気管切開後留置用チューブ、在宅寝たきり患

者処置用膀胱留置用ディスポーザブルカテーテルなどは、このルールに沿って費用を算定することになります。一方、在宅医療用の材料に規定されていない腎瘻用カテーテルなどは「⑭在宅」欄では算定できません（選択肢④は正解）。

特定保険医療材料の費用が在宅療養指導

図2　特定保険医療材料の範囲

特定保険医療材料（材料価格が定められた医療材料のこと）

医療者が使用する その他の材料	患者に支給する 在宅薬剤の材料	医療者が使用する 画像診断の材料
処置、検査、画像診断、投薬、注射、手術、麻酔などに用いる材料	膀胱留置用カテーテル、創傷被覆材など在宅での処置に使用する材料	フィルム
レセプトの「⑩処置」 「⑩手術・麻酔」などに該当する欄の薬剤の項で算定	**レセプトの「⑭在宅」** 欄の薬剤の項で算定	**レセプトの「⑩画像診断」** 欄の薬剤の項で算定

濃い青色枠の材料：医師が往診または訪問診療時に行った処置はレセプトの「⑩処置」、「⑭在宅」の欄で算定可（在宅時医学総合管理料（在総管）・施設入居時等医学総合管理料（施設総管）、在宅療養指導管理料に包括される処置は⑩で算定不可）

薄い青色枠の材料：看護師等が医師の指示で行った場合に算定（ただし医師の診療日以外の日に行った場合）。患者や家族に支給した場合も算定可能（在総管・施設総管、在宅療養指導管理料を算定しても算定可。ただし在宅療養指導管理材料加算に含まれる場合を除く）

表1　在宅医療で使用する材料として規定されている特定保険医療材料（2022年5月時点）

- 腹膜透析液交換セット
- 在宅中心静脈栄養用輸液セット
- 在宅寝たきり患者処置用気管切開後留置用チューブ
- 在宅寝たきり患者処置用膀胱留置用ディスポーザブルカテーテル
- 在宅寝たきり患者処置用栄養用ディスポーザブルカテーテル
- 在宅血液透析用特定保険医療材料（回路を含む）
- 携帯型ディスポーザブル注入ポンプ
- 皮膚欠損用創傷被覆材
- 非固着性シリコンガーゼ
- 水循環回路セット
- 膀胱瘻用カテーテル
- 交換用胃瘻カテーテル
- 局所陰圧閉鎖処置用材料
- 陰圧創傷治療用カートリッジ
- 人工鼻材料

表2　医師の交付する処方箋に基づき薬局が給付できる特定保険医療材料

- インスリン製剤等注射用ディスポーザブル注射器
- ホルモン製剤等注射用ディスポーザブル注射器
- 腹膜透析液交換セット
- 在宅中心静脈栄養用輸液セット
- 在宅寝たきり患者処置用栄養用ディスポーザブルカテーテル
- 万年筆型注入器用注射針
- 携帯型ディスポーザブル注入ポンプ
- 在宅寝たきり患者処置用気管切開後留置用チューブ
- 在宅寝たきり患者処置用膀胱留置用ディスポーザブルカテーテル
- 在宅血液透析用特定保険医療材料（回路を含む）
- 皮膚欠損用創傷被覆材
- 非固着性シリコンガーゼ
- 水循環回路セット
- 人工鼻材料

※**青字**は在宅医療で使用する材料として規定されている特定保険医療材料

管理材料加算に含まれる場合も、材料にかかる費用は算定不可です。例えば、在宅経管栄養法用栄養管セット加算を算定する場合、在宅寝たきり患者処置用栄養用ディスポーザブルカテーテルの費用は算定できません（選択肢③は誤り）。

✳ 褥瘡の深度で違う被覆材の算定

 特定保険医療材料の皮膚欠損用創傷被覆材と非固着性シリコンガーゼはどうすればよいのでしょうか。

 在宅難治性皮膚疾患処置指導管理料の算定の有無や、在宅療養指導管理料を算定している患者の褥瘡の度合いによって算定ルールが違います。「⑭在宅」欄の薬剤の項で算定できるのは、①いずれかの在宅療養指導管理料を算定し、皮下組織に至る褥瘡（DESIGN-R分類D3、D4、D5相当の褥瘡で、筋肉、骨等に至る褥瘡を含む）を有する患者、②在宅難治性皮膚疾患処置指導管理料を算定する患者──に使用した場合に限られます（選択肢⑤は正解）。患者が①②のいずれかに該当する場合は、「⑭在宅」または「⑩処置」欄の薬剤の項で算定するか、処方箋を交付

して薬局から給付してもらいます。

①②の両方に該当せず、皮下組織に至る褥瘡を有する場合は、処置料の重度褥瘡処置を算定できます。この場合、材料の費用は「⑩処置」欄の薬剤の項で算定します。重度褥瘡処置は在総管・施設総管や在宅寝たきり患者処置指導管理料に包括されないため、これらを算定する患者でも算定可能です。ただし、重度褥瘡処置は初回の処置から2カ月までしか算定できません。それ以降は、在総管などを算定しない場合であれば創傷処置を算定し、材料の費用は重度褥瘡処置と同様、「⑩処置」欄の薬剤の項で算定することになります。

 「⑭在宅」欄の薬剤の項で皮膚欠損用創傷被覆材、非固着性シリコンガーゼの費用を算定する場合、算定期間の制限はあるのでしょうか。

 在宅難治性皮膚疾患処置指導管理料を算定する患者以外は原則3週間が限度となるんだ。3週間を超える場合は、診療報酬明細書に詳細な理由を記載することが求められます。

このPOINTを押さえよう！

✳ 在宅で使用できる注射薬は、医師が使う注射薬には制限はないが、訪問看護時も含めて患者が在宅で使用する注射薬には規定があり、そのうち患者が自己注射できる注射薬も決まっている

✳ 特定保険医療材料は、在宅医療用とそれ以外に分かれる。在宅医療用で処方箋に基づき薬局が給付できるものは、レセプトの「⑭在宅」または「⑩処置」欄の薬剤の項で算定するか、薬局から給付してもらう

✳ 皮膚欠損用創傷被覆材と非固着性シリコンガーゼは、在宅難治性皮膚疾患処置指導管理料の算定の有無や、在宅療養指導管理料を算定している患者の褥瘡の度合いによって算定ルールが異なる

3-8 在宅がん医療総合診療料で どんな在宅医療が可能になる？

在宅がん医療総合診療料について 正しい記述はどれでしょうか？

（複数解答）

❶ 在宅時医学総合管理料との併算定は可能だが、在宅療養指導管理料・材料加算などの費用は包括され、別に算定できない

❷ 特定施設や特別養護老人ホームなどの看護職員の配置が義務付けられている施設や、医師の配置が義務付けられている介護老人保健施設などでは算定できない

❸ 定期的に訪問診療および訪問看護を実施でき、症状急変などで患者などから求めがあった場合に常時対応できる体制の確保が求められる

❹ 連携する訪問看護ステーションの訪問回数も、訪問看護の回数としてカウントできる

❺ 訪問看護指示料については、在宅がん医療総合診療料の算定開始後は、出来高請求する週であっても算定できない

登場人物 新人看護師 さくらさん たんぽぽ先生 新人事務員 あすなろくん

 在宅がん医療総合診療料は、居宅で療養する通院困難な末期の悪性腫瘍患者を対象とし、訪問診療と訪問看護の費用を包括した診療報酬です（表1、表2）。ただし、特定施設や特別養護老人ホームなど看護職員の配置が義務付けられている施設や、医師の配置が必要な介護老人保健施設などに入所・入居している患者については算定できません（問題の選択肢②は正解）。算定できるのも、機能強化型を含んだ在宅療養支援診療所（在支診）と在宅療養支援病院（在支病）に限られます。

 算定要件についてはどうなっているのでしょうか。

 訪問診療や訪問看護をした合計日数が週4日以上で、それぞれ週1回以上実施することが必要です。また、両サービスを同一日に行った場合は1日と数えます。暦週（日曜から土曜）の1週間単位で算定し、要件を

満たせば訪問しなかった日の分（計7日分）も算定できるんだ。言葉だけではよく分からないと思うので、算定可否の例を示した図1を参考にしてください。

報酬額に関しては、機能強化型在支診・在支病、一般の在支診・在支病などで異なり、院外・院内処方でも点数に差があります。また、2022年度診療報酬改定では小児加算（1000点、週1回）が新設され、15歳未満（小児慢性特定疾病医療支援の対象の場合は20歳未満）の者に総合的な医療を提供した場合に算定できるようになりました。

サービスを実施するに当たっては、定期的に訪問診療や訪問看護を実施でき、症状急変時などに患者から求めがあったら常時対応できる体制の確保が必要です（選択肢③は正解）。また、主治医はケアマネジャーと連携することが求められます。患者の予後や今後想定される病状の変化などを共有

表1　在宅がん医療総合診療料
（点数は1日当たり。1週間単位で算定）

1　機能強化型在支診・在支病
**　（病床を有する場合）**

イ	院外処方箋を交付する場合	1800点
ロ	院外処方箋を交付しない場合	2000点

2　機能強化型在支診・在支病
**　（病床を有しない場合）**

イ	院外処方箋を交付する場合	1650点
ロ	院外処方箋を交付しない場合	1850点

3　在支診・在支病

イ	院外処方箋を交付する場合	1495点
ロ	院外処方箋を交付しない場合	1685点

表2　在宅がん医療総合診療料の施設基準

厚生労働省告示による基準
(1) 在宅がん医療を提供するための必要な体制が整備されている
(2) 緊急時の入院体制が整備されている

厚生労働省通知による基準
(1) 在支診または在支病にかかる施設基準の届け出を行っている
(2) 居宅において療養を行っている末期の悪性腫瘍患者であって通院が困難なものに対して、計画的な医学管理の下に総合的な医療を提供できる
(3) 患者に対し、定期的に訪問診療および訪問看護を実施できる体制がある
(4) 患者の症状急変などにより、患者などから求めがあった場合に、常時対応できる体制がある
(5) 上記(3)における訪問看護および(4)については、当該医療機関と連携を有する医療機関または訪問看護ステーションと共同して、これに当たっても差し支えないものとする

することで、必要な介護サービスなどを的確に提供する狙いがあります。

 主治医が在籍する医療機関とは異なる法人の訪問看護ステーションと連携して訪問看護を提供することも可能なのでしょうか。その場合、訪問回数や診療報酬の請求はどうなるんですか。

 他法人の訪問看護ステーションとの連携によるサービス提供は可能です。その際は、訪問看護ステーションの訪問回数も、訪問看護の回数としてカウントします（選択肢④は正解）。ただし、訪問看護にかかる費用は別に保険請求することはできません。そのため、在宅がん医療総合診療料を算定した医療機関が訪問看護ステーションとの事前の合議に基づいて、訪問看護に要した費用を支払う必要があるんだよ。また、同診療料の算定を開始した月は在宅時医学総合管理料を、算定開始後は在宅療養指導管理料、在宅療養指導管理材料加算など診療に関連する費用も併算定することができないので注意しよう（選択肢①は誤り）。一方で訪問看護指示料については、同診療料の算定開始後であっても出来高請求する週であれば算定できます（選択肢⑤は誤り）。

✳ 出来高算定より減収となる例も

 併算定に関しては、かなり厳しい規定があるのですね。

 そうですね。ただ、全てのほかの報酬と併算定できないわけではなく、例えば週3日以上の訪問診療を提供した上で、訪問診療をしない日に患家の求めに応じて緊急往診をした際の往診料（週2回まで）は併算定できます。このほか、在宅ターミナルケア加算や看取り加算なども併算定可能です。在宅での看取り機能を充実させた機能強化型在支診・在支病を対象とした在宅緩和ケア充実診療所・病院加算や、在支診・在支病向けの在宅療養実績加算（Question3-14参照）も設けられています。

 他方で、訪問診療と訪問看護の費用を包括した「丸め」の点数なので、出来高で算定した場合より収入が減るケースもあるわけですよね？

 その通りです。同診療料を算定すると、頻回の訪問をしても酸素濃縮器加算などが算定できなくなるので、出来高でサービスを提供するより減収になる例もあります。一

図1　在宅がん医療総合診療料の算定可否の例

	日	月	火	水	木	金	土	医師と看護師の合計訪問回数・日数		算 定
ケース①	―	○	―	―	○	○	☆	計4回	週4日	可
ケース②	―	☆	☆	―	☆	―	☆	計4回	週4日	否
ケース③	―	☆	―	○	―	○	―	計5回	週3日	否
				○		○				

ケース①　例えば在支診の場合、1日1495点（院外処方の在支診の場合）を7日分、算定可
ケース②　医師だけの訪問では要件を満たせず算定不可。週1回以上訪問看護が必要
ケース③　同一日に複数回訪問した場合でも1日分として計算するため、週4日以上の要件を満たせず算定不可
☆ 医師の訪問　○ 看護師の訪問　― 訪問なし

方で、開設者が同一など特別な関係にある医療機関と訪問看護ステーションが同一日に訪問診療と訪問看護をした場合、本来は一部例外を除いて各報酬を同日算定できませんが、在宅がん医療総合診療料では同じ日に両方のサービスを提供できるメリットがあります。患者には、訪問診療や訪問看護をどれだけ利用しても負担がほぼ変わらない利点があります。同診療料を算定するか、出来高で算定するかはケース・バイ・ケースで判断して、最適なサービスの提供につなげたいところです。

このPOINTを押さえよう！

* 在宅がん医療総合診療料は、居宅で療養する通院困難な末期の悪性腫瘍患者を対象とし、訪問診療と訪問看護の費用を包括した診療報酬。（機能強化型）在支診・在支病が算定対象となる
* 訪問診療や訪問看護をした合計日数が週4日以上で、それぞれ週1回以上実施することが必要。両サービスを同一日に行った場合は1日と数え、暦週の1週間単位で計7日分を算定できる
* 在宅がん医療総合診療料の算定を開始した月は在宅時医学総合管理料を、算定開始後は在宅療養指導管理料、在宅療養指導管理材料加算など診療に関連する費用も併算定することはできない

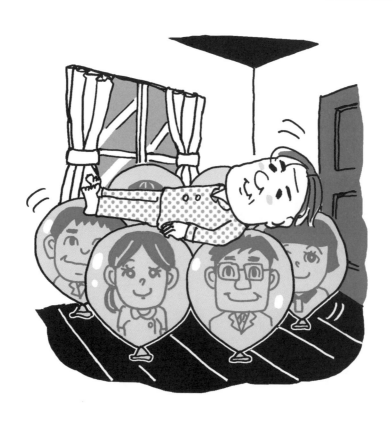

3-9 機能強化型の在支診・在支病にはどんな要件がある？

> **（機能強化型）在宅療養支援診療所（在支診）・在宅療養支援病院（在支病）について正しい記述はどれでしょうか？**
>
> （複数解答）

❶ 在支診・在支病が年に1回、地方厚生支局長に報告するのは在宅看取り数のみでよい

❷ 機能強化型在支診・在支病では、在宅医療を担当する常勤医3人以上の配置が要件となっている

❸ 連携型の機能強化型在支診・在支病では、連携医療機関の間で月1回以上の定期的なカンファレンスを行うことが要件となっている

❹ 病院が在宅支援連携体制に参加する場合は許可病床200床（厚生労働大臣が定める医療資源の少ない地域にある場合は280床）未満の病院に限られる

❺ 無床診療所が機能強化型（連携型）を届け出る場合、在宅支援連携体制を構築するグループ内に病床を有する医療機関があっても、「病床を有する場合」の点数を算定できない

Answer
3-9

登場人物 新人看護師 さくらさん　　たんぽぽ先生　　新人事務員 あすなろくん

 在支診は2006年、在支病は2008年に創設されたんですよね。

 在支診とは、24時間連絡窓口を設け、ほかの医療機関や薬局などと連携し、往診・訪問診療の24時間体制を構築した診療所です。施設基準は、（1）診療所、（2）24時間連絡を受ける医師や看護職員を指定して連絡先を患家に提供、（3）24時間往診、訪問看護ができる体制、（4）緊急入院受け入れ体制（他医療機関と連携可）──などです。

 一方で、在支病の施設基準などはどうなっているのでしょうか。

 施設基準は在支診とほぼ同じです。ただし、200床未満の病院または半径4km以内に診療所がない地域の200床以上の病院に限られます。また2020年度診療報酬改定では、医療資源の少ない地域においては許可病床280床未満の病院でも届け出ることが可能になりました（表1）。このほか同改定では、在支病で往診を担当する医師は緊急時の連絡体制等を確保していれば、病院内に待機していなくてもよいことが明確にされました。

　さらに2022年度改定では在支診・在支病において、厚生労働省「人生の最終段階における医療・ケアの決定プロセスに関するガイドライン」等の内容を踏まえた、患者の適切な意思決定支援に関する指針の作成が要件化されました。なお在支診・在支病では年に1回、在宅看取り数や地域ケア会議への出席状況等を地方厚生支局長に報

図1　**機能強化型在支診・在支病の連携パターンの例**

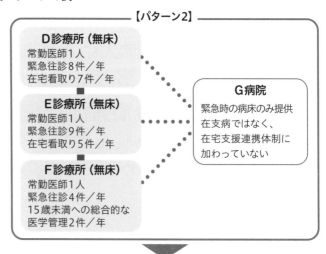

【パターン1】

A診療所（有床）
常勤医師1人
緊急往診4件／年
在宅看取り2件／年

B診療所（無床）
常勤医師1人
緊急往診6件／年
在宅看取り3件／年

C診療所（無床）
常勤医師1人
緊急往診5件／年
15歳未満への総合的な医学管理4件／年

A・B・C診療所とも**病床を有する場合**の機能強化型在支診の点数を算定

【パターン2】

D診療所（無床）
常勤医師1人
緊急往診8件／年
在宅看取り7件／年

E診療所（無床）
常勤医師1人
緊急往診9件／年
在宅看取り5件／年

F診療所（無床）
常勤医師1人
緊急往診4件／年
15歳未満への総合的な医学管理2件／年

G病院
緊急時の病床のみ提供
在支病ではなく、在宅支援連携体制に加わっていない

D・E・F診療所とも**病床を有しない場合**の機能強化型在支診の点数を算定

告することも求められます（問題の選択肢①は誤り）。

連携型でも各医療機関に要件

 2012年度改定で創設されたのが、「機能強化型」の在支診・在支病です。「単独型」と「連携型」があり、単独型の在支診は過去1年で(1)緊急往診が10件以上、(2)看取りが4件以上または「15歳未満の超・準超重症児への総合的な医学管理」の実績が4件以上──を満たす必要があります。一方で単独型の在支病については、2022年度改定で後方病床の充実を図る観点から緊急往診の施設基準について、(A)緊急往診

が10件以上、(B)在支診からの要請で患者を受け入れる病床の確保と緊急受け入れ実績31件以上（直近1年間）、(C)地域包括ケア病棟入院料・入院医療管理料1または3の届け出──のいずれかを満たせばよいとされました。

連携型では、各医療機関が過去1年で(a)緊急往診が4件以上、(b)看取りが2件以上または「15歳未満の超・準超重症児への総合的な医学管理」が2件以上──の要件をクリアすることが必要です（図1）。また病院が連携に参加する場合は、緊急往診実績については上記の単独型と同じ要件を満たせばよいとされました。看取り実績に

表1　在宅療養支援診療所・在宅療養支援病院の施設基準

	機能強化型在宅療養支援診療所・在宅療養支援病院				在支診・在支病
	単独型		連携型		
	診療所	病院	診療所	病院	
在宅療養支援診療所・在宅療養支援病院の基準	(1) 24時間連絡を受ける体制の確保 (2) 24時間の往診体制 (3) 24時間の訪問看護体制 (4) 緊急時の入院体制		(5) 連携する医療機関等への情報提供 (6) 年に1回の看取り数等の報告 (7) 適切な意思決定支援に係る指針の作成（※1）		
在宅療養支援病院の基準	(1) 許可病床200床未満（※2）または当該病院を中心とした半径4km以内に診療所が存在しない (2) 往診を担当する医師は当直体制を担う医師と別であること				
機能強化型在宅療養支援診療所・在宅療養支援病院の基準	在宅医療を担当する常勤医が3人以上		在宅医療を担当する常勤医、連携内で3人以上		
機能強化型在宅療養支援診療所・在宅療養支援病院の算定要件	過去1年の緊急往診の実績が10件以上	いずれか1つを満たす ・過去1年間の緊急往診の実績が10件以上 ・在宅療養支援診療所からの要請により、患者の受け入れを行う病床を常に確保していることおよび患者の緊急受け入れを行った実績が直近1年間で31件以上 ・地域包括ケア病棟入院料・入院医療管理料1または3の届け出	過去1年の緊急往診の実績が連携内で10件以上、各医療機関で4件以上	いずれか1つを満たす ・過去1年間の緊急往診実績が連携内で10件以上、各医療機関で4件以上 ・在宅療養支援診療所等からの要請により、患者の受け入れを行う病床を常に確保していることおよび患者の緊急受け入れの実績が直近1年間で31件以上 ・地域包括ケア病棟入院料・入院医療管理料1または3の届け出	
	過去1年間の看取りの実績または超・準超重症児の医学管理の実績のいずれか4件以上		過去1年間の看取りの実績が連携内で4件以上かつ各医療機関の看取りの実績または超・準超重症児の医学管理の実績のいずれか2件以上		
	市町村が実施する在宅医療・介護連携推進事業等において在宅療養支援診療所以外の診療所等との連携や地域で24時間体制での在宅医療提供に係る積極的役割を担うことが望ましい				

※1　厚生労働省「人生の最終段階における医療・ケアの決定プロセスに関するガイドライン」等の内容を踏まえて作成する。2022年9月30日までの経過措置あり
※2　医療資源の少ない地域に所在する保険医療機関では280床未満

第3章

は、あらかじめ聴取した患者や家族の意向に基づき自院または連携医療機関に入院し、7日以内に死亡した場合も加えられます。なお、連携体制に参加できる病院は、許可病床200床（医療資源の少ない地域にある場合は280床）未満に限られます（選択肢④は正解）。

このほか、単独型では常勤医が3人以上必要です。連携型では、連携医療機関全体で常勤医を計3人以上、月1回以上のカンファレンス実施、連携医療機関数は10施設未満、緊急時連絡先の一元化——などが求められます（選択肢②と③は正解）。2022年度改定では機能強化型在支診・在支病全体の施設基準として、「在支診以外の診療所等との連携や地域で24時間体制での在宅医療提供に係る積極的役割を担うことが望ましい」ことが盛り込まれました。

機能強化型の要件を満たせば往診料の加算などについて、より高い診療報酬が算定可能です。自院が無床診療所でも連携先に病床があれば、「病床を有する」機能強化型の報酬を算定することができます（選択肢⑤は誤り）。

このPOINTを押さえよう！

* 在支診・在支病は、24時間連絡窓口を整え、ほかの医療機関や薬局などと連携し、往診・訪問診療の24時間体制を構築した診療所・病院。終末期患者の適切な意思決定支援の指針作成も必須になる
* 機能強化型在支診・在支病には単独型と連携型があり、常勤医3人以上の配置、緊急往診や看取りなどの一定の実績が要件となっている。機能強化型在支病には後方病床の充実が求められる
* 連携型の機能強化型の場合、病床を有する医療機関と連携の構築ができていれば、無床診療所でも点数の高い「病床を有する場合」の報酬を算定することができる

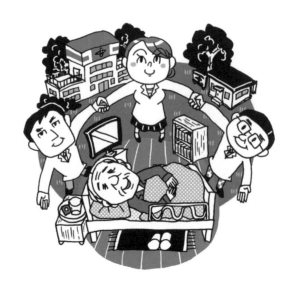

3-10 在宅医療専門診療所が在支診になるには？

在宅専門診療所の開設要件や、
在宅専門診療所が在支診として
届け出る場合の施設基準について
正しい記述はどれでしょうか？（複数解答）

❶ 在宅専門診療所は、在宅患者の割合が80%以上の診療所と定義されている

❷ 在宅専門診療所は、地域内に2カ所以上の協力医療機関を確保するか、地域の医師会から協力の同意を得ることが必要

❸ 在宅専門診療所が在支診になるには、過去1年間の看取り実績と、15歳未満の超・準超重症児への在宅医療の提供実績がそれぞれ10件以上必要

❹ 在支診にならない場合、一般診療所よりさらに20%低い在宅時医学総合管理料（在総管）・施設入居時等医学総合管理料（施設総管）を算定しなければいけない

❺ 在支診になるには、直近1カ月の在総管・施設総管の算定患者のうち要介護3以上または特掲診療料の施設基準等別表第8の2の該当患者の割合が50%以上必要

Answer
3-10 ②④⑤

登場人物 新人看護師 さくらさん　 たんぽぽ先生　 新人事務員 あすなろくん

 在宅専門診療所は、2016年度診療報酬改定で新規の開設が認められた診療所のことですよね。地域の在宅医療の提供体制を補完する役割として期待されています。

 そうですね。2016年度改定で新設される際に在宅専門診療所は、「直近の1カ月の在宅患者および外来患者の合計数に対して在宅患者割合が95%以上を占める診療所であること」と定義されました（問題の選択肢①は誤り）。

　在宅専門診療所の主な要件としては、（1）無床の診療所であること、（2）在宅医療の提供地域（対象となる行政区域や住所など）をあらかじめ決めて周知すること、（3）協力関係にある医療機関を2カ所以上確保するか、地域医師会から協力の同意を得ること（選択肢②は正解）、（4）地域で在宅医療の導入にかかる相談に随時応じ、連絡先などを広く

周知すること、（5）緊急時など、随時連絡に応じられる体制を整備していること──などがあり、地域で広く在宅医療の提供・普及を図ることが求められています（表1）。

 在宅療養支援診療所（在支診）や機能強化型在支診として運営することも可能だと聞いているのですが、どうなんですか。

 その通りですね。在宅専門診療所は、在支診や機能強化型在支診（Question3-9参照）として届け出ることもできます。ただし、在支診などの従来の施設基準だけでなく、そのほかにも複数の基準を満たす必要があります。

　具体的には、①直近1年間に5カ所以上の病院または診療所から、文書による紹介を受けて訪問診療を開始したこと、②過去1年間の看取り実績が20件以上または15歳未満

表1　在宅専門診療所の開設要件

- 無床診療所
- 在宅医療を提供する地域をあらかじめ規定し、その範囲（対象とする行政区域や住所など）を周知する
- 在宅医療を提供する地域の患者から往診や訪問診療を求められた場合、医学的に正当な理由などなく断ってはならない
- 在宅医療を提供する地域内に協力医療機関を2カ所以上確保するか、地域医師会から協力の同意を得る
- 地域内で在宅医療を提供し、在宅医療の導入にかかる相談に随時応じていること、医療機関の連絡先などを広く周知する
- 診療所の名称・診療科目などを公道などから容易に確認できるよう明示した上で、通常診療に応需する時間にわたり、診療所で患者や家族などからの相談に応じる設備・人員などの体制を備える
- 緊急時を含め、随時連絡に応じる体制を整える

表2　在宅専門診療所が在支診を届け出る場合の施設基準

- 直近1年間に5カ所以上の病院または診療所から、文書による紹介を受けて訪問診療を開始
- 過去1年間の在宅看取りの実績20件以上または15歳未満の超・準超重症児に対する在宅医療の実績（※）10件以上
- 直近1カ月に在総管・施設総管を算定した患者のうち、施設総管を算定した患者の割合が7割以下
- 直近1カ月に在総管・施設総管を算定した患者のうち、要介護3以上または「特掲診療料の施設基準等」別表第8の2に該当する患者の割合が5割以上

現行の在支診の要件に加え、上記の要件を全て満たした場合に在支診の届け出が可能になる。機能強化型（連携型含む）についても同様

※15歳未満の超・準超重症児に対する在宅医療の実績とは、3回以上の定期的な訪問診療を実施した上で在総管・施設総管を算定しているケースを指す

の超・準超重症児に対する在宅医療の提供実績が10件以上（選択肢③は誤り）、③直近1カ月に在総管・施設総管を算定した患者のうち、施設総管を算定した患者割合が70％以下、④直近1カ月に在総管・施設総管を算定した患者のうち、要介護3以上または在総管・施設総管で定める重症者（特掲診療料の施設基準等別表第8の2）に該当する患者の割合が50％以上（選択肢⑤は正解）──といった要件をクリアしなければいけません（表2）。

 それはかなり厳しい要件になっているのですね……。もし在支診などを届け出ないと、在宅専門診療所は報酬面も厳しくなると聞きましたが。

表3　在宅専門診療所の在総管・施設総管の点数（処方箋を交付する場合（※1））

	訪問頻度	単一建物の診療患者数	施設基準等適合以外	在支診（※3）	機能強化型在支診（※4） 病床なし	機能強化型在支診（※4） 病床あり
在宅時医学総合管理料	月2回以上（厚生労働大臣が定める状態（※2））	1人	2760点	4600点	5000点	5400点
		2～9人	2268点	3780点	4140点	4500点
		10人以上	1440点	2400点	2640点	2880点
	月2回以上	1人	2200点	3700点	4100点	4500点
		2～9人	1180点	2000点	2200点	2400点
		10人以上	600点	1000点	1100点	1200点
	月2回以上でうち1回以上が情報通信機器を用いた診療	1人	1623点	2569点	2789点	3029点
		2～9人	944点	1465点	1565点	1685点
		10人以上	528点	780点	820点	880点
	月1回	1人	1408点	2300点	2520点	2760点
		2～9人	796点	1280点	1380点	1500点
		10人以上	448点	680点	720点	780点
	月1回で2カ月に1回情報通信機器を用いた診療	1人	812点	1285点	1395点	1515点
		2～9人	472点	733点	783点	843点
		10人以上	264点	390点	410点	440点
施設入居時等医学総合管理料	月2回以上（厚生労働大臣が定める状態（※2））	1人	1960点	3300点	3600点	3900点
		2～9人	1620点	2700点	2970点	3240点
		10人以上	1440点	2400点	2640点	2880点
	月2回以上	1人	1560点	2600点	2900点	3200点
		2～9人	820点	1400点	1550点	1700点
		10人以上	600点	1000点	1100点	1200点
	月2回以上でうち1回以上が情報通信機器を用いた診療	1人	1239点	1909点	2069点	2249点
		2～9人	728点	1105点	1175点	1265点
		10人以上	528点	780点	820点	880点
	月1回	1人	1024点	1640点	1800点	1980点
		2～9人	580点	920点	990点	1080点
		10人以上	448点	680点	720点	780点
	月1回で2カ月に1回情報通信機器を用いた診療	1人	620点	955点	1035点	1125点
		2～9人	364点	553点	588点	633点
		10人以上	264点	390点	410点	440点

※1 処方箋を交付しない場合は300点を加算
※2 厚生労働大臣が定める状態とは、「特掲診療料の施設基準等」別表第8の2に掲げる疾病・状態
※3 在宅療養実績加算1を算定する場合、以下の点数を加算
　在総管　単一建物患者数が1人：300点　2～9人：150点　10人以上：75点
　施設総管　単一建物患者数が1人：225点　2～9人：110点　10人以上：56点
　在宅療養実績加算2を算定する場合、以下の点数を加算
　在総管　単一建物患者数が1人：200点　2～9人：100点　10人以上：50点
　施設総管　単一建物患者数が1人：150点　2～9人：75点　10人以上：40点
※4 在宅緩和ケア充実診療所・病院加算を算定する場合、以下の点数を加算
　在総管　単一建物患者数が1人：400点　2～9人：200点　10人以上：100点
　施設総管　単一建物患者数が1人：300点　2～9人：150点　10人以上：75点

在総管・施設総管の点数が在支診などより低く設定されている一般診療所のさらに20%低い点数を算定しなければならなくなります（選択肢④は正解、131ページ表3）。そのため在宅専門診療所として運営するとしても、在支診を届け出ることは不可欠になると考えられます。

　なお、前述の④の要件にある「特掲診療料の施設基準等別表第8の2」とは、末期の悪性腫瘍やスモン、指定難病、真皮を越える褥瘡のある患者、人工呼吸器や気管カニューレを使用する患者などが当てはまります。

 より高い看取り実績などが必要となる要件が設定されている点からも、在宅専門診療所の役割は、地域の診療所などと連携して、より重度の在宅患者を診ることにありそうですね。

 併せて、外来を手掛ける一般診療所のバックアップ機能を担うことも求められているのではないでしょうか。

このPOINTを押さえよう！

＊ 在宅専門診療所は、「直近の1カ月の在宅患者および外来患者の合計数に対して在宅患者割合が95％以上を占める診療所」のこと。地域で広く在宅医療の提供・普及を図る役割が期待されている

＊ 無床診療所でなければ届け出られず、主な要件は、「協力医療機関を2カ所以上確保するか、地域医師会から協力の同意を得る」「緊急時の随時連絡体制を整備している」ことなどがある

＊ 在支診等になるには在支診等の施設基準だけでなく、「過去1年間の看取り実績20件以上など」「直近1カ月の施設総管の算定患者割合70％以下」といった要件クリアが必要。在支診を届け出ないと報酬額が厳しくなる

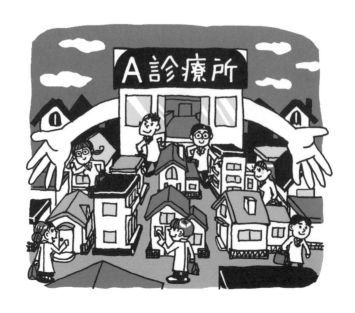

3-11 在宅療養指導管理料の算定ルールは？

在宅療養指導管理料について正しい記述はどれでしょうか？

（複数解答）

❶ 患者1人に複数の医療機関が同一の指導管理を行う場合、原則として主たる指導管理を行う医療機関1カ所のみが在宅療養指導管理料を算定できる

❷ 2つ以上の在宅療養指導管理を行う場合、主たる指導管理1つのみを算定する

❸ 医療機関に来院した患者の看護者のみに指導した場合でも指導管理料を算定できる

❹ 衛生材料などは、患者に直接提供する方法しかない

❺ 在宅療養指導管理材料加算は、対応する在宅療養指導管理料に加算するのが基本だが、要件を満たせば指導管理料を算定しない場合も算定することが可能である

在宅患者の中には、特定の医療行為を継続して行う必要がある人が少なくないと思います。

 例えば、酸素療法や血液透析、自己注射などが当てはまるね。こうした医療行為を評価した診療報酬が在宅療養指導管理料です。医師が患者などに、療養上必要な事項を適正に指導した上で医学管理を十分実施して、必要十分な量の衛生材料や保険医療材料を支給した際に算定できます。衛生材料などは管理料に包括され、患者から実費徴収することはできないんだ。なお、医療

機関に来院した患者の看護者のみに指導した場合は、同管理料の算定はできません（選択肢③は誤り）。

 必要十分な衛生材料などの患者への提供については、確か医療機関と訪問看護ステーション、薬局が連携して実施できる仕組みがありましたね。

 その通りです。訪問看護ステーションが必要な衛生材料の量を調べて訪問看護計画書に記載し、使用実績は訪問看護報告書に記して主治医に報告します。医療機関は、こ

表1　在宅療養指導管理料（回数の記載のないものは月1回算定）

①退院前在宅療養指導管理料（外泊時1回）　120点	⑬在宅人工呼吸指導管理料　2800点
②在宅自己注射指導管理料	⑭在宅持続陽圧呼吸療法指導管理料
1　複雑な場合（間歇注入シリンジポンプを用いる場合）　1230点	1　在宅持続陽圧呼吸療法指導管理料1　2250点
複雑な場合で情報通信機器を使用　1070点	2　在宅持続陽圧呼吸療法指導管理料2　250点
2　1以外の場合	⑮在宅ハイフローセラピー指導管理料　2400点
イ　月27回以下の場合　650点	⑯在宅悪性腫瘍等患者指導管理料　1500点
イ　情報通信機器を用いた場合　566点	⑰在宅悪性腫瘍患者共同指導管理料　1500点
ロ　月28回以上の場合　750点	⑱在宅寝たきり患者処置指導管理料　1050点
ロ　情報通信機器を用いた場合　653点	⑲在宅自己疼痛管理指導管理料　1300点
③在宅小児低血糖患者指導管理料　820点	⑳在宅振戦等刺激装置治療指導管理料　810点
④在宅妊娠糖尿病患者指導管理料	㉑在宅迷走神経電気刺激治療指導管理料　810点
1　在宅妊娠糖尿病患者指導管理料1　150点	㉒在宅仙骨神経刺激療法指導管理料　810点
2　在宅妊娠糖尿病患者指導管理料2　150点	㉓在宅舌下神経電気刺激療法指導管理料　810点
⑤在宅自己腹膜灌流指導管理料　4000点	㉔在宅肺高血圧症患者指導管理料　1500点
⑥在宅血液透析指導管理料　1万点	㉕在宅気管切開患者指導管理料　900点
⑦在宅酸素療法指導管理料	㉖在宅喉頭摘出患者指導管理料　900点
1　チアノーゼ型先天性心疾患の場合　520点	㉗在宅難治性皮膚疾患処置指導管理料　1000点
2　その他の場合　2400点	㉘在宅植込型補助人工心臓（非拍動流型）指導管理料　4万5000点
⑧在宅中心静脈栄養法指導管理料　3000点	㉙在宅経腸投薬指導管理料　1500点
⑨在宅成分栄養経管栄養法指導管理料　2500点	㉚在宅腫瘍治療電場療法指導管理料　2800点
⑩在宅小児経管栄養法指導管理料　1050点	㉛在宅経肛門的自己洗腸指導管理料　800点
⑪在宅半固形栄養経管栄養法指導管理料　2500点	㉜在宅中耳加圧療法指導管理料　1800点
⑫在宅自己導尿指導管理料　1400点	㉝在宅抗菌薬吸入療法指導管理料　800点

れらを基に必要な量を判断して患者に直接提供するか、地域支援体制加算あるいは在宅患者調剤加算を届け出る薬局に提供を指示できます（衛生材料などの費用は、医療機関と薬局との合議で精算する）（選択肢④は誤り）。

在宅療養指導管理料に話を戻すと、同管理料は33種類（表1）あります。ただし、同一の患者に対して2つ以上の管理料の要件を満たしても主なものしか算定できません（選択肢②は正解）。一方で各種指導管理料に設けられた在宅療養指導管理材料加算は、該当する指導管理料に関連して算定しますが、要件を満たせば指導管理料が未算定でも材料加算のみ算定することが可能です（選択肢⑤は正解）。例えば、在宅酸素療法指導管理料を算定していても、在宅自己導尿としてディスポーザブルカテーテルを使っていれば、特殊カテーテル加算（間歇導尿用ディスポーザブルカテーテル）を算

定できるのです。

 同一患者に、同じ指導管理を複数の医療機関が行うケースではどうですか。

 その場合、原則として主たる医療機関しか算定できません（選択肢①は正解）。ただし、退院日に入院医療機関が指導管理をした際は、退院後に指導管理を担う在宅医療機関も退院月に限り同じ指導管理料の算定が可能です。その際には、診療報酬明細書に理由を記すことが必要です（図1）。

✳ 在総管や施設総管とは併算定可

 では、患者を紹介された医療機関が同じ月に紹介先と違う指導管理を担った際も、主たる医療機関しか算定できないのですか。

 在宅療養支援診療所や在宅療養支援病院から紹介のあった月に限り、それぞれで指導

第3章

図1　**在宅療養指導管理料のイメージ**

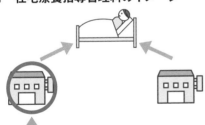

複数の医療機関が同一の指導管理を行う場合は、
主たる指導管理を行う医療機関1カ所のみ
算定する

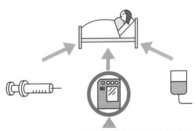

2つ以上の在宅療養指導管理を行う場合は、
主たる指導管理1つの点数のみ
算定する

同一月に複数の医療機関で在宅療養指導管理料を算定できるケース

①在宅療養支援診療所や在宅療養支援病院から紹介を受けた医療機関が、紹介元と異なる指導管理を行う場合（紹介月に限る）（※）

②15歳未満の人工呼吸器を装着している患者、または15歳未満から引き続き人工呼吸器を装着している体重20kg未満の患者に対し、在宅療養後方支援病院と連携する別の医療機関が異なる在宅療養指導管理を行う場合（※）

③入院医療機関が退院時に指導管理を行い、退院後に別の医療機関が指導管理を行う場合（この場合、レセプトの摘要欄に算定理由を記載する）

④複数の医療機関が異なる疾患に対する在宅自己注射指導管理を行う場合（この場合、相互の医療機関で処方されている注射薬などを把握する）

※在宅酸素療法指導管理料と在宅人工呼吸指導管理料など、算定できない組み合わせもある

管理料を算定できます。ただ、在宅酸素療法と在宅人工呼吸など関連性の高い指導管理料同士は算定不可です。一方、15歳未満の人工呼吸器の装着患者や、15歳未満から引き続き人工呼吸器を装着する体重20kg未満の患者に、在宅療養後方支援病院と連携医療機関が違う指導管理をした際は、各医療機関で指導管理料を算定できます（135ページ図1）。15歳未満であればどの患者も対象となるわけではありません。

　また、在宅寝たきり患者処置指導管理料を除いた指導管理料と在宅時医学総合管理料や施設入居時等医学総合管理料とは併算定が可能ですが、在宅がん医療総合診療料は指導管理料・材料加算ともに併算定できません。

このPOINTを押さえよう！

* 在宅療養指導管理料は、医師が療養上必要な事項を適正に指導し、医学管理を十分実施して衛生材料や保険医療材料を支給した際に算定できる。患者の看護者のみに指導した場合は算定できない
* 指導管理料は33種類あり、同一の患者に2つ以上の指導管理を実施しても主たるものしか算定できない。同じ指導管理を複数の医療機関が行う場合は、原則として主たる医療機関のみ算定できる
* 在支診や在支病からの紹介患者についてはその月に限り、それぞれ異なる指導管理を担った場合に指導管理料の算定が可能。在宅寝たきり患者処置指導管理料を除いた指導管理料は在総管・施設総管と併算定できる

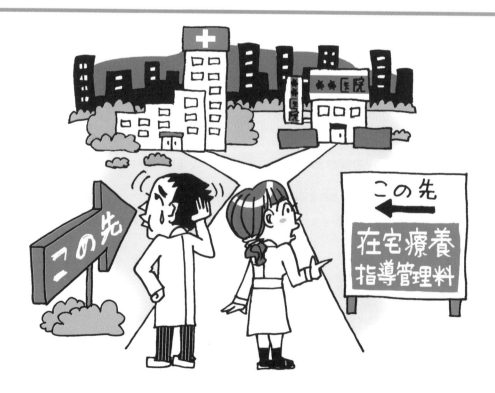

3-12 寝たきりの患者への栄養指導管理の留意点は？

栄養指導に関連した指導管理料について、以下のうち正しい記述はどれでしょうか？

（複数解答）

❶ 在宅中心静脈栄養法指導管理料にかかる薬剤以外の費用は別に算定できる

❷ 在宅中心静脈栄養法用輸液セットの費用については、1カ月に7組までの使用であれば、在宅中心静脈栄養法用輸液セット加算を算定し、7組を超える分については、特定保険医療材料として費用を算定する

❸ エンシュア・リキッドやラコールなどの栄養剤は未消化態タンパクを含むため、在宅成分栄養経管栄養法指導管理料の対象外となる

❹ 在宅小児経管栄養法指導管理料の対象は、経口摂取が著しく困難な15歳未満の患者、または15歳以上で経口摂取が著しく困難な状態が15歳未満から続く患者（体重20kg未満に限る）である

❺ 在宅半固形栄養経管栄養法指導管理料は、胃瘻造設術後1年以内に指導管理を開始する必要があり、経口摂取可能になるまで算定できる

登場人物 新人看護師 さくらさん たんぽぽ先生 新人事務員 あすなろくん

 はじめに、経管栄養とはどういうものか簡単に教えてもらえますか。口から食事を摂るのが難しい患者にとっては重要な処置かと思うのですが、実際の在宅医療の現場を目にすることがあまりないので、しっかりと理解できていません。

 経管栄養とは、チューブやカテーテルなどを使って胃や腸に必要な栄養を直接注入し、在宅患者が自ら行う栄養法のことです。例えば、胃に穴を開けてチューブを通じて栄養を補給する胃瘻や、鼻から胃にチューブを挿入して栄養剤を注入する経鼻栄養などがあります。

 在宅報酬には経管栄養に関する在宅療養指導管理料が設けられているようですが、どのようなものがあるのでしょうか。複数種類の管理料があるのですか。

 主に3つの管理料があります。具体的には「在宅成分栄養経管栄養法指導管理料」「在宅小児経管栄養法指導管理料」「在宅半固形栄養経管栄養法指導管理料」になります（図1、表1）。

 なんだか漢字ばかりで、しかも長い名称で、何がどう異なるのかよく分からないのですが……。

※ 中心静脈栄養の指導管理に関する報酬も

 それでは、1つずつ説明していきましょう。まず在宅成分栄養経管栄養法指導管理料です。算定対象となる薬剤（栄養剤）は、アミノ酸やジペプチドまたはトリペプチドを主なタンパク源とし、未消化態タンパクを含まないものとされており、それ以外の薬剤を使った場合には算定できません。具体的にはエレンタール、エレンタールP、ツ

図1 覚えておきたい3つの指導管理料のポイント

在宅成分栄養経管栄養法指導管理料
- ・対象薬剤はエレンタール、エレンタールP、ツインラインNFの3種類
- ・胃瘻栄養や経管栄養をしているだけでは算定不可
- ・鼻腔栄養の費用は別に算定できない

在宅小児経管栄養法指導管理料
- ・経管栄養をしている小児（小児期から継続する者を含む）が対象
- ・対象薬剤の定めはない
- ・鼻腔栄養の費用は別に算定できない

在宅半固形栄養経管栄養法指導管理料
- ・胃瘻造設術後1年以内で、半固形栄養剤等を使用する患者が対象
- ・経口摂取の回復に向けた指導管理を併せて行う
- ・鼻腔栄養の費用は別に算定できない

※小児の場合
- ・対象薬剤がエレンタール、エレンタールP、ツインラインNFの場合
  →在宅成分栄養経管栄養法指導管理料
- ・半固形栄養剤を使用して、胃瘻造設術後1年以内などの要件を満たす場合
  →在宅半固形栄養経管栄養法指導管理料
- ・それ以外
  →在宅小児経管栄養法指導管理料

インラインNFの3種類に限られています。エンシュア・リキッドやラコールなどは、未消化態タンパクが含まれるので対象外になります（問題の選択肢③は正解）。

今度はカタカナばかりで覚えられるかどうか……。随分と複雑なんですね。

まあ、そう言わずに。次は、在宅小児経管栄養法指導管理料です。在宅成分栄養経管栄養法指導管理料とは異なり、対象薬剤の種類には定めがありません。ただし、経口摂取が著しく困難な15歳未満の患者、体重20kg未満の15歳以上で経口摂取が著しく困難な状態が15歳未満から続く患者──のいずれかに算定対象が限定されています（選択肢④は正解）。

　ただし、先ほど説明したエレンタールなどの3種類のうちいずれかの薬剤を使っていれば、在宅成分栄養経管栄養法指導管理料

を算定することになります。これら2つの指導管理とも、注入ポンプを使用すれば2カ月に2回に限り注入ポンプ加算が、輸液セットを支給すれば月1回に限り在宅経管栄養法用栄養管セット加算が算定可能です。

年齢や体重など、対象にはいろいろな規定があるんですね。

続いて在宅半固形栄養経管栄養法指導管理料です。これは、2018年度診療報酬改定で新設された管理料です。単なる液体状の栄養剤などを用いるより投与時間を短縮でき、経口摂取の回復に向けて医師が必要と判断した胃瘻造設患者が対象です。

　主として薬価基準収載の高カロリー薬、または未収載の市販流動食で、半固形のものを使用することが必要です。液体状の栄養剤などでは算定不可です。未収載の流動食を使うのであれば、入院患者の退院時にこの指導管理を行っていなければいけません。同療法は胃瘻造設術後1年以内に始める必要があり、算定開始日から1年間算定できます（選択肢⑤は誤り）。

　以上説明してきたこれら3つの指導管理料は、在宅時医学総合管理料（在総管）や施設入居時等医学総合管理料（施設総管）と併算定可能です。一方で、3つとも鼻腔

表1　在宅成分栄養経管栄養法指導管理料・在宅小児経管栄養法指導管理料・在宅半固形栄養経管栄養法指導管理料と加算

在宅成分栄養経管栄養法指導管理料（月1回）	2500点
（以下は在宅療養指導管理材料加算）	
注入ポンプ加算（2カ月に2回）	1250点
在宅経管栄養法用栄養管セット加算（月1回）	2000点

在宅小児経管栄養法指導管理料（月1回）	1050点
（以下は在宅療養指導管理材料加算）	
注入ポンプ加算（2カ月に2回）	1250点
在宅経管栄養法用栄養管セット加算（月1回）	2000点

在宅半固形栄養経管栄養法指導管理料（月1回）	2500点
（以下は在宅療養指導管理材料加算）	
在宅経管栄養法用栄養管セット加算（月1回）	2000点

表2　在宅中心静脈栄養法指導管理料

在宅中心静脈栄養法指導管理料（月1回）	3000点
（以下は在宅療養指導管理材料加算）	
在宅中心静脈栄養法用輸液セット加算	2000点
注入ポンプ加算（2カ月に2回まで）	1250点
（以下は特定保険医療材料）	
在宅中心静脈栄養用輸液セット	
（1）本体	1520円
（2）付属品	
フーバー針	419円
輸液バッグ	414円

第3章

栄養の費用が含まれており別に算定できない点に注意しましょう。

 患者が栄養摂取する方法として、ここまで説明していただいた経管栄養以外に中心静脈栄養の方法もありますね。

 輸液セットにつないで中心静脈（心臓に近い大静脈）から栄養を投与することで、腸などの消化管機能が低下した患者などでも栄養を摂取できる方法ですね。在宅での中心静脈栄養法の指導管理を評価した報酬としては、在宅中心静脈栄養法指導管理料があります（139ページ表2）。原因疾患にかかわらず、中心静脈栄養以外に栄養維持が困難で、当該療法が必要と医師が認めた患者が対象になります。

同指導管理料を算定している患者については、中心静脈注射および植込型カテーテルによる中心静脈注射の費用などは算定できませんが、当該指導管理にかかる薬剤以外の薬剤や特定保険医療材料の費用は別に算定できます（選択肢①は正解）。在宅中心静脈栄養法用輸液セットの費用については、1カ月に6組までの使用であれば、在宅療養指導管理材料加算に当たる在宅中心静脈栄養法用輸液セット加算を算定できます。6組を超える分については、特定保険医療材料として費用を算定することになります（選択肢②は誤り）。

このPOINTを押さえよう！

* 経管栄養の指導管理を評価した報酬は、在宅成分栄養経管栄養法指導管理料、在宅小児経管栄養法指導管理料、在宅半固形栄養経管栄養法指導管理料の主に3つ。対象薬剤や患者の年齢などで算定する管理料を選択する
* 在宅成分栄養経管栄養法指導管理料の栄養剤は、アミノ酸やジペプチドなどを主なタンパク源とし、未消化態タンパクを含まないもので、エレンタール、エレンタールP、ツインラインNFの3種類に限られる
* 在宅中心静脈栄養法指導管理料における輸液セットの費用については、1カ月に6組までは在宅中心静脈栄養法用輸液セット加算を算定、7組目からは特定保険医療材料として算定する

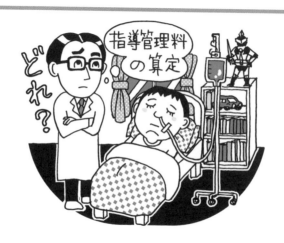

3-13 頻回訪問加算と在宅移行早期加算の要件は？

頻回訪問加算と在宅移行早期加算について正しい記述はどれでしょうか？

（複数解答）

❶ 頻回訪問加算は、要件を満たせば毎月算定できる

❷ 患者が留置カテーテルを使用している状態のみでは、頻回訪問加算の対象とならない

❸ 在宅移行早期加算は、退院後にサービス付き高齢者向け住宅などに入居した患者については算定できない

❹ 在宅移行早期加算は、退院と同時に在宅医療を提供していなければ算定できない

❺ 在宅移行早期加算は、同一の患者が入退院を繰り返した場合も、退院のたびに改めて算定できる

Answer 3-13 ① ② ⑤

登場人物 新人看護師 さくらさん　　たんぽぽ先生　　新人事務員 あすなろくん

 在宅時医学総合管理料（在総管）と施設入居時等医学総合管理料（施設総管）は、24時間365日対応の維持や質の高い在宅医療の実現のために大切な診療報酬であることはQuestion 2-5などで述べたね。今回は、これら管理料を算定している患者を対象とした頻回訪問加算と在宅移行早期加算について説明しましょう。

 頻回訪問加算（表1）はその名の通り、頻繁に訪問診療が必要になったときに算定できる加算でしょうか。

 ざっくり捉えると、そういうことだね。ただ、ほかの点数項目と同じようにいろいろな要件があるんだ。まず、対象となる患者の状態が細かく決まっています。

　具体的には、（1）末期の悪性腫瘍患者、（2）在宅酸素療法指導管理などの対象で、ドレーンチューブまたは留置カテーテル（胃瘻カテーテルは含まない）を使用している患者、（3）在宅酸素療法指導管理などの対象で、人工肛門または人工膀胱を設置している患者、（4）居宅で療養しており、在宅酸素療法指導管理や在宅中心静脈栄養法指導管理などの2つ以上の指導管理の対象となっている患者──になります（表2）（問題の選択肢②は正解）

 ここまで見てきた診療報酬には様々な要件がありましたが、この加算にも訪問頻度の要件などがあるんですよね？

 その通り。往診または訪問診療を月4回以上行った場合が対象です。これらの要件を満たせば、月1回600点を算定できます。

表1　頻回訪問加算（在総管・施設総管の加算）

頻回訪問加算	600点（月1回）

・厚生労働大臣が定める状態等（特掲診療料の施設基準等別表第3の1の3）の患者に月4回以上の往診または訪問診療を行った場合に算定

表2　頻回訪問加算の対象となる患者（特掲診療料の施設基準等別表第3の1の3）

1 末期の悪性腫瘍患者

2 ①であって、②または③の状態である患者

①在宅自己腹膜灌流指導管理	在宅人工呼吸指導管理
在宅血液透析指導管理	在宅悪性腫瘍等患者指導管理
在宅酸素療法指導管理	在宅自己疼痛管理指導管理
在宅中心静脈栄養法指導管理	在宅肺高血圧症患者指導管理
在宅成分栄養経管栄養法指導管理	在宅気管切開患者指導管理

を受けている状態にある者

②ドレーンチューブまたは留置カテーテルを使用している状態（※）
③人工肛門または人工膀胱を設置している状態

3 居宅において療養を行っている患者であって、2の①に掲げる指導管理を2つ以上行っている患者

※「留置カテーテルを使用している状態」に胃瘻カテーテルは含まれない

ちなみに算定期間の決まりはなく、要件をクリアしていれば毎月算定が可能です（選択肢①は正解）。

※ 在宅移行早期加算は再度入院後も対象

 一方で在宅移行早期加算（表3）とは、何を評価した加算なんですか。

 退院患者を在宅医療へ早期に移行させる取り組みを評価した点数です。Question2-5でも触れましたが、退院後、患者が円滑に在宅復帰できるようにすることを目的に、だいぶ前になりますが2010年度診療報酬改定で新設されました。こっちの加算について

表3　在宅移行早期加算（在総管・施設総管の加算）

在宅移行早期加算　　　　　　100点（月1回）

・在総管または施設総管の算定開始月から3カ月以内であること
・1回の退院につき計3回まで算定できる
・在宅医療に移行後、1年を経過した患者では算定できない

いては患者の状態に関する要件は特に設けられておらず、在宅医療に移行してから、在総管または施設総管を算定した日の属する月から起算して3カ月以内の期間、月1回算定できます。患者1人に対して計3回まで算定できるというわけだ。施設総管の対象である、サービス付き高齢者向け住宅や有料老人ホームなどの入居者も対象となります（図1、選択肢③は誤り）。

 でも、またそのほかにいろんな要件があるんじゃないですか（笑）。

 確かにそうです。退院から1年を経過した患者については算定できないんだ。逆に言えば、退院と同時に在宅医療の提供を始めなくても、退院から1年以内に開始すれば対象になるわけだね（選択肢④は誤り）。
　また、退院から1年たっている患者でも、再度入院した後に在宅移行すれば算定できます。入退院を繰り返す患者であればその都度改めて算定でき、入院起算日がリセッ

図1　在宅移行早期加算の算定ルール

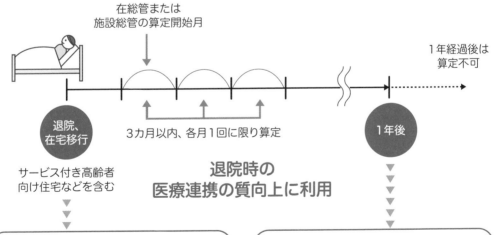

トされない３カ月以内に再入院と退院をした際も算定が可能です（選択肢⑤は正解）。

 退院と同じ月に再入院した場合は、どうなるんですか。

 退院し、在総管または施設総管を算定して要件を満たしていれば、改めて算定できます。このほか、ある医療機関が３カ月にわたってこの加算を算定した後、退院から１年以内に在総管または施設総管を算定する医療機関が変わっても、変更後の医療機関は加算を算定できません。

 あ、それと検査入院や１日入院のケースでは算定できるんですか。

 それは、残念ながら算定の対象になりませんね。

 あれ？ やっぱりそうですよね。そんなうまくはいかないか……。

このPOINTを押さえよう！

＊ 頻回訪問加算は、末期の悪性腫瘍患者や、在宅酸素療法指導管理などの対象で留置カテーテルを使用している患者などに対し、往診または訪問診療を月４回以上行った場合に算定できる
＊ 在宅移行早期加算は、退院患者が在宅医療に移行し、在総管などを算定した日の属する月から起算して３カ月以内の期間、月１回算定できる。サ高住などに退院した入居者も対象になる
＊ ただし、退院から１年を経過した患者は対象外。１年経過後でも再度入院した後に在宅移行した患者、入退院を繰り返す患者ではその都度算定できる。検査入院や１日入院の患者は対象にならない

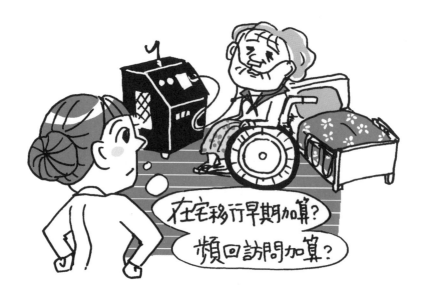

3-14 在宅緩和ケア充実診療所・病院加算などはどう算定？

在宅緩和ケア充実診療所・病院加算と
在宅療養実績加算について
正しい記述はどれでしょうか？

（複数解答）

❶ 在宅療養実績加算2は、過去1年間の緊急往診が4件以上かつ在宅看取り実績が2件以上であることに加え、がん性疼痛緩和指導管理料の施設基準に定める研修を修了した常勤医師の配置が要件となっている

❷ 在宅緩和ケア充実診療所・病院加算の施設基準には、がん性疼痛緩和指導管理料の施設基準に定める研修を修了した常勤医師の配置などが位置付けられている

❸ 在宅緩和ケア充実診療所・病院加算は、在宅療養支援診療所（在支診）・在宅療養支援病院（在支病）であれば算定できる

❹ 在宅緩和ケア充実診療所・病院加算と在宅療養実績加算は、在宅ターミナルケア加算にも加算できる

❺ 在宅緩和ケア充実診療所・病院加算と在宅療養実績加算は、在宅患者訪問診療料にも加算できる

3-14 ①②④

登場人物 新人看護師 さくらさん　 たんぽぽ先生　 新人事務員 あすなろくん

 重症な患者でも在宅生活を継続できるように、在宅医療による支援の充実がますます重視されています。その点、看取りや緊急往診を普及させる施策が数多く打ち出されていますね。

 2018年度診療報酬改定では、改定の基本方針に初めて「国民の希望に応じた看取りの推進」が盛り込まれました。また厚生労働省は、「人生の最終段階における医療・ケアの決定プロセスに関するガイドライン」を改訂し、入院医療だけでなく在宅医療や介護の現場でも活用できるようにしました（Question2-12参照）。このほか、在宅ターミナルケア加算などの看取り期の報酬も手厚く評価したのは、記憶に新しいところではないでしょうか（Question2-13参照）。これから多死社会がさらに進むと考えられる中、国も在宅での看取りの強化に力を入れているわけです。

この流れに沿った施策として2016年度改定で新設されたのが、在宅緩和ケア充実診療所・病院加算です（表1）。機能強化型の在宅療養支援診療所（在支診）と在宅療養支援病院（在支病）が算定できる加算で、残念ながら在支診や在支病は対象外ですが、機能強化型であれば連携型でも算定が可能です（問題の選択肢③は誤り）。在宅時医学総合管理料（在総管）や施設入居時等医学総合管理料（施設総管）、夜間・休日の往診料、在宅ターミナルケア加算、在宅がん医療総合診療料に75〜1000点を上乗せできます（選択肢④は正解）。後述する在宅療養実績加算も同様にこれら報酬に加算

できますが、両方の加算ともに在宅患者訪問診療料には上乗せできません（選択肢⑤は誤り）。

 機能強化型であること以外に算定要件がありそうですね。どんな算定要件を満たせばいいのですか。

 緊急往診や在宅での看取りの実績、オピオイド系鎮痛薬の自己注射に関する指導・実施の実績などをクリアする必要があります。具体的には、（1）過去1年間の緊急往診の実績が15件以上かつ在宅看取りの実績が20件以上、（2）末期の悪性腫瘍などの患者に対してオピオイド系鎮痛薬の自己注射を指導・実施した実績が過去1年間に2件以上、または過去に5件以上実施した経験のある常勤医師が配置されており、適切な方法によりオピオイド系鎮痛薬を投与した実績が過去1年間に10件以上——といった要件があります（表2）。また、常勤医師の研修要件もあります。がん性疼痛緩和指導

表1　在宅緩和ケア充実診療所・病院加算の点数

在宅緩和ケア充実診療所・病院加算	
緊急、夜間・休日または深夜の往診	100点
在宅ターミナルケア加算	1000点
在宅時医学総合管理料	
単一建物患者数が1人	400点
単一建物患者数が2〜9人	200点
単一建物患者数が10人以上	100点
施設入居時等医学総合管理料	
単一建物患者数が1人	300点
単一建物患者数が2〜9人	150点
単一建物患者数が10人以上	75点
在宅がん医療総合診療料	150点

管理料の施設基準に定める研修を修了した常勤医師の配置が必要で、具体的な研修としては、「がん等の診療に携わる医師等に対する緩和ケア研修会の開催指針に準拠した緩和ケア研修会」または「緩和ケアの基本教育のための都道府県指導者研修会等」が挙げられています（選択肢②は正解）。

✳ 機能強化型以外の看取りも評価

在宅緩和ケア充実診療所・病院加算は機能強化型の在支診・在支病しか算定できませんが、一方で機能強化型ではない在支診・在支病を対象とした在宅療養実績加算という加算もありますね。

在宅療養実績加算が新設されたのは2014年度改定です。「常勤医3人以上」などの要件を満たせず機能強化型を届け出ることがで

きていなくても、緊急往診や看取りの実績が十分にある医療機関を評価する目的から設けられた加算です。2016年度改定では加算1と2の2段階の設定となり、加算2はより少ない実績でも算定できるようになったのです（表3、表4、表5）。

こちらの施設基準はどうなっているのでしょうか。やはり、緊急往診や看取りの実績要件が設けられているのでしょうか。

表3　在宅療養実績加算1の点数

在宅療養実績加算1	
緊急、夜間・休日または深夜の往診	75点
在宅ターミナルケア加算	750点
在宅時医学総合管理料	
単一建物患者数が1人	300点
単一建物患者数が2〜9人	150点
単一建物患者数が10人以上	75点
施設入居時等医学総合管理料	
単一建物患者数が1人	225点
単一建物患者数が2〜9人	110点
単一建物患者数が10人以上	56点
在宅がん医療総合診療料	110点

表4　在宅療養実績加算2の点数

在宅療養実績加算2	
緊急、夜間・休日または深夜の往診	50点
在宅ターミナルケア加算	500点
在宅時医学総合管理料	
単一建物患者数が1人	200点
単一建物患者数が2〜9人	100点
単一建物患者数が10人以上	50点
施設入居時等医学総合管理料	
単一建物患者数が1人	150点
単一建物患者数が2〜9人	75点
単一建物患者数が10人以上	40点
在宅がん医療総合診療料	75点

表2　在宅緩和ケア充実診療所・病院加算の主な施設基準

- 機能強化型在支診または在支病（連携型を含む）
- 過去1年間の緊急往診の実績15件以上かつ在宅看取りの実績20件以上
- 末期の悪性腫瘍等の患者で、鎮痛薬の経口投与では疼痛が改善しない場合に、オピオイド系鎮痛薬の自己注射を指導・実施した実績が過去1年間に2件以上または、過去に5件以上実施した経験のある常勤医師が配置され、適切な方法によってオピオイド系鎮痛薬を投与した実績（投与経路は問わない）が過去1年間に10件以上
- がん性疼痛緩和指導管理料の施設基準に定める研修（※）を修了した常勤医師がいる
- 緩和ケア病棟または在宅での1年間の看取り実績が10件以上の医療機関において、3カ月以上の勤務歴がある常勤医師がいる（在宅医療を担当する医師に限る）

※「がん等の診療に携わる医師等に対する緩和ケア研修会の開催指針に準拠した緩和ケア研修会」または「緩和ケアの基本教育のための都道府県指導者研修会等」

表5　在宅療養実績加算の施設基準

	在宅療養実績加算1	在宅療養実績加算2
過去1年間の緊急往診の実績	10件以上	4件以上
過去1年間の在宅看取りの実績	4件以上	2件以上
緩和ケアにかかる研修	—	がん性疼痛緩和指導管理料の施設基準に定める研修（※）を修了した常勤医師がいること

※「がん等の診療に携わる医師等に対する緩和ケア研修会の開催指針に準拠した緩和ケア研修会」または「緩和ケアの基本教育のための都道府県指導者研修会等」

そうですね。加算1の実績要件は、過去1年間の緊急往診が10件以上かつ在宅看取り実績が4件以上になります。加算2は、緊急往診が4件以上かつ在宅看取り実績が2件以上のほか、がん性疼痛緩和指導管理料の施設基準で定める研修を修了した常勤医師が必要です（147ページ表5）（選択肢①は正解）。研修の内容は在宅緩和ケア充実診療所・病院加算で求められるものと同様で、「がん等の診療に携わる医師等に対する緩和ケア研修会の開催指針に準拠した緩和ケア研修会」または「緩和ケアの基本教育のための都道府県指導者研修会等」になります。ちなみに、加算1にはこの研修に関する要件はありません。

 現在は病院や介護施設での看取りが依然として多くを占めますが、こうした報酬が浸透すれば在宅での看取りが徐々に普及するかもしれませんね。

このPOINTを押さえよう！

* 在宅緩和ケア充実診療所・病院加算は、機能強化型の在支診と在支病が算定できる加算で、通常の在支診・在支病は対象外。在総管・施設総管、在宅ターミナルケア加算などに上乗せできる
* 在宅療養実績加算は2段階の設定となっており、機能強化型在支診・在支病は届け出られないが、緊急往診や看取りの実績が十分にある医療機関を評価。加算2は1より少ない実績でも算定できる
* 在宅緩和ケア充実診療所・病院加算と在宅療養実績加算2に共通する施設基準として、がん性疼痛緩和指導管理料の施設基準に定める研修を修了した常勤医師の配置がある

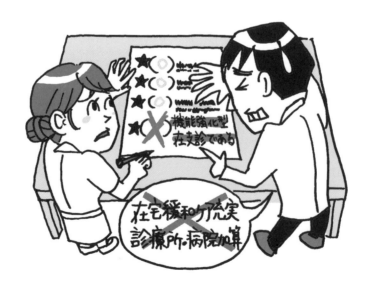

3-15 オンライン診療は どうやって実施する？

オンライン診療に関して 正しい記述はどれでしょうか？

（複数解答）

❶ 初診からオンライン診療を実施することはできない

❷ 緊急時は当該医療機関が対応するのが基本だが、やむを得ない場合は、事前に受診可能な医療機関を患者に説明し、紹介先の医療機関名や紹介方法などを診療録に記載する

❸ 「オンライン診療の適切な実施に関する指針」に沿って診療しなければいけない

❹ 高齢者住宅の患者に対してもオンライン診療を実施できる

❺ オンライン診療を月2回行えば、「月2回以上」の在宅時医学総合管理料（在総管）または施設入居時等医学総合管理料（施設総管）を算定できる

Answer
3-15 ②③④

登場人物 新人看護師 さくらさん　 たんぽぽ先生　 新人事務員 あすなろくん

 オンライン診療は、新型コロナウイルス感染症（COVID-19）の流行もあり、普及が後押しされている分野ですね。2022年度診療報酬改定では、報酬体系が大きく変わったと聞いています。

 2022年度改定では、従来の「オンライン診療料」と「オンライン在宅管理料」が廃止されました。それに代わって初診料、再診料（外来診療料）、在宅時医学総合管理料（在総管）、施設入居時等医学総合管理料（施設総管）などにおいて、「情報通信機器を用いた場合」として新たに報酬項目が設定され、点数も引き上げられました（表1、表2）。これにより、初診からのオンライン診療が認められました（問題の選択肢①は誤り）。

在総管・施設総管では、「月2回以上の訪問診療などのうち1回は情報通信機器を用いた診療を行った場合」と「月1回の診療のうち、2カ月に1回に限り情報通信機器を用いた診療を行った場合」の点数項目が新設されました。在宅療養中の患者や高齢者住宅などの入居者にオンライン診療のみを行う月を設定することが可能になったわけです（選択肢④は正解）。ただし、オンライン診療を月2回行っても、在総管・施設総管の「月2回以上」の報酬は算定できません（選択肢⑤は誤り）。

 オンライン診療をさらに実施しやすい環境が整備されたのですね。算定要件などはどうなっているのでしょうか。

表1　情報通信機器を用いた診療に係る評価

初診料（情報通信機器を用いた場合）　251点
再診料（情報通信機器を用いた場合）　73点
外来診療料（情報通信機器を用いた場合）　73点
[対象患者]
厚生労働省の「オンライン診療の適切な実施に関する指針」（指針）に基づき、医師が情報通信機器を用いた初診が可能と判断した患者
[算定要件]
(1) 情報通信機器を用いた初診を行った場合に算定する
(2) 指針に沿って診療を行い、診療内容、診療日および診療時間等の要点を診療録に記載する
(3) 原則、医療機関に所属する医師が医療機関内で行う。医療機関外で行う場合は診療を実施した場所を事後確認可能な場所で行う
(4) 患者の急変時等の緊急時には原則、当該保険医療機関が必要な対応を行う。夜間や休日など、当該保険医療機関がやむを得ず対応できない場合は、患者が速やかに対面診療を行えるよう、事前に受診可能な医療機関を患者に説明した上で、以下の内容を診療録に記載する
ア　かかりつけの医師が所属する医療機関名
イ　かかりつけの医師がいない場合は、対面診療ができない理由、紹介先の医療機関名、紹介方法および患者の同意
(5) 対面診療を提供できる体制を有するほか、患者の状況によって対応することが困難な場合は、他の医療機関と連携して対応できる体制を有する
(6) 指針に沿って診療を行い、一般社団法人日本医学会連合が作成した「オンライン診療の初診に適さない症状」等を踏まえ、当該診療が指針に沿った適切な診療であったことを診療録および診療報酬明細書の摘要欄に記載する。また、処方を行う際は、一般社団法人日本医学会連合が作成した「オンライン診療の初診での投与について十分な検討が必要な薬剤」等の診療ガイドラインを踏まえ、当該処方が指針に沿った適切な処方であったことを診療録および診療報酬明細書の摘要欄に記載する
(7) 予約に基づく診察による特別の料金の徴収はできない
(8) 情報通信機器の運用に要する費用は、療養の給付と直接関係ないサービス等の費用として別途徴収が可能
[施設基準]
(1) 情報通信機器を用いた診療を行う体制、対面診療を行う体制（他の医療機関との連携も可）が整備されている
(2) 厚生労働省「オンライン診療の適切な実施に関する指針」に沿って診療を行う体制を有する保険医療機関である

まず情報通信機器を用いた診療の届け出のほか、厚生労働省が定めた「オンライン診療の適切な実施に関する指針」に沿って実施することが求められます（選択肢③は正解）。オンライン診療と対面診療を組み合わせる必要があることなどを説明した上で、オンライン診療を実施する旨について患者の合意を得ること、オンライン診療の診療計画を定め、2年間は保存すること、医学的な観点からオンライン診療が適切でないと判断した場合は速やかに対面診療につなげることなどを順守する必要があります。

一方、2022年度改定前に設けられていた「日常的に通院または訪問による対面診療が可能な患者を対象」とする距離要件、「オンライン診療の実施割合が1割以下」という実施割合要件は撤廃されました。対面診療の提供体制は不可欠になりますが、オンライン診療で対応できない場合は他の医療機関と連携して対応体制を確保することなどが要件とされたのです。緊急時は当該医療機関が対応するのが基本ですが、やむを得ない場合は、事前に受診可能な医療機関を患者に説明し、紹介先の医療機関名や紹介方法などを診療録に記載することが求められます（選択肢②は正解）。

オンライン診療の対象疾患についても触れておきましょう。対象疾患は、日本医学

第3章

表2　在総管・施設総管の点数（処方箋を交付する場合（※1））

	訪問頻度	単一建物の診療患者数	在宅専門・在支診以外（※3）	在支診・在支病以外	在支診・在支病	機能強化型在支診・在支病 病床なし	機能強化型在支診・在支病 病床あり
在宅時医学総合管理料	月2回以上（厚生労働大臣が定める状態（※2））	1人	2760点	3450点	4600点	5000点	5400点
		2〜9人	2268点	2835点	3780点	4140点	4500点
		10人以上	1440点	1800点	2400点	2640点	2880点
	月2回以上	1人	2200点	2750点	3700点	4100点	4500点
		2〜9人	1180点	1475点	2000点	2200点	2400点
		10人以上	600点	750点	1000点	1100点	1200点
	月2回以上でうち1回以上が情報通信機器を用いた診療	1人	1623点	2029点	2569点	2789点	3029点
		2〜9人	944点	1180点	1465点	1565点	1685点
		10人以上	528点	660点	780点	820点	880点
	月1回	1人	1408点	1760点	2300点	2520点	2760点
		2〜9人	796点	995点	1280点	1380点	1500点
		10人以上	448点	560点	680点	720点	780点
	月1回でうち2カ月に1回情報通信機器を用いた診療	1人	812点	1015点	1285点	1395点	1515点
		2〜9人	472点	590点	733点	783点	843点
		10人以上	264点	330点	390点	410点	440点
施設入居時等医学総合管理料	月2回以上（厚生労働大臣が定める状態（※2））	1人	1960点	2450点	3300点	3600点	3900点
		2〜9人	1620点	2025点	2700点	2970点	3240点
		10人以上	1440点	1800点	2400点	2640点	2880点
	月2回以上	1人	1560点	1950点	2600点	2900点	3200点
		2〜9人	820点	1025点	1400点	1550点	1700点
		10人以上	600点	750点	1000点	1100点	1200点
	月2回以上でうち1回以上が情報通信機器を用いた診療	1人	1239点	1549点	1909点	2069点	2249点
		2〜9人	728点	910点	1105点	1175点	1265点
		10人以上	528点	660点	780点	820点	880点
	月1回	1人	1024点	1280点	1640点	1800点	1980点
		2〜9人	580点	725点	920点	990点	1080点
		10人以上	448点	560点	680点	720点	780点
	月1回で2カ月に1回情報通信機器を用いた診療	1人	620点	775点	955点	1035点	1125点
		2〜9人	364点	455点	553点	588点	633点
		10人以上	264点	330点	390点	410点	440点

※1 処方箋を交付しない場合は300点を加算
※2 厚生労働大臣が定める状態とは、「特掲診療料の施設基準等」別表第8の2に掲げる疾病・状態
※3 在支診を届け出ていない在宅専門診療所の場合、「在支診・在支病以外」の80％に相当する点数を算定する

会連合の「オンライン診療の初診に適さない症状」などを参照し、医師が判断することになります。指針に沿った適切な診療である旨を診療録および診療報酬明細書の摘要欄に記載する必要があります。

オンライン診療を行った際に算定できる医学管理料については、2022年度改定で地域包括診療料や生活習慣病管理料などが除外された一方で、ウイルス疾患指導料やがん性疼痛緩和指導管理料など15項目が対象に加えられました。点数に関しても改定前の一律100点から、対面診療時のそれぞれの医学管理料の約87%に引き上げられました。

ただオンライン診療の普及で、患者の病態をしっかり見極めるために不可欠な対面診療がおろそかになってしまっては本末転倒です。患者や家族に寄り添って、オンライン診療を含めた診療の在り方を考えていくことが大切になります。

このPOINTを押さえよう！

* オンライン診療は2022年度診療報酬改定で大きく見直され、初診からのオンライン診療が可能に。在総管・施設総管では、オンライン診療のみを行う月を設定することが可能になった
* 厚生労働省が定めた「オンライン診療の適切な実施に関する指針」に沿って実施することが求められる。医学的な観点から適切でないと判断した場合は、速やかに対面診療につなげなければならない
* 緊急時は当該医療機関が対応するのが基本になるが、やむを得ない場合は、事前に受診可能な医療機関を患者に説明し、紹介先の医療機関名や紹介方法などを診療録に記載することが必要になる

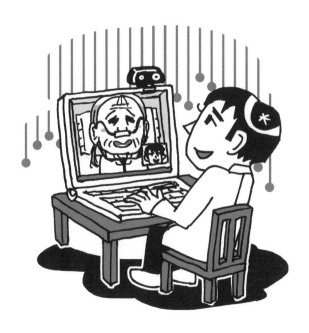

第

4

章

訪問看護の報酬

在宅患者の「食べたい」という意思を大切に
終末期に受けたい医療・ケアにつながる

終末期に絶食とせず、亡くなるまで口から食べることをサポートする取り組みは「食支援」と呼ばれています。高齢者が誤嚥性肺炎で入院すると、治療の過程で絶食、人工栄養となることがあります。こうした患者は肺炎が治った後も再発予防のため絶食指示が続き、何も食べられずに亡くなるケースが少なくありません。ですが、再発予防のために患者の「食べる権利」を奪ってもよいのでしょうか？

◯ 初診か初診後早い時期に意向を尋ねる

在宅患者の多くは既に食べられないか、もうすぐ食べられなくなる状態にあります。そこで、当院では初診か初診後なるべく早い時期に、患者や家族に「食べられなくなったらどうしたいですか」と尋ねています。その際、胃瘻や輸液投与などの人工栄養を行うか、あるいは食べられる間は口から食べ、自然にみていくのかなど、あらゆる選択肢を提示した上でよく考えてもらいます。

食べられなくなったらどうしたいかを考えることは、終末期にどのような医療やケアを受けたいのかを考えることにもつながります。これは、患者や家族、医療従事者などが患者本人の希望する医療・ケアの内容や方針を話し合う「アドバンス・ケア・プランニング（ACP）」そのものといえるでしょう。

その上で、「食べられる間は口から食べ、自然にみていくこと」を選んだ患者に対しては食支援をします。具体的には、口腔ケアや摂食嚥下機能訓練を行い、食べられるようになったら、患者の状態に合った食事形態の料理を準備します。食べら

れるようになるまでには、歯科医師や歯科衛生士、言語聴覚士、管理栄養士、調理師、これらの専門職をコーディネートするケアマネジャーなど多くの専門職が協働することになります。

◯ 食支援は「やるか、やらないか」

食支援で最も重要なのは、患者の食べる意欲を引き出すことです。実は人工栄養が患者の食べる意欲を阻害していることが多く、人工栄養を止めたり減らしたりすると患者は空腹を感じ、食べる意欲が回復します。経験上、食べたいものを大きな声で言える患者は食べられることが多く、筆者はこれを勝手に「永井の法則」と呼んでいます。

たんぽぽクリニックではこれまで100例近い食支援を行ってきました。その経験から、食べる意欲があって唾液や喀痰の吸引が必要なければ積極的に経口摂取を進め、食べる意欲がなく人工栄養を行っている患者については人工栄養の減量や一旦中止を試みて、食べる意欲がわけば経口摂取を進めるようにしています。

今でこそ当院には食支援に必要な専門職が在籍していますが、食支援の言葉もない頃から医師と看護師だけでできる支援を行ってきました。地域に連携できる専門職がいれば連携して取り組んでほしいですが、やる気になれば医師と看護師だけでも不可能ではありません。食支援は「できるか、できないか」ではなく、「やるか、やらないか」なのです。地域には必ず、食支援を必要とする患者がいます。その潜在ニーズに応えることが、地域の在宅医療のニーズを掘り起こすことにもつながります。

たんぽぽ流！ 3つの プリンシプル

1 ▶ 患者の「食べる権利」を奪わないという視点が重要になる
2 ▶ 患者の食べる意欲を引き出すため、人工栄養の量を最小限にとどめる
3 ▶ 多職種の協力が必要だが、やる気があれば医師と看護師だけでもできる

4-1 介護保険の訪問看護 どんな提供の決まりがある？

介護保険から訪問看護を提供する場合などについて正しい記述はどれでしょうか？

（複数解答）

❶ 介護保険の訪問看護費は、1回の訪問で実施するサービス時間の長さによって単位が設定されており、最長は120分である

❷ 同一または隣接する敷地内の建物の50人以上の利用者にサービスを提供する場合、所定単位数の85％に相当する単位を算定する

❸ 介護保険による訪問看護は、ケアプランに盛り込まれれば1日に複数回行うことができる

❹ 介護保険では、「厚生労働大臣が定める状態等」（別表第8）に該当する者に限り、退院日に訪問看護を算定できる

❺ 20分未満の訪問看護については、緊急時訪問看護加算を届け出たステーションで、保健師または看護師による20分以上の訪問看護が週1回以上計画されている場合に算定できる

登場人物　新人看護師 さくらさん　　たんぽぽ先生　　新人事務員 あすなろくん

 訪問看護が医療保険、介護保険のどちらの適用になるかは、Question2-8で教えていただきました。要介護認定者は原則として介護保険が適用され、「厚生労働大臣が定める疾病等」（特掲診療料の施設基準等別表第7に掲げる疾病等、具体的には末期癌や多発性硬化症など）に該当したり、主治医より特別訪問看護指示書が交付されている期間は、医療保険からの給付になるんでしたよね。

 医療保険と介護保険では給付の対象が違う点からも、それぞれで訪問看護の役割は異なることが分かるでしょう。医療保険の訪問看護は病気や症状の重い人が対象と捉えられる一方、介護保険の訪問看護は、状態が安定した利用者の療養上の世話を行いながら、異常を早期発見することが主な役割となります。

 介護保険の訪問看護については、介護支援専門員（ケアマネジャー）が作る居宅サービス計画（ケアプラン）に沿って実施するんですよね。

 ケアプランは、訪問介護や訪問リハビリテーション、通所介護といった介護サービスを組み合わせて、要介護認定者の生活を支えるものです。その中で訪問看護をどう位置付けるかは、ケアマネジャーの手腕にかかっています。
　　介護保険の訪問看護が医療保険の訪問看護と大きく異なるのは、訪問回数や利用できる訪問看護ステーションなどの数に制限

がないことです。ケアプランに盛り込まれれば、1日や週の回数制限はなく、訪問看護ステーションなども2カ所以上からサービスを提供できるのです（問題の選択肢③は正解）。ただし、対象は自宅などに居住する利用者に限定され、介護施設や特定施設（介護付き有料老人ホームなど）、認知症高齢者グループホームの入所・入居者には提供できません。

 介護保険における訪問看護の基本報酬は、1回の訪問で実施するサービス時間に応じて単位数が多段階に設定されているんでしたね。

 実施時間の区分は、「20分未満」「30分未満」「30分以上60分未満」「60分以上90分未満」となっており、要支援者と要介護者で単位が異なります（図1）。サービス提供時間の最長は「60分以上90分未満」になります（選択肢①は誤り）。なお報酬単位数は、医療機関より訪問看護ステーションの方が高く設定されています。また准看護師が訪問看護を実施した場合は、訪問看護ステーションでも医療機関でも所定単位数の90%に相当する報酬を算定しなければいけません。

 「20分未満」というとても短時間の訪問看護の報酬も設定されていますが、これは何か利用制限があるのでしょうか。

 気管内吸引や導尿、経管栄養など、短時間かつ頻回な医療処置が必要な人に限られま

在宅報酬算定マニュアルの176〜180、185〜187ページ参照

す。また、「20分以上」の訪問看護がケアプランに週1回以上盛り込まれ、サービスを担う事業所には緊急時訪問看護加算の体制（24時間連絡体制）を整えることも求められます（選択肢⑤は正解）。

　また2021年度介護報酬改定では、退院・退所当日の訪問看護の充実が図られました。それまでは医療機関や介護施設から退院・退所する当日の訪問看護は、気管カニューレを使用している状態など特別な管理を必要とする特別管理加算の対象者にしか提供できませんでしたが、2021年度改定で主治医が必要と認める場合も実施が可能となりました（選択肢④は誤り）。なお医療保険の訪問看護になりますが、2020年度診療報酬改定では医療機関の手厚い訪問看護提供体制を評価した訪問看護・指導体制充実加算が新設されました。

 集合住宅の入居者へのサービス提供に対する規制もありましたよね。サービス付き高齢者向け住宅の入居者へのサービス実施などを想定したものだと思いますが。

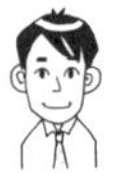

 集合住宅の入居者への訪問系サービスの規制は改定のたびに強化されてきました。2018年度介護報酬改定では、事業所と同一あるいは隣接の敷地にある事業所からの訪問看護は利用者数に関係なく基本報酬が10％減算される仕組みを見直し、月49人以下の場合は10％減算、月50人以上は15％減算となり、減算幅が拡大されました（選択肢②は正解）。また、事業所から離れた建物への訪問では、利用者数が月20人以上で10％減算されます。さらに2018年度改定では、これら集合住宅減算の対象が厳格化

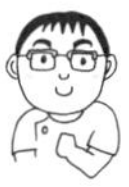

第4章

図1　介護保険における訪問看護の報酬構造（※は要支援者では算定不可）

【訪問看護ステーション】

訪問看護費	要介護者	要支援者
保健師、看護師による場合 20分未満	313単位	302単位
30分未満	470単位	450単位
30分以上60分未満	821単位	792単位
60分以上90分未満	1125単位	1087単位
理学療法士、作業療法士、言語聴覚士による場合	293単位／回	283単位／回
定期巡回・随時対応型訪問介護看護事業所と連携する場合（※）	2954単位／月	―

准看護師の場合、「保健師、看護師による場合」の所定単位数の90％に相当する単位数、「定期巡回・随時対応型訪問介護看護事業所と連携する場合」の所定単位数の98％に相当する単位数をそれぞれ算定する

＋

加算	
長時間訪問看護加算	複数名訪問加算
特別管理加算	ターミナルケア加算（※）
緊急時訪問看護加算	退院時共同指導加算
早朝・夜間、深夜の訪問看護の加算	サービス提供体制強化加算
看護体制強化加算	初回加算
看護・介護職員連携強化加算（※）	

【医療機関】

訪問看護費	要介護者	要支援者
保健師、看護師による場合 20分未満	265単位	255単位
30分未満	398単位	381単位
30分以上60分未満	573単位	552単位
60分以上90分未満	842単位	812単位
定期巡回・随時対応型訪問介護看護事業所と連携する場合（※）	2954単位／月	―

准看護師の場合、「保健師、看護師による場合」の所定単位数の90％に相当する単位数、「定期巡回・随時対応型訪問介護看護事業所と連携する場合」の所定単位数の98％に相当する単位数をそれぞれ算定する

＋

加算	
長時間訪問看護加算	複数名訪問加算
特別管理加算	ターミナルケア加算（※）
緊急時訪問看護加算	サービス提供体制強化加算
早朝・夜間、深夜の訪問看護の加算	初回加算
看護体制強化加算	看護・介護職員連携強化加算（※）

され、以前は養護老人・軽費老人・有料老人ホーム、サービス付き高齢者向け住宅だけでしたが、一般のマンションなど全ての集合住宅が対象となりました。

 介護保険の訪問看護の加算についても少し教えていただけますか。

「90分以上」の訪問看護を評価した長時間訪問看護加算、身体的理由などで複数名で訪問した際の複数名訪問加算、医療処置が必要な利用者が算定対象の特別管理加算、緊急対応体制を評価した緊急時訪問看護加算などがあります（157ページ図1）。詳しくはQuestion4-7や4-8で解説します。

このPOINTを押さえよう！

＊ 医療保険の訪問看護は症状が重い人などが対象になる一方、介護保険の訪問看護は、状態が安定した利用者の療養上の世話を行いながら、異常を早期発見することが主な役割になる
＊ 介護保険の訪問看護は居宅サービス計画（ケアプラン）に盛り込まれれば、1日や週の提供回数に制限はなく、訪問看護ステーションなども2カ所以上からサービスを提供できる
＊ 介護保険の訪問看護の基本報酬は、実施時間に応じて「20分未満」から「60分以上90分未満」まで4段階が設定されている。同一敷地内等の集合住宅の入居者については減算される

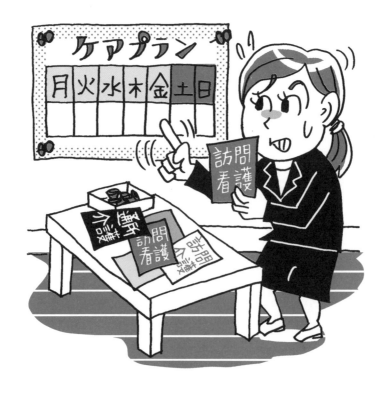

4-2 機能強化型訪問看護はどんな役割を担う？

機能強化型訪問看護について
正しい記述はどれでしょうか？

（複数解答）

❶ 業務継続計画（BCP）を策定し、そのBCPに従って必要な措置を講じなければならないのは、機能強化型訪問看護ステーションのみである

❷ 機能強化型訪問看護管理療養費1および2では、他の訪問看護ステーションや地域住民等に対する研修・相談の対応実績があることが必須の要件となっている

❸ 機能強化型訪問看護管理療養費には、看護職員6割以上の人員配置要件がある

❹ 機能強化型訪問看護管理療養費1～3は、ターミナルケア件数や重症児受け入れ件数の実績要件がある

❺ 機能強化型訪問看護管理療養費1および2の算定要件である「同一敷地内に介護関連事業所を設置すること」は、特定相談支援事業所の設置でも認められる

登場人物 新人看護師 さくらさん　 たんぽぽ先生　 新人事務員 あすなろくん

 機能強化型訪問看護は、通常の訪問看護よりも充実した体制を評価したものとして2014年度診療報酬改定で新設されましたね。

 厚生労働省の調査では、看護職員数が多いステーションほど重症患者へのサービスを多く担当し、24時間対応やターミナルケアの体制も充実していることが分かりました。こうしたステーションを普及させるためにできた報酬が、機能強化型訪問看護管理療養費です。

 具体的には、どのような報酬設定になっているのでしょうか。やっぱり、一般的な訪問看護より高い報酬が設けられているんでしょうか？

 主治医との連携や利用者・家族への連絡・相談などの業務を評価した訪問看護管理療養費において、機能強化型訪問看護管理療養費として位置付けられています。以前は同療養費1と2の2段階でしたが、2018年度診療報酬改定で同療養費3が新設されて3段階での評価となりました（表1）。具体的な報酬額は、同療養費1が1万2830円、2が9800円、3が8470円です。同療養費1と2の報酬は、2022年度診療報酬改定で引き上げられました。

一方、業務継続に向けた取り組みも強化されました。これは機能強化型訪問看護だけでなく全ての訪問看護事業者に対して、感染症や災害が発生しても必要な訪問看護サービスを継続できるよう、業務継続計画（BCP）を策定して、それに基づき研修や訓練を実施することなどが義務化されました（問題の選択肢①は誤り）。

同療養費1の人員配置要件は「常勤の看護職員（保健師、助産師、看護師、准看護師）が7人以上」となっていますが、うち1人は常勤換算で満たすことが可能です。「常勤5人以上」の同療養費2も同じ緩和が図られています。これに対して同療養費3は「常勤4人以上」で、常勤換算で満たすことはできません。常勤とは、各ステーションで定めた常勤勤務時間数（1週当たり32時間を基本）で判断します。サテライト事業所が同じ二次医療圏内にあれば、そこの看護職員も含められます。また同療養費1・2では、同一敷地内にある療養通所介護や放課後等デイサービスの事業所の常勤看護職員1人をステーションの常勤職員として扱えます。

加えて同療養費1～3全てにおいて、看護職員やリハビリスタッフなどの人数のうち6割以上は看護職員であることが求められます（選択肢③は正解）。さらに2022年度改定では、同療養費1～3において「褥瘡ケアなどの在宅看護等に係る専門の研修を受けた看護師が配置されていることが望ましい」とされました。今後の改定で義務化される可能性もありそうです。

 ターミナルケア件数や重症児の受け入れ実績に関する要件もありますね。

 同療養費3は対象外ですが、同療養費1と2にはこれらの要件が課されます（選択肢④は誤り）。詳しくは表1を見てください。同

療養費1・2のターミナルケア件数は、訪問看護ターミナルケア療養費（医療保険）、ターミナルケア加算（介護保険）、共同で訪問看護を行った医療機関による在宅がん医療総合診療料（医療保険）の算定件数の合計で判断しますが、それぞれ前年度に20件以上、15件以上が基準。「あらかじめ聴取した利用者・家族等の意向に基づき、7日以内の入院を経て連携する医療機関で死亡した利用者数」も算入できます。なお同療養費1・2の要件に、「同一敷地内における居宅介護支援事業所等の設置」がありますが、これ以外に特定相談支援や障害者相談支援の事業所の設置でも認められます（選択肢⑤は正解）。

✴ 地域に訪問看護を浸透させる役割

 2018年度改定で新設された同療養費3はどんな役割を担うのでしょうか。

 同療養費3は1・2より常勤看護職員の配置数が少なくて済み、ターミナルケア件数や重症児受け入れ実績の要件もありません。一方で地域の医療機関や他のステーションを対象とした年2回以上の研修実施のほか、医療機関の看護職員が当該ステー

表1　機能強化型訪問看護管理療養費の届け出基準

	機能強化型訪問看護管理療養費1（1万2830円）	機能強化型訪問看護管理療養費2（9800円）	機能強化型訪問看護管理療養費3（8470円）
常勤看護職員（保健師、助産師、看護師、准看護師）（※1）	7人以上（うち1人は常勤換算可能）	5人以上（うち1人は常勤換算可能）	4人以上
専門の研修を受けた看護師	在宅看護等に係る専門の研修を受けた看護師が配置されていることが望ましい		
看護職員の割合（※2）	6割以上	6割以上	6割以上
24時間対応体制	24時間対応体制加算の届け出		24時間対応体制加算の届け出（※3）
休日、祝日等の訪問看護	休日、祝日等も含め計画的な訪問看護を行う。営業日以外でも、24時間365日訪問看護を必要とする利用者に対して、訪問看護を提供できる体制を確保し対応する		
重症度の高い利用者の受け入れ	「厚生労働大臣が定める疾病等」に該当する利用者数が月10人以上	「厚生労働大臣が定める疾病等」に該当する利用者数が月7人以上	「厚生労働大臣が定める疾病等」「厚生労働大臣が定める状態等」に該当する利用者数などが月10人以上
ターミナルケアまたは重症児の受け入れ実績（①ターミナルケア件数（※4）、②ターミナルケア件数と超・準超重症児の利用者数、③超・準超重症児の利用者数のいずれか）	①前年度に20件以上②前年度に15件以上かつ常時4人以上③常時6人以上	①前年度に15件以上②前年度に10件以上かつ常時3人以上③常時5人以上	要件なし
居宅介護支援事業所等の設置など	居宅介護支援事業所、特定相談支援事業所、障害児相談支援事業所のいずれかを同一敷地内に設置（計画作成が必要な利用者の1割程度の計画を作成）		要件なし
情報提供や相談対応、人材育成など	直近1年間に、地域の医療機関、訪問看護ステーションまたは住民等に対する研修や相談への対応に関する実績があること（療養費3は2回以上の研修の実施）		
他の医療機関等との人材交流、退院時共同指導の実績	要件なし	要件なし	• 直近1年間に、地域の医療機関の看護職員が当該ステーションにおいて一定期間勤務するといった相互交流による勤務の実績がある • 直近3カ月間に、上記の医療機関以外の医療機関との共同指導による退院時共同指導加算の算定実績がある
他の医療機関等との連携（同一敷地内に開設者が同じ医療機関が設置されている場合）	要件なし	要件なし	直近3カ月間の、当該医療機関以外の医師を主治医とする利用者（医療保険および介護保険）が1割以上

※1 サテライト事業所に配置している看護職員も含む。療養費1・2では、訪問看護ステーションの同一敷地内に開設者が同じ療養通所介護事業所、児童発達支援事業所、放課後等デイサービス事業所がある場合、当該事業所の職員（常勤または常勤換算）を1人まで常勤職員の数に含められる
※2 看護師等（看護職員、理学療法士、作業療法士、言語聴覚士）に占める看護職員の割合
※3 ステーションと開設者が同じ医療機関が同一敷地内に設置されている場合、営業時間外の利用者や家族などからの電話等による看護に関する相談への対応は、当該医療機関の看護師が行うことができる
※4 ①訪問看護ターミナルケア療養費（医療保険）、ターミナルケア加算（介護保険）の算定件数、②在宅で死亡した利用者のうち共同で訪問看護を行った医療機関が在宅がん医療総合診療料を算定していた利用者数、③訪問看護を6カ月以上行い、あらかじめ聴取した利用者や家族などの意向に基づき、7日以内の入院を経て連携する医療機関で死亡した利用者数——を合計した数

第4章

ションに一定期間勤務するといった相互交流の実績が必要です。同療養費3の算定ステーションには、訪問看護を地域に普及させる役割が期待されているといえます。ただし同療養費1と2に対しても、2022年度改定で地域における人材育成等の要件が強化されました。以前は人材育成のための研修実施などを行うことが「望ましい」とされていましたが、改定により「人材育成のための研修等の実施」と「地域の医療機関や訪問看護ステーション、住民などへの情報提供または相談の実績」が義務化されました（選択肢②は正解）。機能強化型訪問看護は地域に積極的に関わり、人材育成などの役割を果たすことが求められているといえます。

このほか、同一敷地内に開設者が同じ医療機関がある際、営業時間外の利用者・家族からの電話などへの対応は医療機関の看護師が担えることも覚えておきましょう。中小病院などに積極的に訪問看護をしてもらう狙いがあると考えられます。

このPOINTを押さえよう！

* 機能強化型訪問看護は3段階の報酬で評価されており、人員配置人数の充実や看護職員の手厚い配置などが求められ、24時間対応やターミナルケアの体制整備が期待されている
* 機能強化型訪問看護管理療養費1と2にはターミナルケア件数や重症児の受け入れ実績が課されている一方、同療養費3には医療機関との共同や人材育成が求められている
* 機能強化型訪問看護に限らず、全ての訪問看護事業所にBCPの策定とそれに基づく研修や訓練の実施が義務化され、災害時等でもサービスを継続できる体制づくりが必要になっている

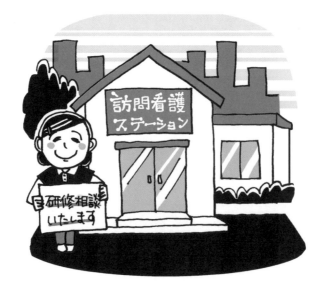

4-3 質の高い訪問看護には どんな評価がある？

質の高い訪問看護の評価について 正しい記述はどれでしょうか？

（複数解答）

❶ 訪問看護事業者は、従事する看護師等に業務継続計画（BCP）を周知して、必要な研修・訓練を定期的に実施しなければならない

❷ 特定行為研修を修了した看護師が訪問看護の実施に関する計画的な管理を行った場合、医療保険の専門管理加算を算定できる

❸ 介護保険の看護体制強化加算は、「算定月の前6カ月間で特別管理加算の算定利用者の割合が全体の3割以上」という届け出基準があり、介護予防訪問看護については「従業員の総数のうち看護職員の割合が5割以上」という届け出基準がある

❹ 介護保険のサービス提供体制強化加算は、従事する看護師等の勤続年数に応じて（I）と（II）の2段階の単位が設定されており、勤続年数の具体的な要件は、（I）が「7年以上」、（II）が「1年以上」である

❺ 医療保険では、専門性の高い看護師による同行訪問を評価した報酬項目がある

Answer

4-3 ①②⑤

登場人物 新人看護師 さくらさん たんぽぽ先生 新人事務員 あすなろくん

 在宅医療の推進に伴い、その中核となるサービスの１つである訪問看護は急速に普及していますね。半面、質の向上も必要ではないでしょうか。

 疾病などを抱える患者にとって、質の高い訪問看護を受けられることはとても重要です。そのため、医療保険や介護保険でも報酬改定のたびにその強化が図られています。例えば、2022年度診療報酬改定では専門管理加算が新設されました（表1）。緩和ケア、褥瘡ケアもしくは人工肛門ケアおよび人工膀胱ケアに係る専門の研修を受けた看護師が訪問看護の実施に関する計画的な管理を行った場合、月に１回に限り訪問看護管理療養費や（同一建物居住者）在宅患者訪問看護・指導料に加算できます。

　　対象は、「悪性腫瘍の鎮痛療法もしくは化学療法を行っている患者」「真皮を越える褥瘡の状態にある患者」「人工肛門もしくは人工膀胱を造設している者で管理が困難な患者」です。また、気管カニューレや胃瘻カテーテルの交換といった特定行為研修を修了した看護師が訪問看護で計画的な管理を行った場合も同加算を算定できます（問題の選択肢②は正解）。ただし、算定対象は手順書加算（150点、6カ月に１回）を算定する患者です。この手順書加算も2022年度診療報酬改定で新設されたもので、質の高い訪問看護の提供を推進する観点から、訪問看護ステーションなどの看護師に対して医師が特定行為の実施に係る手順書を交付した場合を評価しています。

 緩和ケアや褥瘡ケアなどの専門研修を受けた看護師の訪問を評価した医療保険の訪問看護療養費や診療報酬は以前からありましたね。

 訪問看護ステーションが対象の訪問看護基本療養費（I）と（II）や、医療機関が対象となる（同一建物居住者）在宅患者訪問看護・指導料で評価されていますね。専門研修を受けた看護師が他の訪問看護ステーションや医療機関の看護師等と悪性腫瘍の患者等を同行訪問した場合、月１回に限って訪問看護ステーションでは１万2850円、医療

表1　**専門管理加算（訪問看護管理療養費、（同一建物居住者）在宅患者訪問看護・指導料の加算）**

医療保険
専門管理加算
2500円／月、250点／月

【算定要件】
・緩和ケア、褥瘡ケアもしくは人工肛門ケアおよび人工膀胱ケアに係る専門の研修を受けた看護師、または特定行為研修を修了した看護師が、訪問看護の実施に関する計画的な管理を行った場合に算定する

【算定対象】
・緩和ケア、褥瘡ケアまたは人工肛門ケアおよび人工膀胱ケアに係る専門の研修を受けた看護師が計画的な管理を行った場合
　①悪性腫瘍の鎮痛療法もしくは化学療法を行っている利用者
　②真皮を越える褥瘡の状態にある利用者
　③人工肛門もしくは人工膀胱を造設している者で管理が困難な利用者
・特定行為研修を修了した看護師が計画的な管理を行った場合
　①手順書加算を算定する利用者

※対象の特定行為：気管カニューレの交換、胃瘻カテーテルもしくは腸瘻カテーテルまたは胃瘻ボタンの交換、膀胱カテーテルの交換、褥瘡または慢性創傷の治療における血流のない壊死組織の除去、創傷に対する陰圧閉鎖療法、持続点滴中の高カロリー輸液の投与量の調整、脱水症状に対する輸液による補正

機関では1285点を算定できます（65ページ表2、選択肢⑤は正解）。また2022年度診療報酬改定ではこの同行訪問について、褥瘡ケアに係る専門研修に創傷管理関連の特定行為研修が追加されました。前に述べた専門管理加算もそうですが、国は特定行為研修を修了した看護師による訪問看護を在宅の場で広げたいと考えているようです。

 介護保険による訪問看護でも、質向上の取り組みが評価されているとのことですが、具体的にどんな報酬があるのでしょうか。

 例えば、利用者への緊急時訪問や特別な管理などに関する一定の実績を評価した訪問看護費の看護体制強化加算があります（表2）。2段階で評価した要介護者向けの同加算と、要支援者を対象としたものがあります。2021年度介護報酬改定では単価が引き下げられましたが、算定要件が一部緩和されました。以前は、特別な管理が必要な利用者について計画的な管理を行った場合に算定できる特別管理加算の算定者の占める割合の要件が「3割以上」でしたが、「2割以上」に緩和されました。一方で介護予防訪問看護については2023年4月から、従事者に占める看護職員の割合が「6割以上」であることが求められます（選択肢③は誤り）。ただし、同年3月末日時点で急な看護職員の退職等により要件を満たせない場合、指定権者に定期的に採用計画を提出すれば採用されるまでは同要件の適用が猶予されます。

このほか、人員やサービス提供などの質を評価した訪問看護費のサービス提供体制強化加算も挙げられます（表3）。同加算は2021年度介護報酬改定で、サービスの質向上に向け、(I) 6単位／回と (II) 3単位／回の2区分に再編されました。これに伴い、以前は「勤続3年以上の者が30%以上」だけだった勤務年数要件が見直され、(I) は「勤続7年以上の者が30%以上」、(II) は「勤続3年以上の者が30%以上」となりま

第4章

表2 看護体制強化加算（[介護予防] 訪問看護費の加算）

介護保険
看護体制強化加算
看護体制強化加算 (I)　　　550単位／月 看護体制強化加算 (II)　　　200単位／月 看護体制強化加算　　　　　100単位／月（要支援者）
【届け出基準（加算 (I) (II)、加算（要支援者）共通）】 ・算定月の前6カ月間で緊急時訪問看護加算を算定した利用者の占める割合が50%以上 ・算定月の前6カ月間で特別管理加算を算定した利用者の占める割合が20%以上 ・（介護予防）訪問看護の提供に当たる従業員の総数のうち、看護職員の占める割合が6割以上（※） 【加算 (I) の要件】 ・算定月の前1年間でターミナルケア加算を算定した利用者が5人以上 【加算 (II) の要件】 ・算定月の前1年間でターミナルケア加算を算定した利用者が1人以上

※2023年4月より施行。同年3月末日時点で看護体制強化加算を算定している事業所で、急な看護職員の退職等により「看護職員6割以上」の要件を満たせなくなった場合は、指定権者に定期的に採用計画を提出することで、採用されるまでの間は同要件の適用を猶予

表3 サービス提供体制強化加算（[介護予防] 訪問看護費の加算）

介護保険
サービス提供体制強化加算
サービス提供体制強化加算 (I)：6単位／回 サービス提供体制強化加算 (II)：3単位／回 ※定期巡回・随時対応型訪問介護看護事業所と連携する場合 同 (I)：50単位／月、同 (II)：25単位／月 （いずれも区分支給限度基準額の枠外）
【算定要件】 以下の基準を全て満たして届け出を行った場合に算定する ①全ての看護師等につき研修計画を作成し、その計画に従って研修を実施または実施を予定している ②利用者の情報もしくはサービス提供に当たっての留意事項の伝達または看護師等の技術指導を目的とした会議を定期的に開催している ③全ての看護師等に健康診断などを定期的に実施している ④サービス提供体制強化加算 (I) は看護師等の総数のうち、勤続年数7年以上の者の占める割合が30%以上、サービス提供体制強化加算 (II) は看護師等の総数のうち、勤続年数3年以上の者の占める割合が30%以上である

した（選択肢④は誤り）。

 感染症や災害が発生した場合でも業務を継続できる体制の構築も進められましたね。これも質向上につながるものだと思います。

 そうですね。2021年度介護報酬改定と2022年度診療報酬改定において訪問看護事業所に業務継続計画（BCP）の策定などが義務づけられました。事業所に在籍する看護師等に周知して、必要な研修や訓練を定期的に実施することが要求されています（選択肢①は正解）。2024年3月末まで体制整備が猶予される経過措置が設けられていますので、それまでにしっかり体制を整えなければいけません。

このPOINTを押さえよう！

* 褥瘡ケアなどの専門研修を受けた看護師が訪問看護に関わる場合の評価が充実する傾向に。2022年度診療報酬改定では専門管理加算が新設された
* 特定行為研修を修了した看護師がサービス提供に関わるケースに関しても、他の訪問看護ステーションなどの看護師等と同行訪問した場合などについて評価が広がっている
* 介護保険では、看護体制強化加算やサービス提供体制強化加算などで訪問看護の質向上が評価されている。非常時の業務継続を図る計画の策定や研修の実施なども必要になっている

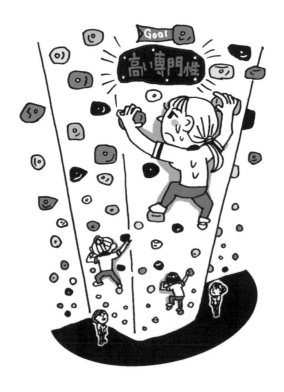

4-4 提供回数の制限なく訪問看護を受けられる患者の状態は？

医療処置が必要な「厚生労働大臣が定める状態等」(別表第8)について正しい記述はどれでしょうか？

(複数解答)

❶ 患者が「厚生労働大臣が定める状態等」(別表第8)に該当すると、訪問看護は毎日提供でき、1日に複数回の訪問や2カ所の提供主体による訪問などが可能になる

❷ 「厚生労働大臣が定める状態等」(別表第8)の患者の退院日に訪問看護を提供することは可能だが、入院先から外泊した日には訪問看護を提供できない

❸ 要介護認定者が「厚生労働大臣が定める状態等」(別表第8)に該当すれば、医療保険の訪問看護の提供が可能になる

❹ 胃瘻は、「厚生労働大臣が定める状態等」(別表第8)に該当する

❺ 患者が「厚生労働大臣が定める状態等」(別表第8)に該当すると、退院時共同指導料1の特別管理指導加算の算定が可能になる

Answer
4-4

登場人物 新人看護師 さくらさん　たんぽぽ先生　新人事務員 あすなろくん

 患者の状態を表す「厚生労働大臣が定める状態等」（別表第8）というのは、これ以前のパートでもよく出てきましたが、改めて教えていただけないでしょうか。患者が受けている医療処置を規定したものであることは、ここまでの説明で何となく分かったのですが……。

 正式には、診療報酬点数表に規定された「特掲診療料の施設基準等別表第8に掲げる状態等」（表1）のことを示しています。具体的には、在宅悪性腫瘍等患者指導管理や在宅気管切開患者指導管理を受けている状態にある患者、気管カニューレや留置カ

テーテルを使用している状態の者のほか、在宅酸素療法指導管理や在宅人工呼吸指導管理などを受けている状態の患者、人工肛門の設置や真皮を越える褥瘡の状態にある患者などが該当するんだ。なお、留置カテーテルには胃瘻も含まれます（問題の選択肢④は正解）。

この「厚生労働大臣が定める状態等」（別表第8）以外にも、「厚生労働大臣が定める疾病等」（特掲診療料の施設基準等別表第7に掲げる疾病等）などについてもここまでのパートで触れてきました。診療報酬制度ではこうした患者の状態や疾病を整理して、特定の診療報酬の算定対象としたり、

表1　厚生労働大臣が定める状態等（別表第8）

特掲診療料の施設基準等別表第8に掲げる状態等
1　・在宅悪性腫瘍等患者指導管理、在宅気管切開患者指導管理を受けている状態にある者 　　・気管カニューレ、留置カテーテル（※1）を使用している状態にある者
2　以下の指導管理を受けている状態にある者 　　・在宅自己腹膜灌流指導管理 　　・在宅血液透析指導管理 　　・在宅酸素療法指導管理 　　・在宅中心静脈栄養法指導管理 　　・在宅成分栄養経管栄養法指導管理 　　・在宅自己導尿指導管理 　　・在宅人工呼吸指導管理 　　・在宅持続陽圧呼吸療法指導管理 　　・在宅自己疼痛管理指導管理 　　・在宅肺高血圧症患者指導管理
3　人工肛門または人工膀胱を設置している状態にある者
4　真皮を越える褥瘡の状態にある者
5　在宅患者訪問点滴注射管理指導料を算定している者
介護保険の場合、長時間訪問看護加算などの要件となる「厚生労働大臣が定める状態等」では、2のうち「在宅人工呼吸指導管理」は対象外となる。5については「点滴注射を週3日以上行う必要があると認められる状態」と読み替える
※1 別表第8においては胃瘻も含まれる

在宅報酬算定マニュアルの58〜59、181〜184、191〜192ページ参照

受けられるサービスが広がる要件にしたりしています。

訪問看護の利用者がこの「厚生労働大臣が定める状態等」（別表第8）に該当すると、サービス提供面や診療・介護報酬の面で様々な特例があるんですよね。

その通り。受けられるサービスの制限が緩和されたり、柔軟に提供できるようになります。例えば、医療保険において通常は週3日までとされている訪問看護の実施制限がなくなって毎日訪問できるようになったり、1日に複数回の訪問看護を実施できるようになります。このほか、長時間の訪問看護も可能になるんだよ。

　さらに、通常は患者1人に対して1カ所の訪問看護ステーションからしかサービスを提供できませんが、「厚生労働大臣が定める状態等」に当てはまると、2カ所から実施できるようになるだけでなく、訪問看護が毎日必要なケースでは3カ所からの提供が認められます（問題の選択肢①は正解）。また、在宅療養に向けて外泊する入院患者に対して訪問看護を行った場合を評価した訪問看護基本療養費（III）も、入院中に2回算定できるようになります（選択肢②は誤り）。

　2022年度診療報酬改定では、「厚生労働大臣が定める状態等」（別表第8）に該当する患者などに対して退院日に看護師等が長時間の退院支援指導を行った場合の評価が新設されました。具体的には、退院支援指導を行った場合の評価として退院支援指導加算がありますが、その中に長時間の指導を行った場合の点数（1日90分超、8400円）が新設されました。

　そのほかの報酬面では、訪問看護の特別管理加算や在宅移行管理加算、難病等複数回訪問加算、退院時共同指導料1や退院時

共同指導加算に上乗せされる特別管理指導加算が算定できるようになるんだ（表2、選択肢⑤は正解）。

✴ 要介護認定者は介護保険が優先

多くの特例が設けられているんだなあ。かなり充実した訪問看護の実施が可能になるわけですね。

こうした特例を受けることができれば、訪問看護事業所にとって高い診療報酬を算定

表2 「厚生労働大臣が定める状態等」（別表第8）を算定要件として規定している主な報酬項目と可能となるサービス

診療報酬
• 難病等複数回訪問加算
• 長時間訪問看護・指導加算
• 複数名訪問看護・指導加算
• 在宅移行管理加算
• 退院時共同指導料1の特別管理指導加算
• 週3日（回）の訪問制限を受けない（訪問看護のみ）
• 退院後訪問指導料
• 医療機関と訪問看護ステーションにおける同一月の訪問看護の報酬算定

介護報酬
• 長時間訪問看護加算
• 特別管理加算
• 退院時共同指導加算を2回算定できる（訪問看護ステーションのみ）
• 介護療養型医療施設、介護医療院などの退院、退所日の訪問看護

訪問看護療養費
• 難病等複数回訪問加算
• 長時間訪問看護加算
• 複数名訪問看護加算
• 特別管理加算
• 退院時共同指導加算の特別管理指導加算
• 退院時共同指導加算を2回算定できる
• 退院支援指導加算
• 訪問看護基本療養費（III）を入院中2回算定できる
• 訪問看護情報提供療養費1
• 訪問看護情報提供療養費2（18歳未満に限る）
• 週3日（回）の訪問制限を受けない（訪問看護のみ）
• 2カ所の訪問看護ステーションによる訪問看護の提供（週7日の訪問なら3カ所まで可）
• 医療機関と訪問看護ステーションにおける同一月の訪問看護の報酬算定
• 退院支援指導加算（長時間の療養上必要な指導を行う場合）

第4章

できるといったメリットがあるだけでなく、患者にとっても、手厚いサービスを受けられるので安心して在宅生活を継続できる利点があるわけですね。そのため、患者が最良のサービスを受けられるよう、訪問看護に関わっている人たちは「厚生労働大臣が定める状態等」（別表第8）をしっかり覚えて、主治医との密な連携を心掛けるべきです。

 はい、ちゃんと理解して対応できるようにします……。一方で訪問看護は医療保険と介護保険の双方に位置付けられているので、

その使い分けが難しそうです。

 要介護認定を受けている患者については、「厚生労働大臣が定める状態等」に該当しても医療保険ではなく介護保険が優先して適用されるんだ（選択肢③は誤り）。一方で、急性増悪した際など、主治医が「頻回の訪問看護が必要」と判断して特別訪問看護指示を交付した場合は、要介護認定者でも介護保険ではなく医療保険が適用されて、さっき説明したような特例を受けることができます。

このPOINTを押さえよう！

* 「厚生労働大臣が定める状態等」（別表第8）とは、在宅悪性腫瘍等患者指導管理や在宅気管切開患者指導管理を受けている状態、気管カニューレや留置カテーテルを使用している状態などの患者が当てはまる
* 患者が「厚生労働大臣が定める状態等」に該当すると、医療保険の訪問看護が毎日実施できるほか、特別管理加算や在宅移行管理加算、難病等複数回訪問加算などの対象にもなる
* ただし、要介護認定者は「厚生労働大臣が定める状態等」に該当しても介護保険の訪問看護が優先される。特別訪問看護指示が交付されれば、医療保険の訪問看護が適用されて前述のサービスの特例が適用される

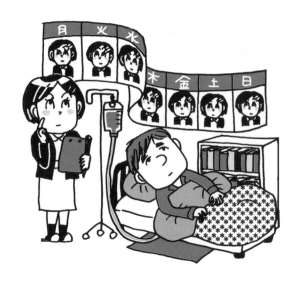

4-5 特別訪問看護指示を出すとどんなケアが可能になる？

特別訪問看護指示書について正しい記述はどれでしょうか？

（複数解答）

❶ 特別訪問看護の指示を出した後に患者が自然軽快や入院、死亡などで結果的に週4回（日）以上の訪問看護ができなかった場合、算定は認められない

❷ 「気管カニューレを使用している状態にある者」と「真皮を越える褥瘡の状態にある者」については、特別訪問看護指示を月2回交付できる

❸ 特別訪問看護指示を出した患者については、同一日に2カ所の訪問看護ステーションから訪問看護を提供できる

❹ 終末期の患者に関しても特別訪問看護指示書を交付できる

❺ 特別訪問看護指示の期間中は長時間の訪問看護を実施できる

Answer
4-5

登場人物 新人看護師 さくらさん　たんぽぽ先生　新人事務員 あすなろくん

 既にQuestion2-6と2-8でも説明してきましたが、特別訪問看護指示書は、患者の主治医が週4回（日）以上の頻回な訪問看護を一時的に実施する必要があると認めた場合に、患者の同意を得て訪問看護ステーションに交付するものです。具体的な患者の状態としては、急性増悪時や終末期、退院直後などの場合が特別訪問看護指示書を交付する対象となります（表1、問題の選択肢④は正解）。

　特別訪問看護指示書を交付したときは、普段は介護保険の訪問看護の提供を受けている要介護者についても、医療保険による訪問看護の給付対象となります。Question4-4では、患者が「厚生労働大臣が定める状態等」（別表第8）に該当しても介護保険からの給付が優先されると説明しましたが、特別訪問看護指示は扱いが違うわけです。

　またQuestion2-6の「訪問看護の提供に関する医師の指示」では、通常の訪問看護の実施を指示する際、訪問看護を提供する主体が訪問看護ステーションの場合は訪問看護指示書を交付し、他の医療機関に依頼する場合は診療情報提供書を出すことを説明しました。覚えているかな？ 特別訪問看護を指示するケースでも、基本的にはこの規定に沿って行うことになります。

 主治医と同じ医療機関に在籍する看護師が特別訪問看護を担当する場合は、患者のカルテにその指示内容を記載するんでしたよね。

 そうだね。診療報酬の面では、特別訪問看護指示書を交付すると、主治医が所属する医療機関は訪問看護指示料（300点）とその加算の特別訪問看護指示加算（100点）を算定できます（表2）。診療に基づいて指示を出さなければならないので、診療日が指

表1　特別訪問看護指示書により可能となる主な訪問看護サービスや算定可能な点数

疾病や状態
急性増悪　終末期　退院直後など

特別指示を算定要件として規定している
主な点数項目と可能になるサービス

・難病等複数回訪問加算【診、看】
・長時間訪問看護加算【看】、長時間訪問看護・指導加算【診】
・複数名訪問看護加算【看】、複数名訪問看護・指導加算【診】
・特定施設、グループホームに入居中の人への訪問看護
・医療保険の訪問看護の実施
・2カ所の訪問看護ステーションの利用（週4日以上訪問の場合）
・週3日の訪問看護の制限を受けない
・医療機関と訪問看護ステーションにおける同一月の訪問看護の報酬算定（週4日以上訪問の場合）

【診】：診療報酬、【看】：訪問看護療養費

表2　主治医が交付できる訪問看護などに関する主な指示書

訪問看護の提供主体	訪問看護指示の種類	指示書作成日	有効期限	報酬
訪問看護ステーション	訪問看護指示書	診療日でなくてもよい	6カ月以内	月1回300点
	特別訪問看護指示書	診療日	14日以内	原則月1回100点
ステーション、他の医療機関	在宅患者訪問点滴注射指示書	診療日でなくてもよい	7日以内	週1回100点
他の医療機関	診療情報提供書	診療日から2週間以内	1カ月以内	月1回250点
自院	自院の看護職員への指示（カルテ記載）	診療日	1カ月以内	――
居宅サービス事業所・特別支援学校	介護職員等喀痰吸引等指示書	診療日でなくてもよい	6カ月以内	3カ月1回240点

※自院の看護職員への特別訪問看護指示と在宅患者訪問点滴注射指示もカルテに指示内容を記載する。指示内容の記載日や有効期間は訪問看護ステーションに指示を出す場合と同様
※在宅療養で必要かつ十分な量の衛生材料や保険医療材料を主治医が提供した際に、訪問看護指示料の加算として衛生材料等提供加算（80点）を算定できる

示日である必要があり、指示期間は14日以内に限られるんだったね。

 特別訪問看護指示は、月に何回出すことができるのですか。

 軽快したなどの理由で14日に達しない場合は、特別訪問看護の期間を短くすることは可能ですが、指示は原則として月1回しか認められていません。ただし、「気管カニューレを使用している状態」と「真皮を越える褥瘡の状態」にある患者には月2回まで交付できます（選択肢②は正解）。また、自然軽快や入院、死亡などで結果的に週4日以上の訪問看護を実施しなかったとしても、診療報酬明細書に理由を記載すれば、特別訪問看護指示加算も訪問看護療養費も算定が認められます（選択肢①は誤り）。

☀ 1日複数回、毎日の訪問が可能に

 特別訪問看護指示が出されると、様々な特例が認められるんですよね？（表1）。

 医療保険の訪問看護は通常、1日に1回のみ、週3日までしか実施できなかったり、提供できる訪問看護ステーションが1カ所

に限定されるルールがあります。こうした制限が特別訪問看護指示の期間は、1日に複数回、週4日以上の訪問が可能となり、同一月にサービス提供できる訪問看護ステーション数も2カ所まで広がります（週4日以上訪問の場合）。ただし、同一日に2カ所の訪問看護ステーションが訪問看護を実施することはできず、同一月の場合にしか認められません（選択肢③は誤り）。

 週1回であれば90分を超える長時間の訪問看護も手掛けられ、この場合、長時間訪問看護加算（訪問看護ステーションの場合は5200円、医療機関の場合は520点）を算定できますよね？

 その通りです（選択肢⑤は正解）。そのほか、15歳未満の超・準超重症児や、15歳未満で「厚生労働大臣が定める状態等」（別表第8）であれば週3回まで長時間訪問看護の提供が可能になるね。

　また、特別訪問看護指示の期間は複数人の看護師による訪問看護も可能になり、複数名訪問看護加算の算定もできるんだ。また、週4日以上訪問看護を実施した際は、医療機関と訪問看護ステーションにおける

同一月の訪問看護の報酬算定もできるようになります。

 認知症高齢者グループホームの入居者には訪問看護の提供は可能なのでしょうか。

 原則として、介護保険サービスの訪問看護は実施することができません。ただし、グループホームが訪問看護ステーションとの間で24時間の連絡体制の確保などに関する契約を締結すれば提供が可能です。この場合、グループホーム側が介護報酬の医療連携体制加算(I)（39単位／日）を算定し

た上で、事前に契約に基づいて決められた委託料を訪問看護ステーションに支払うことになります。

一方で、主治医が特別訪問看護指示を出した場合は、グループホームと訪問看護ステーションとの間での契約の有無にかかわらず、グループホームの入居者には医療保険による訪問看護を提供でき、前に述べた特例も認められることになります。このほか、Question2-8で取り上げたように、「厚生労働大臣が定める疾病等」（別表第7）に入居者が該当する際も医療保険の訪問看護の対象となります。

このPOINTを押さえよう！

* 特別訪問看護指示書は、主治医が週4回（日）以上の頻回な訪問看護を一時的に行う必要があると認めた場合に交付できる。急性増悪時や終末期、退院直後などの患者が対象になる

* 指示期間は14日以内に限られ原則として月1回しか出せないが、「気管カニューレを使用している状態」と「真皮を越える褥瘡の状態」にある患者には月2回まで交付できる

* 特別訪問看護指示期間は毎日の訪問、1日複数回の訪問が可能になるだけでなく、同一月にサービス提供できる訪問看護ステーション数も2カ所まで広がる

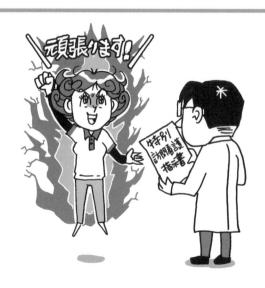

4-6 訪問看護での点滴注射の 指示はどう出すの？

在宅患者訪問点滴注射管理指導料について正しい記述はどれでしょうか？

（複数解答）

❶ 在宅患者訪問点滴注射管理指導料は、看護師または准看護師が患家を週3日以上訪問して点滴注射を実施した場合に、主治医が点滴を指示した日に算定する

❷ 医師による点滴注射も点滴の回数に含まれる

❸ （看護）小規模多機能型居宅介護の通所サービスの利用中に行った点滴注射は対象外となる

❹ 在宅患者訪問点滴注射管理指導料には処置に必要な回路などの費用が含まれており、別に算定できない

❺ 点滴注射を週3日以上実施できなかった場合、在宅患者訪問点滴注射管理指導料は算定できない

Answer

4-6 ④⑤③④⑤

登場人物 新人看護師 さくらさん　たんぽぽ先生　新人事務員 あすなろくん

診療報酬の在宅患者訪問点滴注射管理指導料（100点、週1回）は、主治医が診療に基づいて、1週間（指示をした日から7日間）のうち3日以上の点滴注射が必要と判断した患者が対象になります。点滴注射を担う医療機関または訪問看護ステーションの看護師などに指示し、その内容や有効期間（7日以内）などを診療録あるいは在宅患者訪問点滴注射指示書に記す必要があります。

この指導料の算定要件も、いろいろと細かく設定されていますよね。点滴注射の実施者や処置に係る費用の包括内容などの規定があるのでしょうか。

算定できるのは、「週3日以上の訪問看護での点滴注射を指示し、実際に看護師または准看護師が患家に赴いて実際に点滴注射を週3日以上行った場合」です。算定日は、指示をした日ではなく、点滴注射を行った

3日目になります（問題の選択肢①は誤り）。使用できる薬剤は、医師が必要と認めて点滴するものであれば特に制限はありません（図1）。

　また、訪問看護で週2日しか実施しなかった場合は同指導料を算定できませんが、薬剤料は算定できます（選択肢⑤は正解）。その際、週3日以上実施できなかった旨をレセプトに記載する必要があります。なお、そもそも医師の点滴指示が週2日以下のときは同指導料を当然算定できませんが、実施した点滴の薬剤料は在宅医療の部で規定される注射薬であれば算定が可能です（図2）。

　この指導料の対象となる注射の方法も決まっています。皮下注射や筋肉注射、静脈注射を実施した場合は、同指導料の算定対象になりません。また、介護サービスの（看護）小規模多機能型居宅介護の通所サービスを利用している時に実施した点滴注射は

図1　法令・通知
2004年3月30日、同7月7日厚生労働省事務連絡（抜粋、一部改変）

問　在宅患者訪問点滴注射管理指導料の対象に中心静脈注射は含まれるか
答　含まれない

問　在宅患者訪問点滴注射管理指導料にかかる薬剤は、在宅の部に規定されている薬剤のみが対象か
答　在宅の部に規定されている薬剤は、在宅自己注射等の在宅療養指導管理にかかる薬剤など患者に投与できるものを規定したものであるが、在宅患者訪問点滴注射管理指導料にかかる薬剤は医師が必要と認め、訪問する看護師等に渡し在宅で点滴されるものであれば、特に制限はない

問　例えば3日間の点滴注射を行う場合に、医師が1日行い、2日間を看護師等が実施した場合には在宅患者

訪問点滴注射管理指導料を算定できるのか
答　算定できない。ただし薬剤料は算定できる

問　1回の点滴注射指示に基づく点滴注射が終了した後に、継続して同じ内容の点滴注射指示を出す場合でも、主治医は改めて診療する必要があるのか
答　その通り

問　点滴注射を3日間の予定で指示を出したが、状態を見て5日間に延長することは可能か
答　変更を行う場合、主治医の診療の上、在宅患者訪問点滴注射指示の変更を行うことが必要である

算定の対象外になるので気をつけましょう（選択肢③は正解）。

 （看護）小規模多機能型居宅介護の利用者への点滴注射に制限があるということは、同指導料を算定できるのは医療保険の訪問看護を利用する患者だけで、介護保険の利用者は対象外になるのでしょうか。

 いいえ、介護保険の訪問看護の提供を受けている患者も、点滴注射が必要になった際はこの指導料を算定できます。

看護師ではなく医師が点滴注射を行った場合も回数に含めることができるかどうかもしっかり確認しておきましょう。週3日の回数には医師による点滴は含められず、看護師などが実施しないと算定の対象にな

りません（選択肢②は誤り）。ですが、看護師と医師が実施した点滴の回数が合わせて3日以上であれば、薬剤料のみ算定可能です（図1）。ちなみに、訪問看護で使用する注射薬の算定ルールを図3にまとめたので参考にしてください。

注意したいのは、「7日以内」とされている有効期間です。報酬制度上の指導料の有効期間「7日以内」は暦週（日〜土曜日）で設定されるのに対し、週3日以上の点滴指示の有効期間は主治医が指示を出した日から7日間になります。

＊ 点滴指示継続には再度診療が必要

 そのほかに押さえておくべき注意点はあるのでしょうか。点滴に必要な回路などの費用は別途算定できるのでしょうか。

図2 在宅患者訪問点滴注射管理指導料の算定にかかるルール

図3 訪問看護における注射薬の算定ルール

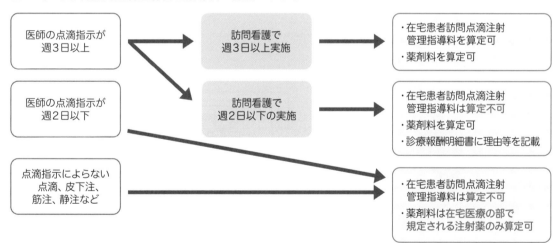

177

回路などの費用は算定できません。同指導料に含まれています（選択肢④は正解）。ほかの報酬との併算定のルールも把握しておきたいところです。

　同指導料は、在宅中心静脈栄養法指導管理料や在宅悪性腫瘍等患者指導管理料と併算定することはできません。また、1回の指示による点滴注射の終了後に継続して同じ内容の指示を出す場合、主治医は患者を再度診療しなければいけません。点滴注射を3日間実施する予定で指示を出して、状態を見て5日間に延長する場合も、主治医はその都度診療をして指示を変更する必要があります。

このPOINTを押さえよう！

* 看護師または准看護師による週3日以上の点滴注射を指示し、実際に行った際に在宅患者訪問点滴注射管理指導料を算定できる。医師による点滴注射は回数に含まれない
* 使用薬剤は医師が必要と認めたものであれば制限はなく、薬剤料は別途算定できる。一方で、処置に必要な回路などの費用は在宅患者訪問点滴注射管理指導料に包括される
* 介護保険の訪問看護の提供を受けていても点滴が必要と判断されれば対象になる。ただし、（看護）小規模多機能型居宅介護の通所サービスの利用中の点滴注射は対象外になる

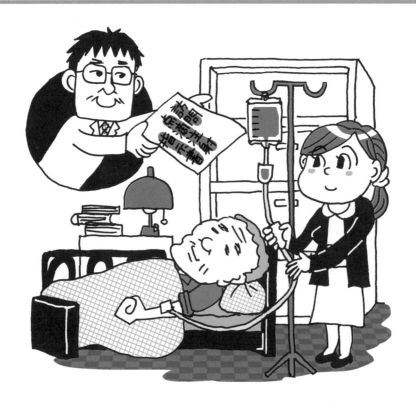

4-7 医療保険における訪問看護の加算などにはどのようなものがあるの？

医療保険における
訪問看護の加算などについて
正しい記述はどれでしょうか？

（複数解答）

❶「厚生労働大臣が定める疾病等」（別表第7）や「厚生労働大臣が定める状態等」（別表第8）、特別訪問看護指示期間中の患者に対し、複数名が同行して訪問看護を行う場合は週の算定回数に上限はない

❷ 在宅悪性腫瘍等患者指導管理、在宅気管切開患者指導管理を受けている患者のみ、「重症度が高いもの」の特別管理加算を算定できる

❸ 特別養護老人ホーム等で死亡した患者については、訪問看護ターミナルケア療養費を算定できない

❹ 緊急訪問看護加算は、患者や家族の緊急の求めに応じ、診療所または在宅療養支援病院（在支病）の主治医の指示で訪問看護を行った場合に1日につき1回算定できる

❺ 在宅患者緊急時等カンファレンス加算は、特段の事情がない場合にもビデオ通話によるカンファレンス参加が認められている

Answer 4-7

登場人物 新人看護師 さくらさん　たんぽぽ先生　新人事務員 あすなろくん

 訪問看護には基本報酬だけでなく、様々な加算がありますね。ただ、具体的にどんな加算が何を評価したものか理解できていません……。

 訪問看護は医療保険と介護保険の双方に報酬が設定されているので、加算がさらに多くありますね。ここでは医療保険における訪問看護の加算などについて触れたいと思います。医療保険の訪問看護の加算には、複数名による訪問や長時間の訪問、緊急の訪問、ターミナルケアなどを評価したものがあります。訪問看護ステーションと医療機関で一部異なる加算があったり、名称が

違うものがありますが、多くが共通しています。

2022年度診療報酬改定で見直された加算を中心に幾つか見ていきましょう。まず複数の看護職員などが同行して実施する訪問看護を評価した複数名訪問看護加算（訪問看護基本療養費の加算、医療機関向けの名称は複数名訪問看護・指導加算）については、「看護補助者が同行する場合」の報酬項目が「その他職員の場合」に変更されました（表1）。同行するのが「看護師等の場合」と「准看護師の場合」の報酬は週1回の算定上限があり、2022年度改定以前は、週2回目以降は看護補助者が同行する場合

表1　医療保険における複数名訪問看護加算（訪問看護ステーション）、複数名訪問看護・指導加算（医療機関）

	医療機関	訪問看護ステーション		医療機関	訪問看護ステーション
イ　看護師等（准看護師を除く）の場合			ニ　その他職員（※）の場合		
（1）同一建物内1人または2人	450点	4500円	（別に厚生労働大臣が定める場合）		
（2）同一建物内3人以上	400点	4000円	（1）1日に1回の場合		
ロ　准看護師の場合			①同一建物内1人または2人	300点	3000円
（1）同一建物内1人または2人	380点	3800円	②同一建物内3人以上	270点	2700円
（2）同一建物内3人以上	340点	3400円	（2）1日に2回の場合		
ハ　その他職員（※）の場合			①同一建物内1人または2人	600点	6000円
（別に厚生労働大臣が定める場合を除く）			②同一建物内3人以上	540点	5400円
（1）同一建物内1人または2人	300点	3000円	（3）1日に3回以上の場合		
（2）同一建物内3人以上	270点	2700円	①同一建物内1人または2人	1000点	1万円
			②同一建物内3人以上	900点	9000円

【主な算定要件】
- 利用者またはその家族などの同意が必要
- 1人以上は看護職員（保健師、助産師、看護師、准看護師）であること
- 対象は次のいずれかに該当する者。ニの「別に厚生労働大臣が定める場合」は、①～③に該当する場合を指す
　①「厚生労働大臣が定める疾病等」に該当
　②「厚生労働大臣が定める状態等」に該当
　③特別訪問看護指示期間
　④暴力行為、著しい迷惑行為、器物破損行為などが認められる者
　⑤利用者の身体的理由で1人の看護師等による訪問看護が困難と認められる者（その他職員（※）の場合に限る）
　⑥①～⑤のいずれかに準ずると認められる者（その他職員（※）の場合に限る）
- イ、ロは週1日、ハは週3日まで算定できる
- （同一建物居住者訪問看護・指導料と訪問看護基本療養費（II）のみ）同一建物内で複数名訪問看護加算または複数名精神科訪問看護加算（同行職種、1日当たりの回数の区分が同じ場合）を同一日に算定する利用者数に応じて算定する

※当該訪問看護事業所の他の看護師等または看護補助者

しか報酬を算定できませんでした。それが今回の見直しにより、週2回目以降に看護師等が同行した際も算定できるようになったわけです。同加算は「その他職員の場合」も週3回の算定上限がありますが、「厚生労働大臣が定める疾病等」（別表第7）や「厚生労働大臣が定める状態等」（別表第8）、特別訪問看護指示期間中の患者に関してはこの上限が適用されません（問題の選択肢①は正解）。

 2022年度改定では、患者の状態が急変した時などに、主治医の求めで看護師等が関係職種と一緒にカンファレンスを行い、共同で指導した際に算定できる在宅患者緊急時等カンファレンス加算（医療機関向けは在宅患者・同一建物居住者緊急時等カンファレンス加算）について要件が緩和されたと耳にしました。

 具体的には、共同指導をする1者以上が患家に赴き、患者の個人情報をビデオ通話の画面上で共有することについて患者の同意を得た場合、ビデオ通話によるカンファレンスの実施が認められました（表2、選択肢⑤は正解）。医療機関の電子カルテなどを含む医療情報システムと共通のネットワー

ク上の端末でカンファレンスを行う場合は、厚生労働省の「医療情報システムの安全管理に関するガイドライン」に対応することが求められます。

このほか、基本報酬の加算ではないですが、訪問看護ステーションを対象とした訪問看護ターミナルケア療養費に関しては、「死亡日および死亡日前14日以内の計15日間に2回以上訪問看護を実施」とされている要件について、退院日の退院支援指導を回数に含められるようになりました（表3）。同療養費は2段階で点数が設けられており、療養費1は在宅で死亡した患者、療養費2は特別養護老人ホーム等で死亡した患者（施設側が看取り介護加算等を算定する患者に限る）に関して算定することが可能です（選択肢③は誤り）。

2022年度改定では特に見直しはありま

表2　医療保険における在宅患者緊急時等カンファレンス加算（訪問看護ステーション）

2000円（月2回まで）

【主な算定要件】
利用者の状態の急変などに伴い、看護師等（准看護師を除く）が主治医の求めにより医師等、歯科医師等、薬局の薬剤師、ケアマネジャー、相談支援専門員とカンファレンスに参加して共同で指導を行った場合に算定する

※医療機関の主治医との2者でカンファレンスを行った場合でも算定できる（医師と異なる医療機関の看護師等に限る）
※カンファレンスは原則、利用者宅で行うが、利用者・家族が希望すればそれ以外の場所でも可。要件を満たせばビデオ通話によるカンファレンス参加も可能
※医療機関の電子カルテなどを含む医療情報システムと共通のネットワーク上の端末でカンファレンスを実施する場合、厚生労働省「医療情報システムの安全管理に関するガイドライン」に対応すること
※医療機関においては、在宅患者緊急時等カンファレンス加算、同一建物居住者緊急時等カンファレンス加算（200点、月2回まで）を算定する

表3　医療保険における訪問看護ターミナルケア療養費（訪問看護ステーション）

訪問看護ターミナルケア療養費1	2万5000円
訪問看護ターミナルケア療養費2	1万円

【主な算定要件】
• 厚生労働省「人生の最終段階における医療・ケアの決定プロセスに関するガイドライン」などの内容を踏まえ、利用者およびその家族などと話し合いを行い、利用者本人の意思決定を基本に、他の関係者と連携の上対応する
• 在宅で死亡した利用者に対し、死亡日および死亡日前14日以内に2回以上訪問看護（訪問看護ステーションの場合、退院支援指導加算の算定に係る療養上必要な指導を含む）を実施し、かつターミナルケアの支援体制（ステーションの連絡担当者の氏名、連絡先、緊急時の注意事項など）について利用者や家族などに説明した上でターミナルケアを行った場合に算定する
• 療養費1の対象は、在宅で死亡した利用者、特別養護老人ホーム等で死亡した利用者（施設側が看取り介護加算等を算定する利用者を除く）。ターミナルケア後、24時間以内に在宅・特養等以外で死亡した者を含む
• 療養費2の対象は、特養等で死亡した利用者（施設側が看取り介護加算等を算定している利用者に限る）。ターミナルケア後、24時間以内に特養等以外で死亡した者を含む

※1カ所の訪問看護ステーションにおいて、介護保険または医療保険の給付の対象となる訪問看護をそれぞれ1日以上実施した場合は、最後に実施した保険制度におけるターミナルケアの報酬を算定する
※医療機関においては、在宅ターミナルケア加算、同一建物居住者ターミナルケア加算（イ：在宅で死亡した場合2500点、ロ：特養等で死亡した患者1000点）を算定する

第4章

せんでしたが、押さえておきたいのが特別管理加算（訪問看護ステーション向け）です（表4）。医療機関向けの同様の報酬としては在宅移行管理加算があります。特別管理加算は、特別な管理を必要とする患者に対して計画的な管理を行った場合に算定できます。「重症度等の高いもの」と「それ以外」の点数が設定されており、点数の高い「重症度等の高いもの」の対象となるのは「厚生労働大臣が定める状態等」（別表第8）の患者で、在宅悪性腫瘍等患者指導管理、在宅気管切開患者指導管理を受けている状態だけでなく、気管カニューレや留置カテーテルを使用している状態の患者も含まれます（選択肢②は誤り）。

　緊急訪問看護加算もしっかり理解しておきましょう。患者や家族の求めに応じて、診療所または在宅療養支援病院（在支病）の主治医の指示で訪問看護を行った場合を評価したものです。1日につき1回まで算定できます（選択肢④は正解）。主治医の診療所が他の医療機関と連携して24時間の連絡・往診体制を整備し、在宅療養移行加算を算定している場合、夜間などは連携先の医療機関の医師の指示により緊急の訪問

看護を行っても緊急訪問看護加算を算定できます。

表4　医療保険における特別管理加算
　　　（訪問看護ステーション）

| 重症度等の高いもの | 5000円（月1回） |
| 上記以外 | 2500円（月1回） |

【主な算定要件】
- 特別な管理を必要とする利用者（「厚生労働大臣が定める状態等」に該当）に対して訪問看護に関する計画的な管理を行った場合に算定する
- 患者またはその家族からの相談などに24時間対応できる体制が整備されていること

医療保険の特別管理加算の対象者
【重症度等の高いもの】
- 在宅悪性腫瘍等患者指導管理、在宅気管切開患者指導管理を受けている状態
- 気管カニューレ、留置カテーテルを使用している状態（※）

【上記以外】
- 在宅自己腹膜灌流指導管理を受けている状態
- 在宅血液透析指導管理を受けている状態
- 在宅酸素療法指導管理を受けている状態
- 在宅中心静脈栄養法指導管理を受けている状態
- 在宅成分栄養経管栄養法指導管理を受けている状態
- 在宅自己導尿指導管理を受けている状態
- 在宅人工呼吸指導管理を受けている状態
- 在宅持続陽圧呼吸療法指導管理を受けている状態
- 在宅自己疼痛管理指導管理を受けている状態
- 在宅肺高血圧症患者指導管理を受けている状態
- 人工肛門または人工膀胱を設置している状態
- 真皮を越える褥瘡の状態
- 在宅患者訪問点滴注射管理指導料を算定している

※「留置カテーテルを使用している状態」には胃瘻カテーテルも含まれる
※医療機関においては、在宅移行管理加算（患者1人につき1回限り、重症度等の高いもの500点、上記以外250点）を算定する

このPOINTを押さえよう！

- 医療保険における訪問看護の加算などには、複数名による訪問や長時間の訪問、緊急の訪問などを評価した様々なものがあり、訪問看護ステーションと医療機関で多くが共通している
- 複数名訪問を評価した加算は、「厚生労働大臣が定める疾病等」や「厚生労働大臣が定める状態等」、特別訪問看護指示期間中の患者については週当たりの算定回数の上限が適用されない
- 緊急時等カンファレンス加算は2022年度診療報酬改定で要件が緩和され、「共同指導する1者が患家に赴く」などの要件を満たせばビデオ通話でのカンファレンス実施が可能となった

4-8 介護保険における訪問看護の加算などにはどのようなものがあるの？

介護保険における
訪問看護の加算などについて
正しい記述はどれでしょうか？

（複数解答）

❶ 長時間訪問看護加算は、居宅サービス計画（ケアプラン）に通算1時間30分以上の訪問が位置付けられていなければ算定できない

❷ 複数名訪問加算は、身体的理由で1人による訪問看護が困難な利用者については算定できない

❸ 特別管理加算は、利用者1人に対して1カ所の事業所に限り算定できる

❹ 要支援・要介護者について、ターミナルケアを実施中に死亡診断を目的として医療機関に搬送し、24時間以内に死亡が確認された場合でもターミナルケア加算を算定できる

❺ 医療機関、介護老人保健施設、介護医療院からの退院・退所に当たり、看護師や准看護師が主治医またはその他の従業者と共同して在宅での療養上必要な指導を行い、その内容を文書により提出した場合に退院時共同指導加算を算定できる

登場人物 新人看護師 さくらさん　 たんぽぽ先生　 新人事務員 あすなろくん

 訪問看護では、介護保険にも加算が多くありますね。Question4-7で解説してもらった医療保険の加算とは違いがかなりあるのでしょうか。

 介護保険における訪問看護の加算もたくさんありますが、複数人による訪問や長時間の訪問、ターミナルケアなど、評価内容の大半は医療保険の加算と共通しています。ただし、介護保険と医療保険の利用者の状態や基本サービスの体系の違いなどが反映され、細かい設定や要件、対象が異なっているものがあります。こうした背景を理解して、介護保険における訪問看護の加算を見ていくと把握しやすいかと思います。

　例えば、Question4-7で医療保険の加算として紹介した複数人による訪問を評価した加算は複数名訪問加算という名称で介護保険にも設けられています（表1）。ただ医療保険では、「厚生労働大臣が定める疾病等」（別表第7）、「厚生労働大臣が定める状態等」（別表第8）、特別訪問看護指示期間中の患者の場合、週の算定回数の上限がなくなる特例がありますが、介護保険の加算にはこうした規定はなく、算定対象は「利

用者の身体的理由により1人の看護師等による訪問看護が困難と認められる場合」「暴力行為、著しい迷惑行為、器物破損行為などが認められる場合」などになります（問題の選択肢②は誤り）。報酬体系も、時間単位で報酬が設定されている基本報酬に沿って「30分未満」「30分以上」に区分けした形になっています。

　長時間訪問看護加算も医療保険と介護保険の双方で評価されており、「長時間の訪問を要する者」に対して通算1時間30分以上の訪問看護を実施した際に算定できます（表2）。ただし、介護保険では居宅サービス計画（ケアプラン）に基づいてサービスを提供するため、ケアプランに通算1時間30分以上の訪問が位置付けられなければ同加算は算定できません（選択肢①は正解）。

 特別管理加算やターミナルケア加算も、医療保険だけでなく介護保険の訪問看護にもありますよね。

 その通りです。介護保険の特別管理加算も医療保険と同様、2段階の評価になっており、利用者1人に対して1カ所の事業所に

表1　介護保険における複数名訪問加算（訪問看護ステーション・医療機関共通）

複数名訪問加算（I） （複数の看護師等による場合） 　（1）30分未満の場合　　　　254単位／回 　（2）30分以上の場合　　　　402単位／回 複数名訪問加算（II） （看護師等と看護補助者（※）による場合） 　（1）30分未満の場合　　　　201単位／回 　（2）30分以上の場合　　　　317単位／回	【主な算定要件】 ・利用者またはその家族などの同意が必要 ・対象者は以下のいずれかに該当する者 　①利用者の身体的理由により1人の看護師等による訪問 　　看護が困難と認められる場合 　②暴力行為、著しい迷惑行為、器物破損行為などが認められる場合 　③①または②に準ずると認められる場合

※看護補助者の資格は問わないが、秘密保持や安全などの観点から訪問看護事業所が雇用する必要がある
※看護補助者は看護師等の指導の下、利用者の食事、清潔、排泄、入浴、移動や居室内の環境整備、看護用品・消耗品の整頓整理などの業務を担う

限り算定できます（選択肢③は正解）。算定対象は医療保険の同加算とほぼ同じですが、医療保険の「重症度等の高いもの以外」と、それと同等の扱いになる介護保険の同加算（II）の対象は少しだけ異なります。具体的には、医療保険で対象になる「在宅人工呼吸指導管理を受けている状態」は介護保険では該当しません（表3）。なお、同加算（I）の対象者に留置カテーテルを使用している状態の患者が含まれますが、ドレーンチューブを使用している場合、留置カテーテルと同様に計画的な管理を行っているケースでは（I）を算定できる一方、処置などのための短時間、一時的なドレーンチューブ挿入では認められません。

　介護保険のターミナルケア加算は、在宅で死亡した利用者に対し、死亡日および死亡日前14日以内に2日以上ターミナルケアを行った場合に算定できます（186ページ表4）。訪問看護ステーションが対象となる医療保険の訪問看護ターミナルケア療養費では、「2日（回）以上」とされている回数に退院日の退院支援指導を含められ、介護保険では特別管理加算の算定者であれば退院日の訪問看護が可能です。ターミナルケアを実施中に、死亡診断を目的として医療機関へ搬送し、24時間以内に患者の死亡が確認された場合なども算定が可能なのは、医療保険も介護保険も同じです。ただし、ターミナルケア加算の対象は要介護者のみで要支援者は対象外です（選択肢④は誤り）。

　このほか医療保険と同様、介護保険にも

第4章

表2　介護保険における長時間訪問看護加算（訪問看護ステーション・医療機関共通）

300単位／回
【算定要件】 1時間以上1時間30分未満の訪問看護を実施し、引き続いて訪問看護を行い通算1時間30分以上となる場合に算定する。ケアプラン上、1時間30分以上の訪問が位置付けられていなければ算定できない 【算定対象】 特別管理加算の対象者

表3　介護保険における特別管理加算（訪問看護ステーション・医療機関共通）

（I）　　500単位／月 （II）　　250単位／月 （（I）（II）ともに区分支給限度基準額の枠外）
【主な算定要件】 • 特別な管理を必要とする利用者（下記一覧の状態にある者）に対して訪問看護の実施に関する計画的な管理を行った場合に算定する • 1人の利用者に対し、1カ所の事業所に限り算定できる
介護保険の特別管理加算の対象者 【特別管理加算（I）】 • 在宅悪性腫瘍等患者指導管理、在宅気管切開患者指導管理を受けている状態 • 気管カニューレ、留置カテーテルを使用している状態（経管栄養や中心静脈栄養の状態にある利用者も該当） 【特別管理加算（II）】 • 在宅自己腹膜灌流指導管理を受けている状態　　　　• 在宅血液透析指導管理を受けている状態 • 在宅酸素療法指導管理を受けている状態　　　　　　• 在宅中心静脈栄養法指導管理を受けている状態 • 在宅成分栄養経管栄養法指導管理を受けている状態　• 在宅自己導尿指導管理を受けている状態 • 在宅持続陽圧呼吸療法指導管理を受けている状態　　• 在宅自己疼痛管理指導管理を受けている状態 • 在宅肺高血圧症患者指導管理を受けている状態　　　• 人工肛門または人工膀胱を設置している状態 • 真皮を越える褥瘡の状態　　　　　　　　　　　　　• 点滴注射を週3日以上行う必要があると認められる状態 　　　　　　　　　　　　　　　　　　　　　　　　　　（状態変化などで週3日以上実施できなければ算定不可）

※留置されているドレーンチューブは、留置カテーテルと同様に計画的な管理を行っている場合は（I）を算定可。処置などのための短時間、一時的なドレーンチューブ挿入は算定不可

表4　介護保険におけるターミナルケア加算（訪問看護ステーション・医療機関共通）

2000単位（要介護者のみ） （区分支給限度基準額の枠外）
【主な算定要件】 ・在宅で死亡した利用者（ターミナルケアを行った後、24時間以内に在宅以外で死亡した者を含む）に対し、死亡日および死亡日前14日以内に2日以上ターミナルケアを行った場合に算定する ・次に掲げる事項を訪問看護記録書に記録する 　①終末期の身体症状の変化およびこれに対する看護 　②療養や死別に関する利用者および家族の精神的な状態の変化およびこれに対するケアの経過 　③看取りを含めたターミナルケアの各プロセスにおいて利用者および家族の意向を把握し、それに基づくアセスメントおよび対応の経過 　※③については、厚生労働省「人生の最終段階における医療・ケアの決定プロセスに関するガイドライン」などの内容を踏まえ、利用者本人や家族などと話し合いを行い、利用者本人の意思決定を基本に、他の関係者と連携の上対応する ・ターミナルケアを実施中に、死亡診断を目的として医療機関へ搬送し、24時間以内に死亡が確認される場合なども算定できる

※1カ所の訪問看護ステーションにおいて、介護保険または医療保険の給付の対象となる訪問看護をそれぞれ1日以上実施した場合は、最後に実施した保険制度におけるターミナルケアの報酬を算定する

表5　介護保険における退院時共同指導加算（訪問看護ステーション）

600単位／回（退院または退所につき1回）
【主な算定要件】 ・医療機関、介護老人保健施設、介護医療院からの退院・退所に当たり、看護師等（准看護師を除く）が主治医またはその他の従業者と共同して在宅での療養上必要な指導を行い、その内容を文書により提出した場合に算定する ・「厚生労働大臣が定める状態等」（別表第8）に該当する場合、2回算定できる ・利用者が1カ月に入退院を繰り返した場合、1カ月に複数回算定できる。この場合、利用者が再入院する前に1回以上訪問看護を実施している必要がある ・初回加算を算定する場合は算定できない

退院時共同指導加算があります（表5）。医療機関、介護老人保健施設、介護医療院からの退院・退所に当たり、看護師が主治医またはその他の従業者と共同して在宅での療養上必要な指導を行い、その内容を文書により提出した場合に算定できます。指導を行うのが准看護師では認められません（選択肢⑤は誤り）。

このPOINTを押さえよう！

* 評価している内容が、医療保険と介護保険で共通する加算は多い。ただし、介護保険と医療保険の利用者の状態や基本サービスの体系の違いなどから要件や対象が少しずつ異なるものも

* 介護保険の長時間訪問看護加算は、居宅サービス計画（ケアプラン）に通算1時間30分以上の訪問が位置付けられなければ算定できないなど、医療保険の同加算とは違う点がある

* 介護保険のターミナルケア加算は、24時間以内に在宅等以外で死亡が確認された場合なども算定が可能だが、要介護者が対象で要支援者は対象外になる

4-9 訪問看護ステーションからの訪問リハビリテーションはどう提供するの？

訪問看護ステーションによる訪問リハビリについて正しい記述はどれでしょうか？

（複数解答）

❶ 2020年度診療報酬改定では、訪問看護ステーションによる訪問リハビリの報酬が引き下げられ、週4日目以降も週3日目までと同じ報酬額になった

❷ 訪問看護ステーションから介護保険の訪問リハビリを1日3回以上実施する場合、3回目からは所定単位数の90％に相当する単位数を算定する

❸ 介護保険による訪問看護ステーションからの訪問リハビリは、週6日（回）が算定限度となる

❹ 訪問看護ステーションからの訪問リハビリは、20分以上を1回として1度の訪問で複数回算定できる

❺ 介護保険の場合、訪問看護ステーションからの訪問リハビリでは、看護職員と連携して訪問看護計画書や報告書を作成することが要件となっている

登場人物　新人看護師 さくらさん　　たんぽぽ先生　　新人事務員 あすなろくん

 訪問リハビリテーションというと、医療機関などから提供するものだと思っていましたが、訪問看護ステーションからも提供できるのですか。

 理学療法士や作業療法士、言語聴覚士が提供する在宅でのリハビリの提供主体は大きく分けて2種類あります。医療機関や介護老人保健施設、介護医療院が手掛けるもののほか、リハビリ職が訪問看護ステーションに在籍して提供する形です（表1）。ただし、医療機関等からのリハビリは医療保険では訪問リハビリテーション指導管理料、介護保険では訪問リハビリテーション費で評価されているのに対し、訪問看護ステーションからのリハビリは看護師による訪問看護と同様、医療保険では訪問看護療養費、介護保険では訪問看護費を算定することになります。便宜上、このサービスを「訪問看護ステーションによる訪問リハビリ」と呼ぶことにします。

　サービスが医療保険と介護保険のどちらの適用となるのかの判断基準も、医療機関等と訪問看護ステーションでは異なってきます。医療機関等による訪問リハビリでは患者が要介護認定を受けていれば介護保険からの給付（急性増悪時は医療保険から給付）になりますが、訪問看護ステーションによる訪問リハビリでは要介護認定を受けていても「厚生労働大臣が定める疾病等」（特掲診療料の施設基準等別表第7に掲げる疾病等）に該当すれば医療保険からの給付になります（図1）。これは、訪問看護と同じルールにのっとることになるからです。

 訪問看護ステーションによる訪問リハビリを評価した診療報酬や介護報酬の体系は具体的にどのような設定になっているのでしょうか。看護師による訪問看護と全く同じなのでしょうか。

 診療報酬については通常の訪問看護と同様、訪問看護基本療養費と訪問看護管理療養費を算定する構造となっています（表2）。ただし、訪問看護基本療養費の点数は看護師等とは別に設定されています。訪問看護基本療養費は、以前は看護師等と同じように「週3日目まで」（5550円）と「週4日目以降」（6550円）を算定できましたが、2020年度診療報酬改定で適正化が図られ、リハビリ職による訪問の報酬項目が設けられて週4日目以降も5550円に一本化されました（問題の選択肢①は正解）。

　介護報酬では通常の訪問看護と同様、要介護者と要支援者別に報酬が設定されていますが、点数（要介護者293単位、要支援者283単位）は看護師等による訪問（同313単位、同302単位）より低く設定されています。さらに1日3回以上訪問した場合、要介護者では所定単位数の90%、要支援者では50%に相当する単位を1回目から算定しなければいけません（選択肢②は誤り）。また、訪問看護ステーションによる訪問リハビリは1回20分以上とされており、1度の訪問で複数回算定できます（選択肢④は正解）。ただし算定限度もあり、原則は週6日（回）が上限になります（選択肢③は正解）。

　実は訪問看護ステーションによる訪問リ

表1 訪問リハビリテーションにおける提供主体別の主な施設基準

	訪問看護事業所（訪問看護ステーションによるリハビリ）	訪問リハビリテーション事業所（医療機関）
開設者	・法人	・病院、診療所（みなし指定） ・介護老人保健施設、介護医療院
人員	・管理者：常勤・専従の保健師または看護師（管理上支障がない場合、当該事業所の他の職務などに従事可） ・保健師、看護師または准看護師：常勤換算2.5人以上（うち1人は常勤） ・理学療法士、作業療法士または言語聴覚士：適当数	・専任の常勤医師1人以上（外来診療等との兼務可） ・理学療法士、作業療法士または言語聴覚士：適当数
設備	・必要な広さを有する専用の事務室 ・訪問看護の提供に必要な設備および備品など	・事業の運営に必要な広さの区画 ・訪問リハビリの提供に必要な設備および備品など

図1 訪問看護ステーションと医療機関による訪問リハビリテーションの報酬算定ルール

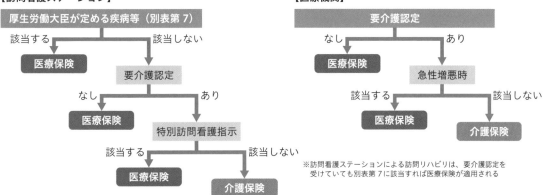

【訪問看護ステーション】　　　　　　　　　　　　【医療機関】

※訪問看護ステーションによる訪問リハビリは、要介護認定を受けていても別表第7に該当すれば医療保険が適用される

別表第7の疾病等

①末期の悪性腫瘍　②多発性硬化症　③重症筋無力症　④スモン　⑤筋萎縮性側索硬化症　⑥脊髄小脳変性症　⑦ハンチントン病　⑧進行性筋ジストロフィー症　⑨パーキンソン病関連疾患（（a）進行性核上性麻痺、（b）大脳皮質基底核変性症、（c）パーキンソン病（ヤール分類Ⅲ度以上かつ生活機能障害度がⅡ度またはⅢ度））　⑩多系統萎縮症（（a）線条体黒質変性症、（b）オリーブ橋小脳萎縮症、（c）シャイ・ドレーガー症候群）　⑪プリオン病　⑫亜急性硬化性全脳炎　⑬ライソゾーム病　⑭副腎白質ジストロフィー　⑮脊髄性筋萎縮症　⑯球脊髄性筋萎縮症　⑰慢性炎症性脱髄性多発神経炎　⑱後天性免疫不全症候群　⑲頸髄損傷　⑳人工呼吸器を使用している状態（ASVは含まれない）

表2 訪問看護ステーションによる訪問リハビリテーションに対する報酬

医療保険	介護保険
訪問看護基本療養費（Ⅰ）（同一建物居住者以外、1日につき）	**訪問看護費**（訪問看護I5、1回20分以上）
理学療法士、作業療法士、言語聴覚士による場合　　　　　　　　　　　　　　　　　　5550円／日	理学療法士、作業療法士、言語聴覚士による場合 要支援者　283単位／回、要介護者　293単位／回
訪問看護基本療養費（Ⅱ）	・通所リハビリテーションのみでは家屋内におけるADL（日常生活動作）の自立が困難な場合で、ケアマネジメントの結果、看護職員とリハビリ職が連携した家屋状況の確認を含めた訪問看護の提供が必要と判断された場合
（1）同一日に2人　　　　　　　　　5550円／日 （2）同一日に3人以上　　　　　　　2780円／日	・1日に2回を超えて行った場合、1回につき90/100に相当する単位数を算定する（要支援者の場合50/100）
訪問看護管理療養費	・利用開始日の属する月から12カ月超の利用者に介護予防訪問看護を行った場合は、1回につき5単位を減算
月の初日 　機能強化型訪問看護管理療養費1　1万2830円／日 　機能強化型訪問看護管理療養費2　9800円／日 　機能強化型訪問看護管理療養費3　8470円／日 　それ以外　　　　　　　　　　　　7440円／日 月の2日目以降の訪問日　　　　　　3000円／日	・訪問看護計画書、訪問看護報告書は、看護職員（准看護師を除く）と理学療法士等が連携して作成する。理学療法士等が実施した内容は訪問看護報告書に添付する ・訪問看護計画書、訪問看護報告書の作成に当たっては、訪問看護サービスの利用開始時および利用者の状態の変化などに合わせ、看護職員が定期的に訪問して利用者の状態の適切な評価を行う

第4章

ハビリは、報酬が引き下げられるなど報酬改定のたびに適正化されています。訪問看護ステーションは本来、看護師等の訪問看護が中心であるべきなのに、リハビリ職中心の訪問看護を提供するステーションが存在していることが問題視されているからです。その適正化策の1つとして、リハビリ職の訪問について看護職員と連携して訪問看護計画書・報告書を作成することが、医療保険と介護保険の双方において要件化されています。問題の選択肢⑤は、介護保険だけに限定した記述になっているのが誤りですね。訪問看護ステーションによる訪問リハビリは重要なサービスですが、本当に必要な患者を見極めて提供していくことが必要です。

このPOINTを押さえよう！

* 訪問看護ステーションによる訪問リハビリは通常の訪問看護の一環として実施するものなので、医療保険では訪問看護基本療養費や訪問看護管理療養費、介護保険では訪問看護費で評価されている

* リハビリ職による訪問の報酬額は、看護師等が訪問した場合とは別に設定されている。さらに介護保険では、1日3回以上実施する場合は1回目から所定単位数から減額された単位を算定しなければならない

* リハビリ職の訪問は看護職員と連携して提供することが求められるので、医療保険と介護保険の双方において看護職員と連携の上で訪問看護計画書・報告書を作成することが要件化されている

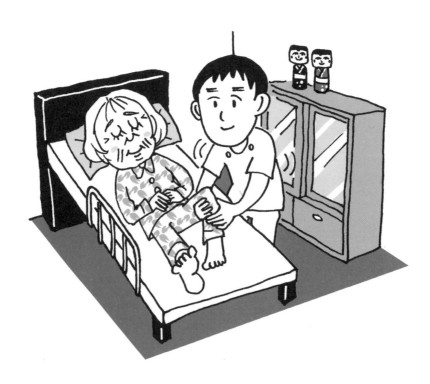

第 **5** 章

制度関連や高齢者施設・
住宅、訪問リハビリの報酬

在宅医療ですべき診療は何ですか？人生会議で患者の限られた命と向き合う

患家でも病院に近いレベルの処置や検査を行えるようになってきました。ですが、医師にどれだけ技術があっても、患者の思いに寄り添うことなく病院の医療を在宅医療に持ち込めば、患者や家族にとっては負担になることもあります。在宅医療では、「『できること』と『すべきこと』は違う」と認識することが重要だと筆者は考えます。

● 「病院と同じ医療」でいいのか？

もっとも、筆者自身も開業当初は病院の医療を在宅医療に持ち込み、「家にいながら病院と同じような医療を受けられる」と言って、在宅医療の素晴らしさをアピールしようとした時期がありました。当時は看取りの患者のほとんどに中心静脈栄養（IVH）のリザーバーを付けていました。しかし、しばらくして、「これは本当に患者のためになっているのだろうか」と思い始めました。

もちろん、在宅医療を希望する患者の中にも、可能な限り医療を受け、1日でも長く生きたいと望む患者もいます。ただ、高齢で癌の末期の患者にIVHを行い、寿命が数カ月延びたとして、それが本当に患者や家族にとって満足で、納得できる最期につながるのでしょうか？

在宅患者は、既に経口摂取できないか、ほどなくして経口摂取できなくなる状態にある患者がほとんどです。病院でIVHや経鼻経管栄養を受けていれば、そのまま続けることを患者も家族も望むでしょう。しかし、患者の身体状態に対して輸液や人工栄養の量が過剰だと、体で処理できない水分が浮腫や痰となって患者を苦しめます。

一方で、輸液や人工栄養を減量・中止すると、痰が減って吸引が不要になるほか、食支援をすれば患者が口から食べられるようになることもあります。患者が好きなものを食べてうれしそうにする姿は、家族の喜びにもなり、納得できる最期、看取りにもつながります。これこそ、在宅医療だから実現できることだと気づきました。

患者にとって必要性の低い輸液や人工栄養は、中止した方が患者や家族のために良いのは明白ですが、ほとんどの家族は反対します。家族が中止を決断したことで、患者の死を早めてしまうように感じることが一因でしょう。

そこで重要になるのが、患者や家族、医療従事者で行う人生会議です。患者も家族も医療従事者も、患者の限られた命と向き合い、今後どんな治療やケアを受けたいかという患者の希望や意思に思いを寄せます。すると、家族も納得の上で今後の方針を決断でき、医療従事者の対応が決まります。患者が積極的な治療を希望する場合はリスクを負って在宅で行おうとせず、入院を勧めることも大切な患者支援といえます。

入院を勧めることは、クリニックのリスク管理上も重要です。当院では、例えば輸血を希望する患者には入院もしくは病院外来での輸血を勧めます。在宅でも輸血は可能ですが、急変時に十分に対応できない可能性があるからです。最悪の場合は訴訟に発展しかねず、患者や家族だけでなく我々も不幸になります。

在宅医療は、ただ単に療養の場を病院から患家に変えただけの医療ではありません。無理に病院の医療を持ち込もうとせず、できるだけシンプルな医療を目指しましょう。

たんぽぽ流！ 3つの プリンシプル

1 ▶ 在宅医療では、できることを「あえてしない」ことが大事な場面もある
2 ▶ 患者の思いに寄り添いつつ、必要なときは入院も提案する
3 ▶ 病院の医療をそのまま持ち込むのではなく、できるだけシンプルな医療を目指そう

5-1 「40歳以上65歳未満」の人で 介護保険を利用できるのは？

介護保険や介護サービスなどについて 正しい記述はどれでしょうか？

（複数解答）

❶ 区分支給限度基準額を超えた分は、利用者の全額自己負担となる

❷ 介護保険制度は、65歳以上の人を被保険者として保険料を徴収し、審査により要支援・要介護と認定された人に対して介護保険サービスを給付する制度である

❸ 第2号被保険者が介護保険サービスの給付対象となるのは、特定疾病を有し要介護認定を受けた場合に限られる

❹ 介護保険と医療保険、障害者総合支援法に同じサービスが設けられている場合、障害者総合支援法が優先される

❺ 脳血管疾患は、第2号被保険者が介護保険の給付対象となる特定疾病に該当する

Answer
5-1

登場人物 新人看護師 さくらさん　たんぽぽ先生　新人事務員 あすなろくん

 介護保険制度は、身体が衰えた高齢者の在宅生活を支える上で大変重要な制度ですよね。給付対象者は、65歳以上の高齢者で、65歳未満は対象外だと理解しているのですが……。もしかして違っていますか？

 うーん、違いますね。介護保険は市区町村を保険者とし、40歳以上の被保険者から保険料を徴収する仕組みです。被保険者は、「65歳以上の第1号被保険者」と「40歳以上65歳未満の第2号被保険者」に分かれるんだ。要介護認定で要支援、要介護と認定された人に介護サービスが給付されます（問題の選択肢②は誤り）。自己負担は原則1割ですが、一定以上の所得者は2割、さらに

表1　特定疾病に指定されている16疾患

① 癌（医師が医学的知見に基づき回復の見込みがない状態に至ったと判断したものに限る）
② 関節リウマチ
③ 筋萎縮性側索硬化症
④ 後縦靱帯骨化症
⑤ 骨折を伴う骨粗鬆症
⑥ 初老期における認知症
⑦ 進行性核上性麻痺、大脳皮質基底核変性症、パーキンソン病
⑧ 脊髄小脳変性症
⑨ 脊柱管狭窄症
⑩ 早老症
⑪ 多系統萎縮症（線条体黒質変性症、シャイ・ドレーガー症候群、オリーブ橋小脳萎縮症）
⑫ 糖尿病性神経障害、糖尿病性腎症、糖尿病性網膜症
⑬ 脳血管疾患
⑭ 閉塞性動脈硬化症
⑮ 慢性閉塞性肺疾患（肺気腫、慢性気管支炎、気管支喘息、びまん性汎細気管支炎を含む）
⑯ 両側の膝関節または股関節に著しい変形を伴う変形性関節症

2018年8月からは現役並み所得者は3割に引き上げられました。

 65歳以上の第1号被保険者だけでなく、40歳以上65歳未満の第2号被保険者も介護保険サービスを受けられるのですか。

 要介護認定を受けた人であれば、そういうことになるね。ただし第2号被保険者においては、癌（医師が医学的知見に基づき回復の見込みがない状態に至ったと判断したものに限る）や脳血管疾患、関節リウマチなど16の特定疾病（表1）のいずれかに該当した上で、要介護認定を受けた人に限られるんだ（表2、選択肢③と⑤は正解）。なお同じ内容で、介護保険、医療保険、障害者総合支援法それぞれに設定されているサービスがあります。この場合は、特例等に該当しない限り介護保険からの給付が優先されます（選択肢④は誤り）。

 要介護度のランクによって、利用することのできる介護保険サービスの量も違ってきますよね？

 要介護認定で要支援1・2または要介護1～5に該当すると、要介護度ごとに設けられた区分支給限度基準額（表3）に応じて介護保険サービスが給付されます。各種ある介護保険サービスには、種類や利用時間によって介護報酬の報酬単価（1単位＝基本10円、地域やサービス種別によって地域差あり）がそれぞれ設定されています。利用者が1カ月に受けた各種サービスの単位

を合計した額が区分支給限度基準額を超えると、超過分についてのみ利用者の全額負担になる仕組みなんだ(選択肢①は正解)。

区分支給限度基準額は要介護度が上がるにつれて高くなります。要介護1では1万6765単位ですが、要介護5になると3万6217単位まで上がります。そのため、重度な人(要介護度が高い人)ほど介護保険サービスを多く受けられることになります。

✳ 医療・介護連携で存在高まるケアマネ

最近の介護報酬改定は、医療との連携の促進がかなり意識された内容になったと聞いています。特に居宅サービス計画(ケアプラン)の作成などを担い、医療との連携の要となる居宅介護支援に関する見直しが目立つように思います。

要介護者に充実した在宅生活を送ってもらうためには、提供する介護サービスの効果的な組み合わせが重要になります。その計画を立てるのが、居宅介護支援業務を担う介護支援専門員(ケアマネジャー)です。

2018年度の介護報酬改定では、入院・退院時の医療機関との連携に関する居宅介護支援の報酬が評価されたほか、看取りを充実させる観点からターミナルケアマネジメント加算が新設されました。このほか医療と介護の連携促進の観点から、訪問・通

所リハビリテーションでは医師の詳細な指示が要件化されるなど、介護サービスにおける医療の役割がより重視されました。

さらに2021年度介護報酬改定では、居宅介護支援に特定事業所医療介護連携加算(125単位／月)が新設されました。退院・退所加算の算定に係る病院などとの連携回数が年35回以上、ターミナルケアマネジメント加算が年5回以上などを要件とし、ケアマネジャーと医療関係者との連携をさらに進める仕組みが導入されたのです。また、介護サービス利用者が医師の診察を受ける際にケアマネジャーが同席し、医師らと情報連携してケアマネジメントを行うことを評価する通院時情報連携加算(50単位／月)も新設されました。

一方で、有料老人ホームなどの集合住宅の居住者に居宅サービスを提供する際の介護報酬は改定のたびに適正化が図られているように思います……。

その通り。訪問看護などの訪問系サービスでは、有老ホームやサービス付き高齢者向け住宅などの入居者に限り、併設・同一敷地内の訪問系事業所からサービス提供した

第5章

表2 介護保険サービスの給付対象者

65歳以上 (第1号被保険者)	自立以外の、要介護認定を受けた者(疾病の種類は関係ない)
40歳以上 65歳未満 (第2号被保険者)	自立以外で、表1の16の特定疾病に該当し、要介護認定を受けた者
40歳未満	サービス給付の対象外

表3 介護保険サービスの区分支給限度基準額

要支援・要介護度	限度額
要支援1	5032単位
要支援2	1万531単位
要介護1	1万6765単位
要介護2	1万9705単位
要介護3	2万7048単位
要介護4	3万938単位
要介護5	3万6217単位

場合は1人から、外部の有老ホーム等の入居者に提供する際は月20人以上で、基本報酬が10%減算されていました。それが2018年度改定で、限定されていた減算対象の建物が見直され、一般のマンションなども含めた全ての集合住宅が対象となったのです。さらに、事業所と同一・隣接敷地内の建物の入居者50人以上（月当たり）にサービス提供すると、減算幅は15%に拡大されました。また公平性の観点から、減算前の単位数を用いて区分支給限度基準額

が計算されます。減算を受けている人と受けていない人で提供されるサービス回数に差ができないようにする目的があります。

なお、介護予防の訪問・通所介護は、2018年3月に各市区町村の「介護予防・日常生活支援総合事業」に完全移行されたので、こうした点も覚えておきましょう。これにより、それまでの要支援者を対象とした訪問・通所介護の予防給付は、各市町村が地域の実情に応じて提供する地域支援事業に移行しました。

このPOINTを押さえよう！

* 介護保険制度は市区町村を保険者とし、被保険者は「65歳以上の第1号被保険者」と「40歳以上65歳未満の第2号被保険者」に分かれる。被保険者が要介護認定を受ければ、介護サービスが給付される
* 介護給付を受けられる「40歳以上65歳未満の第2号被保険者」は、脳血管疾患や関節リウマチなど16の特定疾病のいずれかに該当した上で、要介護認定を受けた人に限られる
* 各介護サービスには報酬単価が設定されており、1カ月に受けた各種サービスの単位を合計した額が区分支給限度基準額を超えると、その超過分は介護サービス利用者の全額負担になる

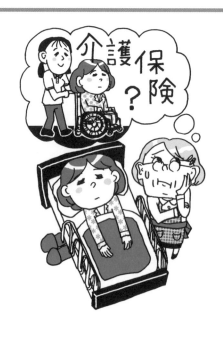

5-2 公費負担医療制度にはどんな種類がある？

医療費などが公費で負担される制度について正しい記述はどれでしょうか？

（複数解答）

❶ 自立支援医療は原則、医療費の1割負担だが、世帯の所得水準などに応じて月の負担額に上限が設定されている

❷ 指定難病は、特定医療費（指定難病）受給者証に記載されている病名、それに付随して発現する傷病、介護保険の医療系サービスについて助成される

❸ 被爆者健康手帳の所持者は、医療費の自己負担はないが、介護保険の自己負担はある

❹ 結核予防法では、医療費の自己負担は原則10%になる

❺ 生活保護受給者は国民健康保険の被保険者から除外され、医療費や介護費は原則、公的扶助で全額負担される

Answer
5-2

登場人物 新人看護師 さくらさん　たんぽぽ先生　新人事務員 あすなろくん

 患者が在宅生活をできるだけ長く継続できるよう、公費負担医療制度はしっかり把握しておかなければいけないですね。医療費などの自己負担が軽減されたりするのですから。

 そうですね。自己負担が高過ぎるという理由だけで必要な医療・介護サービスを受けることができないのは、患者にとってとても大きな不利益になります。医療・介護に従事する私たちは、患者が利用できる制度を的確に提案できるようにしないといけませんね。

 公費負担医療制度というのはこれまであまり聞いたことがないのですが、そもそもどんな制度なのですか。様々な種類があるのでしょうか。

 公費負担医療制度の目的は、社会的責任に基づく補償や公衆衛生の向上、健康被害に関する補償などになります。患者の病気の種類や所得状況などを勘案し、国や自治体が患者自己負担を助成してくれる制度です（表1、表2）。

 一言で公費負担医療制度と言っても、いろいろなものがあるんですね。具体的には、それぞれどのような内容になっているのでしょうか。

 公費負担医療制度の1つである自立支援医療は、身体障害者や精神障害者が対象で、患者の自己負担は原則1割になります。世帯の所得水準などに応じて、月の負担額に上限が設定されています（問題の選択肢①は正解）。

表1　主な公費負担医療制度と患者自己負担

制度名	対象者	患者自己負担
自立支援医療 ・旧更生医療 ・旧育成医療 ・旧精神通院医療	身体障害者（児） 精神障害者（児）	・原則、医療費の1割負担 ・世帯の所得水準などに応じて月の負担額に上限を設定
指定難病の 医療費助成	338種類の 指定難病の患者	・原則、医療費の2割負担（医療費の自己負担割合が1割の場合は1割） ・特定医療費（指定難病）受給者証に記載されている病名、それに付随して発現する傷病、介護保険の医療系サービスについて助成 ・所得などに応じて自己負担額に違い
小児慢性特定疾病の 医療費助成	18歳未満の 小児慢性特定疾病の 患者	・原則、医療費の2割負担 ・小児慢性特定疾病、それに付随して発現する傷病について助成 ・生計を同じくする者の所得などに応じて自己負担額に違い
原爆医療	被爆者健康手帳の 所持者	・健康保険などとの給付と併用して実施され、医療処置、薬剤の自己負担を助成 ・医療費の自己負担はなし。介護保険の医療系サービスの自己負担もなし
結核予防法	結核患者	・自己負担は原則、医療費の5%

一方、指定難病の医療費助成は、2021年11月時点で338種類の指定難病の患者が対象となり、自己負担は1割（医療費の自己負担割合が1割の場合）または2割ですが、所得に応じて自己負担上限額が設定されています。特定医療費（指定難病）受給者証に記載されている病名、それに付随して発現する傷病の医療費が助成され、介護保険では医療系サービスについて助成される仕組みになっています（選択肢②は正解）。また、18歳未満の小児慢性特定疾病の患者についても、該当疾病のほか、それに付随して発現する傷病の医療費が助成されます。助成対象となる小児慢性特定疾病は、2021年11月時点では16疾患群788疾病（包括的病名を除く）に上ります。自己負担は原則2割で、生計を同じくする者の所得などに応じて自己負担上限額に違いがあります。

これらに対して、原爆医療の対象となる被爆者健康手帳の所持者への助成は健康保険などとの給付と併用して実施され、医療処置や薬剤の自己負担が全額サポートされます。介護保険の医療系サービスの自己負担も全額助成されます（選択肢③は誤り）。このほか、結核予防法に基づく患者の医療費の自己負担が原則5%になる制度もあります（選択肢④は誤り）。

表2　目的別の公費負担医療制度

社会的弱者の救済	・母子保護法（養育医療） ・児童福祉法（育成医療、措置など） ・生活保護法（医療扶助） ・こども医療費助成　　　　　　　など
障害者の福祉	・身体障害者福祉法（更生医療） ・重度心身障害者医療費助成　　　など
健康被害に関する補償	・戦傷病者特別援護法 ・原爆援護法　　　　　　　　　　など
公衆衛生の向上	・結核予防法 ・精神保健福祉法 ・感染症予防医療法　　　　　　　など
難病・慢性疾患の医療費助成	・指定難病 ・小児慢性特定疾病　　　　　　　など

❋ 生活保護では医療費は原則全額扶助

 これら各種制度の実施主体も様々なのでしょうか。行政と言っても様々な主体があるかと思います。

 このような公費医療には国によるもののほか、都道府県や市区町村が独自に運営する制度もあります。具体的には、1人親の家族や乳幼児を対象とした医療保険の自己負担補助や、国の公費医療の対象をさらに広げた制度を手掛ける自治体が見受けられます。内容がそれぞれ違いますし、患者がより手厚いサービスを受けられるかどうかに関わってくるので、利用が想定される際は患者の自宅のある自治体にしっかり確認してみるのがよいでしょう。

 最近は、不景気や新型コロナウイルス感染症（COVID-19）の流行などにより失業する人が増えていると聞きます。こうした人たちの助成制度としてよく耳にするのが生活保護かと思いますが、これはどんな制度なのでしょうか。

 生活の困窮の程度に応じて、国が最低限の生活を保障する制度になります。医療費の助成だけでなく、生活扶助、教育、住宅など生活全般にわたる扶助制度が用意されています。

表3　生活保護法による医療と介護の扶助範囲

医療扶助	①診察　②薬剤・治療材料 ③医学的処置、手術などの治療・施術 ④居宅での療養上の管理と療養に伴う世話などの看護 ⑤病院・診療所への入院と療養に伴う世話などの看護　⑥移送
介護扶助	①居宅介護（居宅介護支援計画に基づいて行うもの） ②福祉用具貸与・購入　③住宅改修 ④施設介護　　　　　　　　【予防含む】

扶助の範囲や扶助率などはどうなっているのでしょうか。失業中などの状態だと所得がなく、医療費などを負担するのも大変かと思いますが。

生活保護受給者は国民健康保険の被保険者からは除外され、医療費や介護費は原則全額扶助されることになります（選択肢⑤は正解）。ただし、保険外併用療養費など対象にならないものもあります。一方で介護費については、居宅介護支援事業所が作成した居宅サービス計画などを基に、福祉事務所が扶助を決定する仕組みになっています。扶助の範囲としては、医療扶助では診察、薬剤・治療材料、手術などの治療・施術、入院と療養に伴う世話などの看護があり、介護扶助においては居宅介護（居宅介護支援計画に基づいて行うもの）、福祉用具貸与・購入、住宅改修、施設介護などが対象となります（199ページ表3）。

このPOINTを押さえよう！

* 公費負担医療制度は、社会的責任に基づく補償や公衆衛生の向上、健康被害に関する補償など多岐にわたる。患者の病気の種類や所得状況などに応じて国や自治体が自己負担を助成する
* 自立支援医療、指定難病や小児慢性特定疾病の患者への助成だけでなく、原爆医療や結核予防法に基づく助成もある。自己負担が軽減または全額助成されるため、患者にとってメリットが大きい
* 生活保護では、保険外併用療養費など対象にならないものもあるが、医療費や介護費は原則全額扶助される。扶助対象としては、医療扶助では診察、薬剤・治療材料など、介護扶助では居宅介護、住宅改修などがある

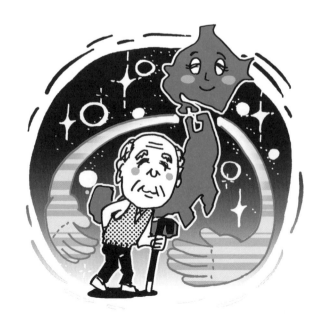

5-3 高額療養費制度で患者の自己負担はどうなる？

高額療養費制度などについて正しい記述はどれでしょうか？

（複数解答）

❶ 70歳以上の高齢者では、年収に関係なく全員に外来のみの上限額が設定されている

❷ 「世帯合算・同一人合算」では、1回の自己負担では高額療養費の支給対象とならなくても、複数回の受診や同じ世帯の人（同じ医療保険の加入者に限る）の受診に係る自己負担を1カ月単位で合算して高額療養費の支給を受けられるか判断できる

❸ 同一世帯で1年間（申請月を含む直近12カ月）に3回以上、高額療養費の支給を受けている場合は、4回目以降は自己負担限度額が変わる

❹ 人工透析を行う慢性腎不全患者では、自己負担限度額がさらに引き下げられる特例措置がある

❺ 患者が1カ所の医療機関で治療を受けている場合、「入院と外来」「医科と歯科」は合わせて計算する

登場人物 新人看護師 さくらさん たんぽぽ先生 新人事務員 あすなろくん

 高額療養費制度の目的は家計の負担軽減で、医療費の自己負担が月単位の一定限度額を超えた場合、超過分が払い戻される制度です。70歳以上と未満、年収などで限度額が違います（表1）。70歳以上では外来のみの限度額もあります。

ただし70歳以上で現役並みの所得のある人は、2018年8月の診療分から収入に応じ3段階に細分化されて限度額が引き上げられ、外来の上限額も撤廃されました（問題の選択肢①は誤り）。併せて、一般所得者の外来上限額も上がりました。国の財政を圧迫する社会保障費の抑制策の1つというわけです。ちなみに年間上限額は、8月から翌年の7月までの1年間でカウントする仕組みです。

 最近は随分と世知辛い世の中になってきたんですね。

 一方で、「多数回該当」という仕組みもあるんだ（表1の［年4回目以降：○○円］と記した部分）。これは、当月を起点として直近12カ月間に3回以上の高額療養費の支給を受けた場合（限度額を超えた場合）、その月の限度額が引き下げられるというもの。前述した「毎年8月から翌年7月までの1年間」を単位とするものではないので注意しましょう。

 どんな医療費が高額療養費制度の対象となるのでしょうか。

 医療保険が適用される診療の自己負担分で、訪問看護ステーションの訪問看護療養費や薬局の調剤料、鍼灸マッサージの療養費なども含まれます。一方、入院時の食費や差額ベッド代、居住費（光熱水費相当）は対象外になります。自己負担額の計算は月別で行い、一連の入院でも月をまたいだ治療は合算できず、同じ医療機関で治療を受けた場合は入院と外来、医科と歯科は別に計算します（選択肢⑤は誤り）。

院外処方による調剤分は、処方箋を出した医療機関で限度額管理されますが、薬局にかかる費用は薬局へ一旦支払う必要があります。なお70歳未満の受診については、レセプト1枚当たりの1カ月の自己負担額が2万1000円以上でなければ合算できません。

「世帯合算・同一人合算」についても説明しておきましょう。世帯合算・同一人合算とは、同一患者の複数回の受診や同じ世帯の人の受診に係る自己負担を1カ月単位で合算して高額療養費の支給を受けられるか判断できる仕組みです（選択肢②は正解）。70歳未満の人のみの世帯では表1の上の自己負担限度額から、70歳以上の人のみの世帯では表1の下の自己負担限度額から支給される高額療養費を算出します。

70歳未満と70歳以上が混在する世帯では、（1）70歳以上の人の自己負担額から支給される高額療養費を算出、（2）70歳未満の高額療養費の算出方法に世帯全体の医療費の総額を当てはめて世帯全体の自己負担限度額を計算し、世帯全体の自己負担額の合計からこの自己負担限度額を差し引いて高額療養費を算出、（3）（1）と（2）の高額療養費を合計──という順序で高額療養費を算出します。この場合も、前述の「多数

回該当」が適用されます（選択肢③は正解）。

　ここで言う「世帯」とは、世間一般でよく使われる「世帯」と違い、世帯が同じであるほか、同一の医療保険に加入していることが求められます。住所は違っても、同じ健康保険の被保険者と被扶養者であれば「世帯」とみなされ、住所は同じでも健康保険が別々の夫婦、健康保険の被保険者と後期高齢者医療制度の被保険者が同居している場合などは、高額療養費制度の「世帯」に該当しません。

　なお、人工透析を実施している慢性腎不全患者や血友病患者などは長期の治療を要することが勘案され、さらに自己負担限度

額が月1万円（上位所得者は2万円）に引き下げられます（選択肢④は正解）。

 払い戻し（償還）の申請ができる期間はどれくらいですか。

 2年間だね。支給されるまでにかかる期間は約3カ月で、鍼灸マッサージの療養費は4カ月ほどかかるのが一般的です。75歳以上の後期高齢者は申請手続きを1度行えば、その後は自動償還されますが、75歳未満の患者は申請が毎回必要。ただし、自治体によりますが、国民健康保険では高額療養費制度に該当してから3カ月後にお知らせが

表1　医療保険における月額自己負担限度額（高額療養費制度）

●70歳未満（社保・国保ともに3割、小学校就学前までは2割）

【区分】	【月の上限額】
（ア）年収約1160万円以上 健保：標準報酬月額83万円以上 国保：年間所得901万円超	25万2600円＋（医療費−84万2000円）×1％ （年4回目以降：14万100円）
（イ）年収約770万～約1160万円 健保：標準報酬月額53万～79万円 国保：年間所得600万円超901万円以下	16万7400円＋（医療費−55万8000円）×1％ （年4回目以降：9万3000円）
（ウ）年収約370万～約770万円 健保：標準報酬月額28万～50万円 国保：年間所得210万円超600万円以下	8万100円＋（医療費−26万7000円）×1％ （年4回目以降：4万4400円）
（エ）～年収約370万円 健保：標準報酬月額26万円以下 国保：年間所得210万円以下	5万7600円（年4回目以降：4万4400円）
（オ）低所得者（住民税非課税）	3万5400円（年4回目以降：2万4600円）

※「限度額適用認定証」または「限度額適用・標準負担額減額認定証」（低所得者が対象）を医療機関の窓口に提示することで、支払いを自己負担限度額までにとどめることができる

●70歳以上（1～3割）

	【区分】	外来〈個人ごと〉	【月の上限額】（世帯）
現役並み所得者	（III）年収約1160万円以上 健保：標準報酬月額83万円以上 国保：課税所得690万円以上	25万2600円＋（医療費−84万2000円）×1％ （年4回目以降：14万100円）	
	（II）年収約770万～約1160万円 健保：標準報酬月額53万～79万円 国保：課税所得380万円以上690万円未満	16万7400円＋（医療費−55万8000円）×1％ （年4回目以降：9万3000円）	
	（I）年収約370万～約770万円 健保：標準報酬月額28万～50万円 国保：課税所得145万円以上380万円未満	8万100円＋（医療費−26万7000円）×1％ （年4回目以降：4万4400円）	
一般所得者　年収156万～約370万円 健保：標準報酬月額26万円以下 国保：課税所得145万円未満等		1万8000円 （年間上限14万4000円）	5万7600円 （年4回目以降：4万4400円）
低所得者（II）（住民税非課税、年金収入80万～160万円）		8000円	2万4600円
低所得者（I）（住民税非課税、年金収入80万円以下）			1万5000円

※現役並み所得者（I）（II）は「限度額適用認定証」、低所得者は「限度額適用・標準負担額減額認定証」を医療機関の窓口に提示することで、支払いを自己負担限度額までにとどめることができる。現役並み所得者（III）と一般所得者は高齢受給者証または後期高齢者医療被保険者証があれば自己負担限度額までの支払いとなるため、「限度額適用認定証」の提示は不要（発行されない）
※75歳以上の一般所得者のうち、窓口負担割合2割に該当する場合、対象者の外来（個人）での窓口負担上限額は「6000円＋（医療費−3万円）×0.1」または1万8000円のいずれか低い額とする

来ることもあるようです。

 医療機関などの窓口での支払いを限度額までにとどめる仕組みはないのですか。

 「高額療養費の現物給付化」があります。70歳未満の患者は保険者が交付した限度額適用認定証または限度額適用・標準負担額減額認定証を、70歳以上では高齢受給者証や後期高齢者医療被保険者証、限度額適用・標準負担額減額認定証を医療機関に提示すれば適用されます。ただし、鍼灸マッサージの療養費などは適用外。また、施設単位で限度額を管理する形なので、1医療機関で限度額を管理するに当たり、ほかの医療機関や薬局の自己負担額は含められず、高額療養費の支給には患者が後日、保険者に申請手続きをする必要があります。

　医療費のほか介護費も含めて自己負担が高くなることを避ける目的の制度もあります。「高額医療・高額介護合算療養費制度」と言い、毎年8月から翌年7月までの1年間に払った医療保険の自己負担額（高額療養費を除く）、介護保険の自己負担額（高額介護サービス費、高額介護予防サービス費を除く）が対象。「70歳未満」「70～74歳」「75歳以上」で限度額が設定され、月収に応じて額が異なります。

このPOINTを押さえよう！

⁂ 高額療養費制度は、医療費の自己負担が月単位の一定限度額を超えた場合、超過分が払い戻される制度。70歳以上と未満、年収の違いなどで自己負担限度額が設定されている

⁂ 当月を起点として直近12カ月間に3回以上の高額療養費の支給を受けた場合、4回目以降の自己負担限度額が引き下げられる「多数回該当」という仕組みがある

⁂ 同一患者の複数回の受診や同じ世帯の人の受診に係る自己負担を1カ月単位で合算して高額療養費の支給を受けられるか判断できる「世帯合算・同一人合算」の制度もある

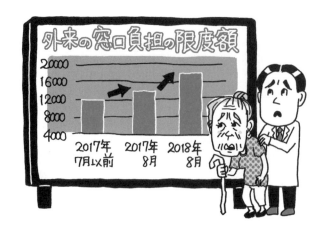

5-4 障害福祉サービスは どんな人が利用対象になる？

「障害者の日常生活及び社会生活を
総合的に支援するための法律」
（障害者総合支援法）について
正しい記述はどれでしょうか？（複数解答）

❶ 障害者総合支援法の障害支援区分は、障害の程度（重さ）で区分されている

❷ 重度訪問介護の対象は、重度の肢体不自由者のみである

❸ 障害支援区分6の障害者に対する重度訪問介護サービス費は、病院、診療所、介護老人保健施設、介護医療院などに入院・入所中でも算定できる

❹ 居宅訪問型児童発達支援サービスは、重度の障害により外出が著しく困難であるなど、障害児本人の状態を理由に外出できない場合が対象となる

❺ 身体障害者福祉法に規定された身体障害者は、障害者総合支援法の対象になる

Answer 5-4

登場人物 新人看護師 さくらさん　たんぽぽ先生　新人事務員 あすなろくん

 障害福祉サービスは、医療保険サービスや介護保険サービスとはまた異なった分野の支援になりますね。どういったものになるのでしょうか。

 「障害者の日常生活及び社会生活を総合的に支援するための法律」(障害者総合支援法)に規定されたサービスになります。同法は障害者・児の生活の総合的な支援を目的とした法律で、2012年に障害者自立支援法が改正され、2013年4月に施行されました。障害者・児は介護給付や補装具の給付、社会復帰支援の訓練等の給付、自立支援医療などが受けられます(図1)。さらに

2016年6月に一部法改正され、2018年度には自立生活援助や就労定着支援のほか、介護保険事業所も手掛けられる共生型サービスが創設されました。2021年11月には、症状の変動により身体障害者手帳を取得できない難病の患者なども障害福祉サービスを受けられるように、対象は366疾患に拡大されました。

2018年度障害福祉サービス等報酬改定では、介護保険サービスの指定を受けた事業所が障害福祉(共生型)サービスを手掛けられるよう、障害福祉の居宅介護、生活介護、短期入所などの指定を受ける場合の基準に特例が設けられました。同年度の介護

図1　障害者総合支援法による主なサービス体系

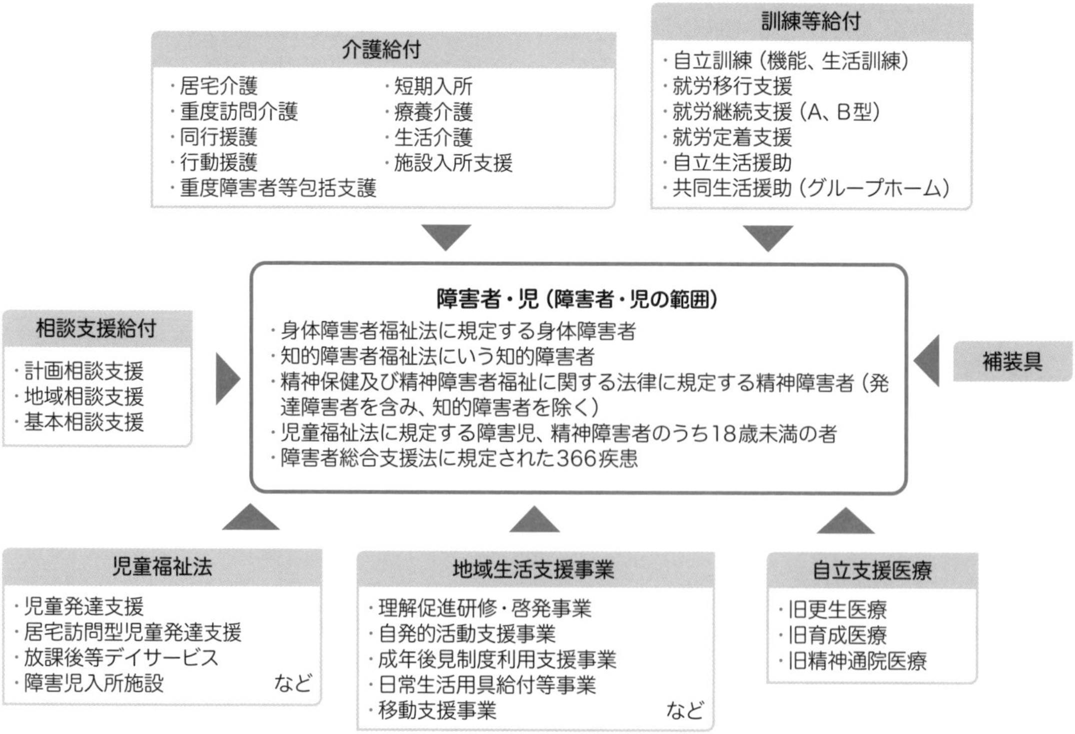

介護給付
- ・居宅介護
- ・重度訪問介護
- ・同行援護
- ・行動援護
- ・重度障害者等包括支護
- ・短期入所
- ・療養介護
- ・生活介護
- ・施設入所支援

訓練等給付
- ・自立訓練(機能、生活訓練)
- ・就労移行支援
- ・就労継続支援(A、B型)
- ・就労定着支援
- ・自立生活援助
- ・共同生活援助(グループホーム)

相談支援給付
- ・計画相談支援
- ・地域相談支援
- ・基本相談支援

障害者・児(障害者・児の範囲)
- ・身体障害者福祉法に規定する身体障害者
- ・知的障害者福祉法にいう知的障害者
- ・精神保健及び精神障害者福祉に関する法律に規定する精神障害者(発達障害者を含み、知的障害者を除く)
- ・児童福祉法に規定する障害児、精神障害者のうち18歳未満の者
- ・障害者総合支援法に規定された366疾患

補装具

児童福祉法
- ・児童発達支援
- ・居宅訪問型児童発達支援
- ・放課後等デイサービス
- ・障害児入所施設　　など

地域生活支援事業
- ・理解促進研修・啓発事業
- ・自発的活動支援事業
- ・成年後見制度利用支援事業
- ・日常生活用具給付等事業
- ・移動支援事業　　など

自立支援医療
- ・旧更生医療
- ・旧育成医療
- ・旧精神通院医療

報酬改定でも、障害福祉制度の指定事業所が介護保険（共生型）サービスを提供できるよう、介護保険の訪問介護、通所介護、短期入所生活介護の指定基準に特例が設けられました。介護保険制度の対象となる障害者は原則として介護保険サービスの利用が優先されますが、事業所が共生型サービスの指定を受けることで、障害者が65歳以降も円滑に介護保険サービスを利用できるようにする狙いがあったわけです。

障害福祉サービスと内容が重なる介護保険サービスもあるようですが、どう区分して提供されるのですか。

今述べたように、要介護認定を受けた障害者は介護保険からの給付が優先されます。一方で40歳以上65歳未満の第2号被保険者の場合、末期の悪性腫瘍や脳血管疾患など16種類の特定疾病を有する要介護認定者以外は障害者総合支援法や医療保険制度が適用されます。

　障害福祉サービスの対象者となるのは、身体障害者福祉法に規定された身体障害者、知的障害者福祉法の知的障害者、「精神保健及び精神障害者福祉に関する法律」の精神障害者、障害者総合支援法の難病患者──になります（問題の選択肢⑤は正解）。

✳ 世帯所得に応じて負担月額上限が設定

利用できる障害福祉サービスの種類や量も、利用者の状態で違うのでしょうか。介護保険制度の要介護度と同じような仕組みもあるのでしょうか。

介護保険の要介護度のように、非該当と区分1〜6の7段階で表す「障害支援区分」で決まります。どの区分に該当するかは、障害の程度（重さ）ではなく支援の必要度合いで判定されます（選択肢①は誤り）。

サービス利用までの手順は、介護保険の要介護認定との共通点が多く、申請後に市区町村の認定調査員が生活状況や障害の状態を調査。それを基にしたコンピューターによる一次判定や医師の意見書などを参考に、市区町村審査会が二次判定し、障害支援区分が決定されます。その後、障害者福祉サービス受給者証が交付されて、相談支援事業所（介護保険の居宅介護支援事業所に相当）の支援でサービス利用計画書が作成されてサービスの利用が開始されます。

これまでの法改正で障害福祉サービスの対象者は以前よりも広がったと聞きましたが、具体的にはどうなったのでしょうか。

2012年の法改正では、給付サービスの1つである重度訪問介護（身体介護や家事援助などの介護を長時間提供するサービス）の対象が拡大され、重度の肢体不自由者に知的・精神障害者も加えられました（選択肢②は誤り）。さらに2018年の法改正では、障害支援区分6の障害者は病院、診療所、介護老人保健施設、介護医療院などに入院・入所中でも重度訪問介護を利用できるようになりました（選択肢③は正解）。障害者が少人数で生活する場であるケアホームについては2012年の法改正でグループホームに統合され、運営事業者が入居者に直接介護する形態のほか、外部サービス利用型も認められたのです。このほか2018年には、重度の障害により外出が著しく困難な障害児を対象とする居宅訪問型児童発達支援サービスが新設されました（選択肢④は正解）。日常生活での基本的な動作の指導や、生活能力の向上のための訓練などを行うサービスです。

利用者の自己負担額はどうなっているのでしょうか。

第**5**章

サービスの利用負担月額は、世帯所得に応じて上限額が設定されています。具体的には、生活保護受給世帯であれば0円、収入がおおむね600万円以下の「一般1」は9300円、それ以外の「一般2」は3万7200円となります。20歳以上の入所施設利用者とグループホーム利用者は、課税世帯であれば「一般2」となります。負担上限の対象となるのは同法上の福祉サービスのみで、入所型施設の利用では食費や水道光熱費が、通所型施設では食費が、医療型施設では医療費が別途実費負担となります。

このPOINTを押さえよう！

* 要介護認定を受けた障害者は介護保険からの給付が優先される。40歳以上65歳未満の第2号被保険者で、末期の悪性腫瘍など16種類の特定疾病に該当しない場合、障害者総合支援法や医療保険制度が適用される
* 非該当を含めて区分1～6の7段階で区分された「障害支援区分」が設定されており、該当する区分は障害の程度（重さ）ではなく、支援の必要度合いで判定される
* 重度訪問介護の対象は、重度の肢体不自由者と知的・精神障害者。障害支援区分6の障害者は病院、診療所、介護老人保健施設、介護医療院などに入院・入所中でも重度訪問介護を利用できる

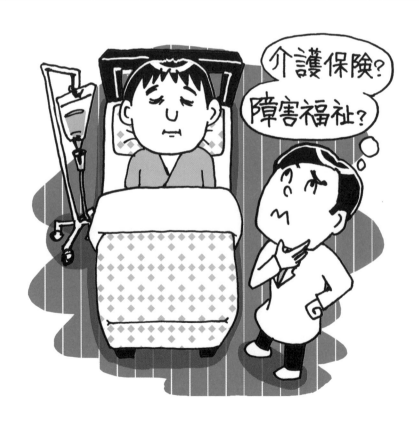

5-5 指定難病に関する医療費助成ってどんな仕組み？

指定難病の医療費助成について正しい記述はどれでしょうか？

（複数解答）

❶ 難病指定の申請に必要な臨床調査個人票は、都道府県が指定した難病指定医による作成が必要だが、更新申請の際は協力難病指定医（都道府県指定）でも記入できる

❷ 難病患者の自己負担の月額上限額は、外来・入院でそれぞれ設定され、1医療機関当たりの上限額が設けられている

❸ 難病患者の訪問看護に要する費用と院外処方による薬剤費は、全額助成される

❹ はり、きゅう、マッサージなどは、難病の医療費助成の対象外になる

❺ 1カ月の医療費総額が5万円を超える月が年6回以上ある患者は、申請すればそれ以降の自己負担上限額をより低く抑えられる

Answer

5-5

登場人物 新人看護師 さくらさん　 たんぽぽ先生　 新人事務員 あすなろくん

 Question5-4で取り上げた障害者総合支援法だけでなく、難病の指定を受けた患者に対する医療費助成制度もあります。指定難病患者が十分な医療を受けるために重要な制度になるので、しっかり理解しておきましょう。

 そうですね。ところで近年、指定難病の数がどんどん増えていますね。それだけ指定難病患者への支援が重視されているのだと感じています。

 2015年以降、制度が見直されてだいぶ変わったんだ。それまでは特定疾患治療研究事業の対象は56疾病だったんだけど、2015年に「難病患者に対する医療等に関する法律」が施行されて指定難病の数が拡大され、2015年1月に110疾病が対象となったのを皮切りに、2021年11月時点で338疾病まで増えました。

　同法では、難病のうち①患者数が国内において一定の人数（人口の約0.1％程度）に達しないこと、②客観的な診断基準（またはそれに準ずるもの）が成立すること——の2条件を満たす疾患を難病に指定し、医療費を助成する仕組みとなっています。指定難病は厚生科学審議会指定難病検討委員会などの議論を経て厚生労働大臣が指定します。また、原則18歳未満の児童等が対象となる小児の難病も、以前は11疾患群514疾病だった小児慢性特定疾患治療研究事業の対象が2021年11月時点では16疾患群788疾病（包括的病名を除く）まで増えたんだ。

　難病の指定を受ける際には、都道府県知事が指定した難病指定医により作成された臨床調査個人票（診断書）が必要になります。ただし難病指定の更新を申請する時には、同じく都道府県知事が指定した協力難病指定医でも臨床調査個人票を作成することが可能です（問題の選択肢①は正解）。臨床調査個人票は難病指定を受けるために不可欠なものになるので、しっかり覚えておきましょう。

 これまでの制度改正によって、一般の医療費の3割を自己負担していた患者は2割で済むことになったんですよね。さらに、自己負担の月額上限額の仕組みも変わったと聞いたのですが。

 以前は診療を受けた1医療機関当たりの上限額が設定されていましたが、改正後はその月に受診した複数の医療機関で支払った自己負担額を合算した額に対する上限額に変更されました（選択肢②は誤り）。さらに、従来は外来・入院それぞれで上限額が設けられていましたが、その区分けもなくなったのです。これに伴って、それまで全額助成されていた院外処方による薬剤費と訪問看護の費用は合算対象となり、上限額まで患者が負担する形態となったんだ（選択肢③は誤り）。

❈ 付随して発現する傷病も助成対象

 薬剤費と訪問看護の費用について全額助成されていたのが一部負担になったということだと、影響を受けた人がそれなりにいそ

うですね。一方で、入院時の食費はどうなっているのですか。

難病患者の入院時食事負担は全額自己負担になります。これに対して、小児慢性特定疾病の患者の自己負担は2分の1です。入院時の食事の自己負担は一般医療でも引き

上げられており、難病患者においてもこの流れが反映されている格好です。一方でこの措置は、自己負担の上限額にも適用されます。

表1と表2に、難病と小児慢性特定疾病の自己負担上限額などを示しました。所得により多段階の設定となっており、生活保

表1　医療費助成制度における難病患者の自己負担上限額（月額）

階層区分	階層区分の基準 （カッコ内の数字は、夫婦2人世帯の場合における年収の目安）		患者負担割合：2割		
			自己負担上限額（外来＋入院）		
			一般	高額かつ長期（※）	
					人工呼吸器等装着者
生活保護	ー		0円	0円	0円
低所得者I	市町村民税 非課税（世帯）	本人年収〜80万円	2500円	2500円	1000円
低所得者II		本人年収80万円超〜	5000円	5000円	
一般所得I	市町村民税 課税以上7.1万円未満 （約160万〜約370万円）		1万円	5000円	
一般所得II	市町村民税7.1万円以上25.1万円未満 （約370万〜約810万円）		2万円	1万円	
上位所得	市町村民税25.1万円以上 （約810万円〜）		3万円	2万円	
入院時の食費			全額自己負担		

※高額な医療が長期的に継続する者（1カ月の医療費総額が5万円を超える月が年6回以上ある者）

表2　医療費助成制度における小児慢性特定疾病患者の自己負担上限額（月額）

階層区分	階層区分の基準 （カッコ内の数字は、夫婦2人・子ども1人世帯の場合における年収の目安）		患者負担割合：2割		
			自己負担上限額（外来＋入院）		
			一般	重症（※）	
					人工呼吸器等装着者
I	生活保護等		0円	0円	0円
II	市町村民税 非課税（世帯）	低所得I（〜約80万円）	1250円	1250円	500円
III		低所得II（〜約200万円）	2500円	2500円	
IV	一般所得I：市町村民税 課税以上7.1万円未満（〜約430万円）		5000円	2500円	
V	一般所得II：市町村民税 7.1万円以上25.1万円未満（〜約850万円）		1万円	5000円	
VI	上位所得：市町村民税 25.1万円以上（約850万円〜）		1万5000円	1万円	
入院時の食費			1/2自己負担		

※①高額な医療が長期的に継続する者（1カ月の医療費総額が5万円を超える月が年6回以上ある者）、②現行の重症患者基準に適合する者——のいずれかに該当

第5章

護等の患者は0円、上位所得者（市町村民税25.1万円以上）は一般で1万5000円などとなっています。また、1カ月の医療費総額が5万円を超える月が年6回以上ある患者は、申請すればそれ以降の自己負担上限額をより低く抑えられることになります（選択肢⑤は正解）。

助成されるのは、特定医療費受給者証に記された疾患だけという理解でよかったですか？ それ以外にも助成に関する決まりがあるのでしょうか。

その疾患に付随して発現する傷病の自己負担分も助成対象となるんだ。はり、きゅう、マッサージは助成対象外ですが、介護保険の訪問看護を使う場合などは対象になります（選択肢④は正解）。ちなみに、症状が軽くて助成対象にならなかったとしても高額な薬剤を使用し続ける必要があり、1カ月の医療費総額が3万3330円を超える月が支給認定申請月以前の12カ月以内に3回以上ある患者は軽症者特例として、指定難病患者と同じ2割負担となり、同様の助成が受けられます。

このPOINTを押さえよう！

＊ 2021年11月時点で指定難病は338疾病、小児慢性特定疾患は16疾患群788疾病（包括的病名を除く）。指定を受ければ、医療費の自己負担が2割になり、月額上限が設けられた助成が受けられる

＊ 患者の自己負担の上限額は、その月に受診した複数の医療機関で支払った負担額を合算して判断される。また、以前は入院と外来それぞれで上限額が設けられていたが、その区別はなくなった

＊ 難病に付随して発現する傷病の自己負担も助成される。院外処方による薬剤費や訪問看護の費用は合算対象となり、上限額まで患者が負担し、はり、きゅう、マッサージは助成対象外になる

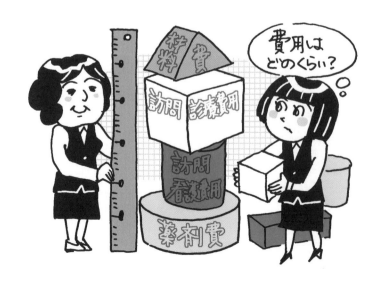

5-6 同一建物居住者、同一患家ってなに？

同一建物居住者や同一患家について正しい記述はどれでしょうか？

（複数解答）

❶ 同一医療機関の違う医師が同一建物で同一日に診療を行った患者については、「同一建物居住者以外」として扱う

❷ 同一患家で同一日に2人以上の患者に訪問診療を行った場合、1人目は在宅患者訪問診療料を算定し、2人目以降は初診料または再診料を算定する

❸ マンションなどの集合住宅の入居者も、同一建物居住者として扱う

❹ 同一建物の1人のみに訪問診療した場合でも、「同一建物居住者」を算定する

❺ 死亡日から遡って30日以内の患者に訪問診療を実施した場合は同一建物居住者とみなさず、「同一建物居住者以外」の在宅患者訪問診療料を算定する

5-6 ②③⑤

登場人物 新人看護師 さくらさん たんぽぽ先生 新人事務員 あすなろくん

 「同一建物」とか、「同一患家」とか、いろいろ複雑な仕組みが多くてなんだか分からなくなってきました……。これも、診療報酬と介護報酬の双方に規定があるのでしょうか。

 確かに、患者が住んでいる場所の違いで報酬が異なってくるので大変複雑ですね。まず同一建物とは、有料老人ホームや特別養護老人ホームなどの施設やマンションなどの集合住宅のことを指します（図1）。1カ所の医療機関が同一日に同じ建物に住んでいる患者2人以上を訪問診療した場合、これら患者は「同一建物居住者」として取り扱い、同一建物居住者以外の報酬より低い点数が設定された在宅患者訪問診療料を算定しなければなりません（表1、問題の選択肢③は正解）。

なお介護報酬では、同一建物居住者とそれ以外で報酬を区分している報酬項目はありません。ただし、訪問介護や訪問看護などの訪問系サービスと、通所介護や通所リハビリテーションなどの通所系サービスでは、同一建物に住む月20人以上の利用者にサービスを実施した場合や、事業所と同一敷地または隣接地の建物に利用者が住んでいる場合などに基本報酬が10〜15％減算されます。以降は、診療報酬上の同一建物を前提に解説したいと思います。

 こうした同一建物に関する規定は、訪問診療料以外の報酬にも適用されるのですか。例えば、訪問看護などはどうなっているのでしょうか。

 訪問診療料だけでなく、在宅患者訪問看護・指導料や訪問看護基本療養費、在宅患者訪問リハビリテーション指導管理料などにも適用されます。

ただし、同一建物の居住者でも当該日に1人だけ訪問した場合は、同一建物居住者とみなしません（選択肢④は誤り）。また以

図1　診療報酬上、同一建物居住者として扱われる施設・サービスの利用者

| 老人福祉法が規定 | 介護保険法が規定 |

・マンションなどの集合住宅
（サービス付き高齢者向け住宅を含む）

・養護老人ホーム
・軽費老人ホーム

・特別養護老人ホーム

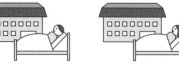

・短期入所生活介護
（介護予防含む）

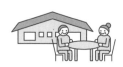

・グループホーム
（介護予防含む）

・有料老人ホーム

・小規模多機能型居宅介護、看護小規模多機能型居宅介護（介護予防含む・宿泊サービス利用時に限る）

前は、特定施設入居者生活介護の指定を受けた有料老人ホームや認知症高齢者グループホームなどにおいて同じ医療機関に在籍している違う医師が各患者を診療した際は「同一建物居住者以外」として扱うことになっていました。しかし、この規定は2016年度診療報酬改定で廃止され、現制度では「同一建物居住者」として扱われます（選択肢①は誤り）。

診療報酬制度では患者の状態によって、同一建物居住者にカウントされない例がありましたよね？

その通り。同一建物に住んでいても同一建物居住者とならない例として、以下の3つのケースがあります。
（1）往診を実施した患者
（2）末期の悪性腫瘍と診断した後に訪問診療を開始した日から60日以内の患者
（3）死亡日から遡って30日以内の患者（選択肢⑤は正解）
　診療報酬には、こうした例外規定がほかにも数多くあります。注意してチェックして下さい。

☀ 医学管理料の報酬区分は「単一建物」

さらに、「単一建物」という概念も設定されていますね。同一建物と何が異なるので

しょうか。

単一建物とは、特定施設や一般マンションといった建物の種類の違いに関係なく、1つの建物において医学管理を行う患者の人数を1人から規定したものです。在宅時医学総合管理料（在総管）や施設入居時等医学総合管理料（施設総管）の報酬区分に用いられる概念なのです（Question2-5、3-5参照）。これに対して、在宅患者訪問診療料などは従来通り、同一建物をベースに報酬が設計されています。

それでは、「同一患家」とはどういう定義になっているのでしょうか。一緒に住む家族で患者が複数人いるケースのことなのかなと思っていますが。

あすなろくんが言うように、同一患家とは同一世帯に複数人の患者が同居する場合をいいます。具体的な例を挙げると、高齢の夫婦で2人とも在宅医療を利用しているケースなどが想定されるでしょう。また、有料老人ホームなどの同一建物の同じ居室に高齢の夫婦2人が入居しているケースも、それは同一患家となるわけです。
　一方、同一日に同一患家の2人以上の患者を訪問診療・往診した場合はどの報酬を算定することになるでしょうか。1人目は

表1　**在宅患者訪問診療料**

在宅患者訪問診療料（1日につき）	
在宅患者訪問診療料（I）	
在宅患者訪問診療料1	
同一建物居住者以外の場合	888点
同一建物居住者の場合	213点
在宅患者訪問診療料2	
同一建物居住者以外の場合	884点
同一建物居住者の場合	187点
在宅患者訪問診療料（II）イ、ロ	150点

表2　**同一建物居住者に対する在宅患者訪問診療料の取り扱い**

同一世帯 （同一患家）	1人のみ訪問	「同一建物居住者以外」を算定
	2人以上訪問	1人目は「同一建物居住者以外」、 2人目以降は初・再診料等を算定
同一世帯でない 同一建物居住者	1人のみ訪問	「同一建物居住者以外」を算定
	2人以上訪問	全員「同一建物居住者」を算定

「同一建物居住者以外」の訪問診療料または往診料を算定し、2人目以降は初診料または再診料などを算定することになるのです（215ページ表2、選択肢②は正解）。

　ただし、同一建物において同一患家の2人以上を同一日に訪問診療し、さらに別の患家も訪問すると、全患者に同一建物居住者の規定が優先的に適用されることになってしまいます。

 やっぱり、複雑過ぎる……。本当に覚えられるかしら……。

このPOINTを押さえよう！

* 同一建物とは、有料老人ホームや特別養護老人ホームなどの高齢者住宅や介護施設だけでなく、マンションなどの一般的な集合住宅も該当する。診療報酬制度では、同一建物居住者とそれ以外で報酬が区分されている
* 1カ所の医療機関が同一日に同じ建物に住む患者2人以上を訪問診療した場合、これら患者は「同一建物居住者」として扱い、通常より低い点数の在宅患者訪問診療料を算定する
* 同一日に同一患家の2人以上の患者を訪問診療した場合、1人目は「同一建物居住者以外」の訪問診療料を、2人目以降は初診料または再診料などを算定する

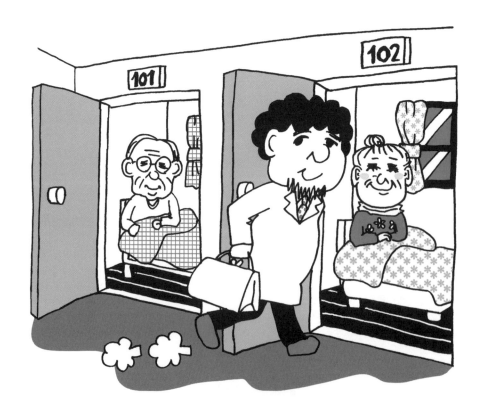

5-7 介護保険の居宅療養管理指導 どんな職種が実施可能なの？

居宅療養管理指導について 正しい記述はどれでしょうか？

（複数解答）

❶ 居宅療養管理指導費の報酬は、単一建物居住者の数に応じて「1人」「2〜9人」「10人以上」の3段階に区分されている

❷ 3ユニット以下の認知症高齢者グループホームでは、各ユニットで居宅療養管理指導費を算定する人数を単一建物居住者数とみなす

❸ 1つの居宅で同居する同一世帯に居宅療養管理指導の対象となる利用者が2人以上いる場合、全員について「2〜9人」の単位数を算定する

❹ 算定回数の上限は、全職種とも月2回までである

❺ ケアマネジャーへの情報提供が居宅療養管理指導費の要件となっているが、同指導以外の介護サービスを利用していない利用者や、自ら居宅サービス計画（ケアプラン）を作成している利用者については、この要件を満たさなくても同指導費を算定できる

Answer
5-7　

登場人物　 新人看護師 さくらさん　 たんぽぽ先生　 新人事務員 あすなろくん

 介護保険の居宅療養管理指導とは何でしょうか。多くの職種について報酬が設けられているようですが。

 医師などが、通院困難な要介護認定者の自宅を訪問し、在宅療養をする上での管理や指導、居宅サービスの利用に関する留意事項などの助言をした場合に算定できる介護報酬です。医師だけでなく、歯科医師、薬剤師、管理栄養士、歯科衛生士など、指導を担う職種別に報酬が設定されているのが特徴です。2021年度介護報酬改定では、診療報酬の在宅時医学総合管理料（在総管）・施設入居時等医学総合管理料（施設総管）などと同様、家族・介助者等の助けを借りずに独歩で通院できる場合は算定対象外であることが明確に示されました。

　また、介護保険の区分支給限度基準額の管理対象とならないため、居宅療養管理指導を受けても、限度額を超過してほかの介護サービスの利用ができなくなるといった心配はありません。

 例えば医師による居宅療養管理指導費では、どのような要件を満たさなければならないのでしょうか。

 計画的な医学管理に基づいて、居宅介護支援事業所（ケアマネジャー）に利用者の情報を提供することなどがあります。ただし、ほかの介護サービスを利用していない、利用者自らが居宅サービス計画（ケアプラン）を作成しているといった、ケアマネジャーが介在していないケースについては、この

要件を満たさなくても算定が認められます（問題の選択肢⑤は正解）。

　2021年度介護報酬改定では、医師・歯科医師による居宅療養管理指導の留意事項として、必要に応じて利用者の社会生活面の課題にも目を向け、地域社会における様々な支援へとつながるよう留意し、関連する情報についてケアマネジャー等に提供するよう努めることとされました。薬剤師・歯科衛生士・管理栄養士にも留意事項として、社会生活面の課題にも目を向けて情報を把握し、指示を行う医師または歯科医師に関連情報を提供するよう努めることが盛り込まれました。さらに薬剤師に関しては、療養上適切な居宅サービスが提供されるために必要があると認める場合などに、居宅サービス計画の作成等に必要な情報提供または助言を行うことが運営基準に追加されました。

　医師が居宅介護支援事業所に診療情報を提供しても、診療報酬の診療情報提供料（I）は同一月に算定できません。市区町村や保険薬局に情報提供した場合も、同提供料（I）は算定できないので注意しましょう。

 医師による居宅療養管理指導の報酬体系はどんな構造になっているのでしょうか。診療報酬の在宅患者訪問診療料などのように何段階にも分かれているのでしょうか。

 まず、診療報酬の在宅時医学総合管理料（在総管）または施設入居時等医学総合管理料（施設総管）を算定している場合（居宅療養管理指導費（II））と、算定していない場

合（同（I））に分かれます。さらに、2018年
度介護報酬改定ではそれぞれ、単一建物居
住者の利用者数に応じて「1人」「2〜9人」
「10人以上」の3段階に報酬体系が再編さ
れ、人数が多いほど低い単位数が設定され
ました（表1）。なお単一建物居住者の人数
とは、利用者が居住する建物内において同
一月に同サービスを利用した人数になりま
す。ただし、同居する同一世帯に居宅療養

管理指導の対象となる利用者が2人以上い
る場合は、それぞれ「1人」の単位数を算定
できます（選択肢③は誤り）。一方で、例え
ば同一の集合住宅に2つの「同居する同一世
帯」があり、同一月にそれぞれ2人、計4人
にサービスを提供した場合は「2〜9人」の
単位数を算定しなければいけません（図1）。
また、3ユニット以下の認知症高齢者グ
ループホームでは、各ユニットで単一建物

表1　各職種の居宅療養管理指導費（介護予防を含む、区分支給限度基準額の枠外）

職種	単位数		算定要件など
医師	(I) 単一建物居住者が1人 　　単一建物居住者が2〜9人 　　単一建物居住者が10人以上	514単位 486単位 445単位	・同月に在総管・施設総管を算定した場合は (II) を、それ以外は (I) を算定 ・1カ月に2回まで
	(II) 単一建物居住者が1人 　　 単一建物居住者が2〜9人 　　 単一建物居住者が10人以上	298単位 286単位 259単位	
歯科医師	単一建物居住者が1人 単一建物居住者が2〜9人 単一建物居住者が10人以上	516単位 486単位 440単位	・1カ月に2回まで
薬剤師 （医療機関）	単一建物居住者が1人 単一建物居住者が2〜9人 単一建物居住者が10人以上	565単位 416単位 379単位	・1カ月に2回まで ・医師の在宅患者訪問診療料と同一日の算定不可
薬剤師（薬局）	単一建物居住者が1人 単一建物居住者が2〜9人 単一建物居住者が10人以上	517単位 378単位 341単位	・1カ月に4回まで。末期悪性腫瘍、中心静脈栄養を受けている患者は週2回かつ1カ月に8回まで算定可
管理栄養士	単一建物居住者が1人 単一建物居住者が2〜9人 単一建物居住者が10人以上	544単位 486単位 443単位	・1カ月に2回まで ・医師の在宅患者訪問診療料と同一日の算定不可
管理栄養士 （外部）	単一建物居住者が1人 単一建物居住者が2〜9人 単一建物居住者が10人以上	524単位 466単位 423単位	・1カ月に2回まで ・医師の在宅患者訪問診療料と同一日の算定不可
歯科衛生士等	単一建物居住者が1人 単一建物居住者が2〜9人 単一建物居住者が10人以上	361単位 325単位 294単位	・1カ月に4回まで ・単なる日常的な口腔清掃などでは算定不可 ・歯科医師の訪問診療から3カ月以内に算定

第5章

図1　単一建物居住者数の考え方

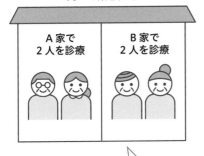

同一の集合住宅

A家で
2人を診療

B家で
2人を診療

利用者数の合計は4人のため、
全員に「2〜9人」の単位数を算定

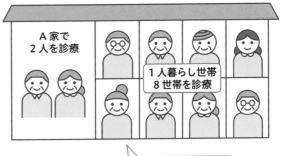

同一の集合住宅

A家で
2人を診療

1人暮らし世帯
8世帯を診療

利用者数の合計は10人のため、
全員に「10人以上」の単位数を算定

居住者の人数を数えることになります（選択肢②は正解）。

 そのほかの職種による居宅療養管理指導の報酬体系はどうでしょう？

 医師の居宅療養管理指導費と同様、単一建物居住者の人数によって3段階に分かれています（選択肢①は正解）。これも2018年度改定で見直されたものです。ただし、算定回数の上限には職種によって違いがあります。具体的には、医師や歯科医師、医療機関の薬剤師、管理栄養士については月2回までですが、薬局の薬剤師と歯科衛生士等に関しては月4回まで算定が可能です（選択肢④は誤り）。なお、看護職員の居宅療養管理指導は2018年9月末で廃止され、介護報酬の訪問看護費に一本化されました。

 薬剤師と管理栄養士については、診療報酬に在宅患者訪問薬剤管理指導料と在宅患者訪問栄養食事指導料があったと思いますが、居宅療養管理指導とどう使い分けるのでしょうか。

 要介護認定を受けていない患者については診療報酬を算定し、要介護認定者に関しては居宅療養管理指導費を算定することになります。

居宅療養管理指導費の加算としては、サービスを提供するのが不便な地域に配慮し、離島や振興山村、中山間地域などを対象とした加算があります。離島などにある事業所の医師や歯科医師などが実施した場合や、通常の事業地域を越えて中山間地域などに住む利用者に実施した場合に加算されます。

このPOINTを押さえよう！

* 診療報酬の訪問診療関連の報酬と同様、家族や介護者などの助けを借りずに独歩で通院できる要介護者は居宅療養管理指導の対象とならない。また、同指導費は区分支給限度基準額の対象外となる
* 各職種とも、単一建物居住者の利用者数に応じて「1人」「2〜9人」「10人以上」の3段階の報酬体系となっている。単一建物居住者数は、利用者が居住する建物内で同一月に利用した人数で判断する
* 医師や歯科医師、医療機関の薬剤師、管理栄養士については月2回まで、薬局の薬剤師と歯科衛生士等に関しては月4回まで居宅療養管理指導費を算定できる

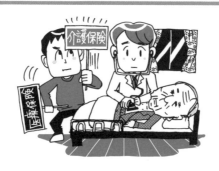

5-8 薬剤師による訪問薬剤管理指導はどう活用する？

薬剤師による訪問薬剤管理指導や
薬剤提供などについて
正しい記述はどれでしょうか？

（複数解答）

❶ 居宅療養管理指導費の算定回数の上限は、医療機関の薬剤師の場合は月2回だが、薬局薬剤師では月4回まで算定できる

❷ 在宅患者訪問薬剤管理指導料の算定は、医療機関も薬局も月2回が上限となる

❸ 薬剤師1人が在宅患者訪問薬剤管理指導料を算定できる回数の上限は、週20回までである

❹ 居宅療養管理指導費は、薬局薬剤師の場合、末期悪性腫瘍患者と中心静脈栄養を受けている者については週2回かつ月8回まで算定が認められている

❺ 在宅患者緊急訪問薬剤管理指導料は、計画的な訪問薬剤管理指導とは別に、緊急に患家を訪問して必要な薬学的管理指導を行い、訪問結果について医師に文書で情報提供した場合に算定できる

登場人物 新人看護師 さくらさん　たんぽぽ先生　新人事務員 あすなろくん

 在宅医療の普及で、訪問薬剤管理指導に取り組む薬局が増えていますね。

 患者が訪問薬剤管理指導を受けるには、まず医療保険（診療・調剤報酬）、介護保険（介護報酬）どちらの適用となるか見極める必要があります。見極め方は介護保険の要介護認定を受けていれば介護保険、認定外であれば医療保険が適用されます。ただし、特別養護老人ホームなどの末期癌の入所者は医療保険から給付できます。

 医療機関と薬局の薬剤師では、報酬に違いがあるのでしょうか。

診療・調剤報酬の在宅患者訪問薬剤管理指導料は医療機関、薬局に所属する薬剤師のどちらが指導しても同額の報酬ですが、介護報酬の居宅療養管理指導費は異なる点数が設定されています（表1）。1カ月間の算定制限回数も診療・調剤報酬では「月4回まで」で同じですが（問題の選択肢②は誤り）、介護報酬では薬局薬剤師は原則4回なのに対し、医療機関の薬剤師では2回となっているので気をつけましょう（選択肢①は正解）。なお薬局薬剤師の居宅療養管理指導費は、末期の悪性腫瘍患者と中心静脈栄養を受けている人については週2回かつ月8回まで算定できます（選択肢④は正

表1　薬局薬剤師による訪問指導を評価した報酬項目

	介護報酬の居宅療養管理指導費（介護予防も同様）	診療・調剤報酬の在宅患者訪問薬剤管理指導料
基本報酬（薬局の薬剤師による場合）	単一建物居住者が1人　　　　　　517単位 単一建物居住者が2〜9人　　　　378単位 単一建物居住者が10人以上　　　341単位 月4回まで算定可能（※1）	単一建物居住者が1人　　　　　　650点 単一建物居住者が2〜9人　　　　320点 単一建物居住者が10人以上　　　290点 月4回まで算定可能（※1）
基本報酬（医療機関の薬剤師による場合）	単一建物居住者が1人　　　　　　565単位 単一建物居住者が2〜9人　　　　416単位 単一建物居住者が10人以上　　　379単位 月2回まで算定可能	単一建物居住者が1人　　　　　　650点 単一建物居住者が2〜9人　　　　320点 単一建物居住者が10人以上　　　290点 月4回まで算定可能（※1）
対象者	在宅の要介護認定者で通院が困難な者	通院が困難な、在宅で療養する患者で、要介護認定を受けていない者
情報通信機器を用いた場合	情報通信機器を用いて行う場合　　　45単位／回 【対象者】 居宅療養管理指導費を月1回のみ算定する患者 【主な算定要件】 ・情報通信機器を用いた服薬指導は、当該薬局内において行う ・利用者の同意を得た上で、対面による服薬指導と情報通信機器を用いた服薬指導を組み合わせた服薬指導計画を作成し、計画に基づいて情報通信機器を用いた服薬指導を実施する ・居宅療養管理指導の指示を行った医師に対して、情報通信機器を用いた服薬指導の結果について必要な情報提供を文書で行う	在宅患者オンライン薬剤管理指導料 　　　　　　　　　　　　　　　59点／回 【対象者】 在宅患者訪問薬剤管理指導料を月1回のみ算定する患者 【主な算定要件】 ・患者1人につき、在宅患者訪問薬剤管理指導料1から3までと合わせて月4回（末期の悪性腫瘍の患者、中心静脈栄養法の対象患者は、週2回かつ月8回）まで

※1 末期悪性腫瘍患者、中心静脈栄養を受けている者は週2回かつ月8回まで算定可。月2回以上算定する場合は算定する日の間隔を6日以上空ける必要がある（末期悪性腫瘍患者、中心静脈栄養を受けている者を除く）

解）。また、薬剤師1人が在宅患者訪問薬剤管理指導料を算定できる回数の上限は、週40回までになります（選択肢③は誤り）。

　2022年度診療報酬改定では、医療的ケア児である患者を対象とする小児特定加算が調剤報酬に新設されました。また服薬情報等提供料に区分3が創設され、医療機関からの求めに応じて、入院予定の患者の服用薬に関する情報等を把握し、情報提供することが評価されました（表2）。さらに、情報通信機器を用いた服薬指導を評価した在宅患者訪問薬剤管理指導料の在宅患者オンライン服薬指導料の名称が在宅患者オンライン薬剤管理指導料に変更され、算定回数の上限が「患者1人につき、在宅患者訪問薬剤管理指導料1（単一建物居住者1人）から3（同10人以上）までと合わせて月4回

まで（末期の悪性腫瘍の患者、中心静脈栄養法の対象患者は、週2回かつ月8回まで）」に緩和されました。在宅時医学総合管理料（在総管）に規定する訪問診療で処方箋が交付され、在宅患者訪問薬剤管理指導料を月1回算定する患者に、訪問薬剤管理指導を実施した日以外の日にオンラインで薬剤管理指導を行った場合に算定できます。

　計画的な訪問薬剤管理指導とは別に、緊急に患家を訪問して必要な薬学的管理・指導をし、医師に訪問結果を文書で提供した場合には在宅患者緊急訪問薬剤管理指導料を算定できます（表3）（選択肢⑤は正解）。2022年度改定では、同指導料にも在宅患者緊急オンライン薬剤管理指導料が設けられ、患者の急変時等に医師の求めにより緊急にオンラインで薬学的管理・指導を行っ

表2　服薬情報等提供料

服薬情報等提供料（薬局のみ）
服薬情報等提供料1　30点（月1回） 【主な算定要件】 ・医療機関の求めに応じて、患者の同意を得た上で情報を医療機関に文書で提供する 服薬情報等提供料2　20点（医療機関への提供は月1回） 【主な算定要件】 ・患者・家族の求めに応じて患者・家族に文書で情報提供、指導を行う ・薬剤師が必要と認めた場合に、患者の同意を得た上で医療機関に服薬状況等を示す情報を文書で提供する 服薬情報等提供料3　50点（3カ月に1回） 【主な算定要件】 ・入院予定の患者について医療機関の求めがあった場合、服用薬の情報等を一元的に把握し、必要に応じて患者が薬局に持参した服用薬の整理を行う。医療機関に必要な情報を文書で提供する ・内容等については薬剤服用歴に記録すること

表3　在宅患者緊急訪問薬剤管理指導料

在宅患者緊急訪問薬剤管理指導料（薬局のみ）	
1 計画的な訪問薬剤管理指導にかかる疾患の急変に伴う場合	500点
2 1以外の場合	200点
3 情報通信機器を用いた場合（在宅患者緊急オンライン薬剤管理指導料）	59点
【主な算定要件】 ・患者の在宅療養を担う医療機関の医師または当該医療機関と連携する他の医療機関の医師の求めにより指導を行う ・計画的な訪問薬剤管理指導とは別に、緊急に患家を訪問して必要な薬学的管理指導を行い、訪問結果について医師に文書で情報を提供した場合に算定する ・在宅患者緊急訪問薬剤管理指導料1および2、3を合わせて月4回に限り算定する ・訪問薬剤管理指導を主に行う薬局（在宅基幹薬局）が、連携する他の薬局（在宅協力薬局）と薬学的管理指導計画の内容を共有し、緊急その他やむを得ない事由がある場合、患者や家族などの同意を得ていれば在宅協力薬局が緊急訪問薬剤管理指導を行った場合にも算定できる。請求は在宅基幹薬局が行う	

第5章

た場合に算定できるようになりました。

✳ 薬局から衛生材料の提供が可能

一方、医療機関と訪問看護ステーション、薬局が連携し、必要な衛生材料などを薬局から提供できる仕組みもありますね。

まず、訪問看護ステーションが必要な衛生材料の量を主治医に報告します。主治医は必要量を判断し、薬局に依頼して患家に提供してもらいます。また、処方箋に基づいて薬局で交付できる注射薬や特定保険医療材料の種類は増えており、電解質製剤や注射用抗菌薬、携帯型ディスポーザブル注入ポンプなども対象となっています。在宅医の負担が減るので有効活用すべきです。

さらに、在宅患者への薬物療法の適正化を目的とした在宅患者重複投薬・相互作用等防止管理料（同管理料1：40点、2：30点）があります。薬局薬剤師が交付された処方箋の内容について、重複投薬や相互作用の防止、残薬に伴う処方日数の調整に関する疑義照会を行い、処方内容が変更されると算定できます。なお同管理料は、調剤報酬の薬剤服用歴管理指導料、かかりつけ薬剤師指導料、かかりつけ薬剤師包括管理料とは併算定できません。

このほか注目しておきたいのは、2022年度改定で設けられたリフィル処方箋でしょう。医師の処方により医師・薬剤師の適切な連携の下、症状が安定している患者について一定期間内に処方箋を反復利用する仕組みです。医療機関の医師がリフィルによる処方が可能と判断した場合、処方箋の「リフィル可」欄にレ点を記入し、3回を上限にその処方箋を使用できます。1回当たり投薬期間と総投薬期間は、医師が患者の病状等を踏まえて判断することになります。

医療機関が特定の薬局に患者を誘導する行為は禁止されていないのでしょうか。グループ法人だと、こうした動きがありそうですが……。

「保険医療機関及び保険医療養担当規則」において、そうした行為は禁止されています。ただし、在宅療養中の患者に院外処方を行う場合、訪問薬剤管理指導の届け出をしている薬局のリストを文書で提供することは認められています。

このPOINTを押さえよう！

✳ 訪問薬剤管理指導は、医療保険（診療・調剤報酬）と介護保険（介護報酬）の双方で評価されている。要介護認定を受けていれば介護保険、認定外であれば医療保険の報酬が適用される

✳ 診療・調剤報酬の在宅患者訪問薬剤管理指導料は医療機関、薬局に所属する薬剤師のどちらが指導しても報酬、算定制限回数は同じだが、介護報酬の居宅療養管理指導費は双方とも異なる設定となっている

✳ 在宅患者オンライン薬剤管理指導料は「患者1人につき、在宅患者訪問薬剤管理指導料1から3までと合わせて月4回まで（末期の悪性腫瘍患者、中心静脈栄養法の対象患者は週2回かつ月8回まで）」算定できる

5-9 医療機関からの訪問リハビリはどう提供する？

医療機関から訪問リハビリテーションを
提供する場合のルールについて
正しい記述はどれでしょうか？

（複数解答）

❶ 医療保険では退院後3カ月以内に訪問リハビリを週
12単位まで算定できるが、介護保険ではできない

❷ 事業所の医師がリハビリテーション計画の作成に係る
診療をしなかった場合の未実施減算は、2021年度介
護報酬改定で20単位から50単位に減算幅が拡大さ
れた

❸ 末期の悪性腫瘍患者の場合、医療保険の訪問リハビリ
の提供制限はない

❹ 患者の急性増悪時は3カ月に1回、14日を限度に医療
保険の在宅患者訪問リハビリテーション指導管理料を
1日4単位算定できる

❺ 在宅患者訪問リハビリテーション指導管理料を算定で
きるのは、1カ所の医療機関に限られる

登場人物 新人看護師 さくらさん　 たんぽぽ先生　 新人事務員 あすなろくん

 訪問リハビリの提供主体は医療機関、訪問看護ステーション、介護老人保健施設、介護医療院と多彩ですね。

 ここでは主に医療機関からの訪問リハビリについて説明します。訪問リハビリは原則、介護保険が優先されます。医療保険の対象は、要介護認定の非該当者と急性増悪時の患者のみです（表1）。訪問看護では、「厚生労働大臣が定める疾病等」（別表第7）に該当すると医療保険優先になりますが、訪問リハビリにはこの規定はありません。そのほか、介護施設などへの提供の可否は表1のようになっています。

 医療機関からの訪問リハビリにおける「急性増悪時」の定義は、訪問看護の場合と同じですか。

 いいえ、違います。訪問看護では「急性増悪」「退院直後」「終末期」ですが、訪問リハビリでは「1カ月間にバーセル指数（日常生活動作における障害者や高齢者の機能的評価）またはFIM（機能的自立度評価法）が5点以上悪化し、一時的に頻回訪問が必要な患者」です。

　急性増悪時に頻回訪問できる期間なども異なります。訪問看護では原則として月1回、医師が特別訪問看護の指示を出した診療日から14日以内に週4回以上可能ですが、訪問リハビリでは6カ月に1回、指示した日から14日以内において14日を限度に1日4単位までです（問題の選択肢④は誤り）。

 一方で、主治医はどうやって指示を出すのですか。訪問看護の指示とはまた違うのかなと思いますが。

医療機関からの場合、厚生労働大臣が定める疾病等でも要介護認定を受けていたら介護保険の対象となる

表1　訪問リハビリが医療保険、介護保険どちらの適用になるかの判断基準

	介護保険		医療保険	
	ステーションから	医療機関から	ステーションから	医療機関から
自宅	・要介護認定を受けている人	・要介護認定を受けている人	・要介護認定を受けていない人 ・「厚生労働大臣が定める疾病等」 ・特別訪問看護指示期間など	・要介護認定を受けていない人 ・急性増悪時
特定施設 グループホーム	×	×	・「厚生労働大臣が定める疾病等」 ・特別訪問看護指示期間など	・急性増悪時
特別養護老人ホーム 短期入所生活介護	×	×	・末期の悪性腫瘍（※）	×

※ 短期入所生活介護の場合、サービス利用前30日以内に利用者宅を訪問し、訪問看護療養費または在宅患者訪問看護・指導料を算定したステーションの看護師等による場合に限られる

自院の医師が指示する際は、カルテに指示内容を記載します。他院の医師の場合は、診療情報提供書を発行しなければいけません。指示の有効期間は医療保険が1カ月間、介護保険が3カ月間になります。

　また2021年度介護報酬改定では、事業所の医師がリハビリ計画を作成するに当たり診療していない場合、基本報酬の訪問リハビリテーション費の減算幅が1回20単位から50単位に拡大されました（選択肢②は正解）。また訪問看護と同様、有料老人ホームなどの高齢者住宅だけでなくマンションなどの集合住宅の複数の入居者にサービスを実施する場合、同一建物等減算（集合住宅減算）の対象となります（Question4-1参照）。

 報酬額は、どんな設定になっているのでしょうか。

 診療報酬の在宅患者訪問リハビリテーション指導管理料は「同一建物居住者以外」の300点／単位と「同一建物居住者」の255点／単位で、1単位20分以上・週6単位まで算定できます（表2）。ただし末期癌患者は提供回数に制限がない（選択肢③は正解）ほか、退院から3カ月以内は週12単位まで、急性増悪時は6カ月に1回に限り14日以内の期間において1日4単位まで算定できます（図1）。また、患者1人に対して訪問リハビリを実施できる医療機関は1カ所のみです（選択肢⑤は正解）。なお、老健施設の通所リハビリを受けている月でも在宅患者

第5章

表2　医療機関、老健施設、介護医療院による訪問リハビリテーションの報酬

医療保険	介護保険
在宅患者訪問リハビリテーション指導管理料	訪問リハビリテーション費
同一建物居住者以外の場合　　　300点／単位 同一建物居住者の場合　　　　　255点／単位 ※1単位20分	307単位／回　※介護予防も同様 ※1回20分

図1　医療機関等からの訪問リハビリの訪問回数などの規定

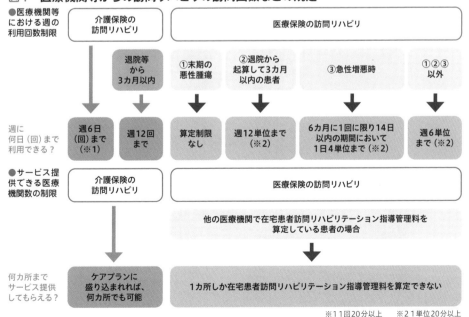

※1 1回20分以上　　※2 1単位20分以上

227

訪問リハビリテーション指導管理料を算定できます。

一方、介護報酬は1回20分以上・307単位です（介護予防も同様）。加算にはリハビリテーションマネジメント加算や移行支援加算などがあります（Question5-10参照）。実施制限は週6回ですが、ケアプランに盛り込まれれば患者1人に対して複数の医療機関が担えます。また2021年度介護報酬改定においては、医療機関や介護施設を退院・退所した日から3カ月以内の利用者に対して医師の指示に基づき継続して訪問リハビリを行う場合は、週12回まで算定することが認められました（選択肢①は誤り）。介護予防の訪問リハビリについては長期間利用の評価が見直され、利用開始月から12カ月超の利用者にサービスを行った場合、1回につき5単位を減算しなければならなくなったので、しっかり覚えておきましょう。

このPOINTを押さえよう！

* 訪問リハビリの「急性増悪時」の定義は、「1カ月間にバーセル指数またはFIMが5点以上悪化し、一時的に頻回訪問が必要な患者」。頻回訪問できる期間は、6カ月に1回、14日以内において14日を限度に1日4単位まで
* 事業所の医師がリハビリ計画作成に際して診療していない場合、介護保険では基本報酬の訪問リハビリテーション費（307単位／回）から50単位が減算される
* 医療機関や介護施設を退院・退所した日から3カ月以内の利用者に対して医師の指示に基づき継続して訪問リハビリを行う場合は、介護保険の訪問リハビリテーション費を週12回まで算定できる

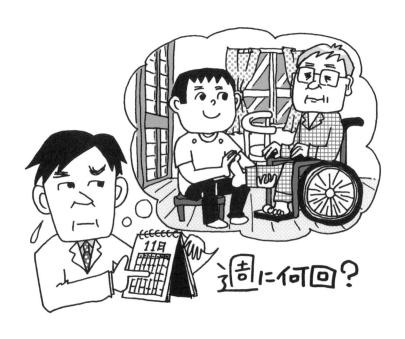

5-10 訪問リハビリの加算にはどんなものがある？

訪問リハビリの加算について正しい記述はどれでしょうか？

（複数解答）

❶ 2021年度介護報酬改定で、リハビリテーションマネジメント加算の算定要件だった「リハビリ計画の定期的な進捗評価」「他事業所への日常生活上の留意点の伝達」などは基本報酬に包括された

❷ リハビリテーションマネジメント加算の「定期的な会議の開催」は、テレビ会議など非対面による開催が認められていない

❸ 短期集中リハビリテーション実施加算の実施時間の要件は、複数職種によるリハビリ実施の合計時間では満たせない

❹ 短期集中リハビリテーション実施加算は、退院・退所日から3カ月以内の集中的なリハビリのみを評価している

❺ 訪問リハビリの提供を終了した利用者のうち、通所介護や通所リハビリなどに移行した利用者の割合が5/100を超えていることなどを満たせば移行支援加算が算定できる

登場人物 新人看護師 さくらさん たんぽぽ先生 新人事務員 あすなろくん

 診療報酬の在宅患者訪問リハビリテーション指導管理料の算定対象は医療機関のみで、同管理料に加算はありません。

 一方で、介護保険の訪問リハビリテーション費には加算はあるのでしょうか。

 退院・退所日や要介護認定の効力発生日から3カ月以内に集中してリハビリをしたケースでは、短期集中リハビリテーション実施加算（表1）を算定できます。問題の選択肢④は、要介護認定の効力発生日に触れられていないので誤りです。週におおむね2日以上、1日20分以上行った場合に算定可能です。「20分以上」とは、休憩を挟んで1日2回以上に分けたり、複数職種によるリハビリの合計時間でも認められます（選択肢③は誤り）。週当たりの日数などの要件を満たせなくても、利用者の体調悪化などやむを得ない例や、適切なマネジメント

に基づき利用者の同意を得ている際は、リハビリ実施計画書の備考欄などに理由を記せば、リハビリ実施日に算定できます。人員配置に関する加算としては、サービス提供体制強化加算があります。同加算は区分支給限度基準額に含まれません。

このほか、訪問リハビリから通所介護や通所リハビリといった通所系サービスへの移行を評価した報酬として移行支援加算があります（表2）。同加算は、2021年度介護報酬改定で社会参加支援加算から名称が変更されました。前年の毎年1〜12月の期間に、訪問リハビリの提供を終えた利用者のうち、終了後に通所介護などを受けた人の割合が100分の5を超えていることなどを満たせば算定できます（選択肢⑤は正解）。

 2021年度介護報酬改定においては、リハビリテーションマネジメント加算も見直されましたね。

表1 **短期集中リハビリテーション実施加算（訪問リハビリテーション費の加算）**

介護保険
短期集中リハビリテーション実施加算
200単位／日
【主な算定要件】 ・退院・退所日または要介護認定の効力発生日から3カ月以内に、1週につきおおむね2日以上、1日20分以上のリハビリを行う ※日数などの要件を満たせなかった場合、①やむを得ない理由（体調悪化など）、②総合的なアセスメントの結果、当該目安を超えていなくても、適切なマネジメントに基づくもので利用者の同意を得ている——場合は、算定要件に適合する形でリハビリ実施日は算定可能。その場合、実施計画書の備考欄などに理由を記載する

表2 **移行支援加算（訪問リハビリテーション費の加算）**

介護保険
移行支援加算
17単位／日（要介護者のみ） （評価対象期間［毎年1〜12月］の次の年度内に算定）
【主な算定要件】 ・評価対象期間において訪問リハビリの提供を終了した者のうち、通所介護、通所リハビリその他社会参加に資する取り組みを実施した者の占める割合が5/100を超えていること ・12カ月を訪問リハビリ事業所の利用者の平均利用月数で除して得た数が25/100以上であること ・リハビリ終了者が指定通所介護等の事業所へ移行するに当たり、リハビリ計画書を移行先の事業所へ提供すること

そうです。多職種が協働してリハビリ計画を充実させ効果的な実施体制を整えた事業所を評価する報酬で、2021年度改定では（I）～（IV）の4区分だったところ、（I）と（IV）が廃止され、（II）と（III）を再編する形で4区分になりました（表3）。従来の加算（I）は基本報酬に包括され、「リハビリ計画の定期的な進捗評価」「他事業所への日常生活上の留意点の伝達」といった旧・加算

（I）の要件は全ての事業所に求められることになりました（選択肢①は正解）。加算（IV）は加算（B）ロに組み替えられ、要支援者向けの介護予防訪問リハビリテーション費のリハビリテーションマネジメント加算は廃止されました。

新しく再編された加算（A）と（B）は、利用者や家族に訪問リハビリ計画について説明して同意を得る職種の違いで分かれてお

表3　リハビリテーションマネジメント加算（訪問リハビリテーション費などの加算）

介護保険
リハビリテーションマネジメント加算

リハビリテーションマネジメント加算（A）イ	180単位／月
リハビリテーションマネジメント加算（A）ロ	213単位／月
リハビリテーションマネジメント加算（B）イ	450単位／月
リハビリテーションマネジメント加算（B）ロ	483単位／月

【加算（A）イの届け出基準】
・次の基準を全て満たすことを確認し、記録すること
①訪問リハビリの実施に当たり、訪問リハビリ事業所の医師が理学療法士、作業療法士、言語聴覚士（以下、リハビリ職）に対し、利用者に対するリハビリの目的、リハビリ開始前または実施中の留意事項、やむを得ずリハビリを中止する際の基準、リハビリにおける利用者に対する負荷──などのうち1つ以上の指示を行うこと
②①を指示した医師または指示を受けたリハビリ職が、指示内容が①の基準を満たすと明確に分かるよう記録すること
③リハビリ会議を開催し、利用者の状況などに関する情報を医師、リハビリ職、ケアマネジャー、居宅サービス計画に位置付けられた居宅サービスなどの担当者、その他関係者と共有し、当該リハビリ会議の内容を記録すること
④訪問リハビリ計画について、計画の作成に関与したリハビリ職が利用者または家族に対して説明し、利用者の同意を得るとともに、説明内容などについて医師へ報告すること
⑤3カ月に1回以上、リハビリ会議を開催し、利用者の状態の変化に応じて訪問リハビリ計画を見直すこと
⑥訪問リハビリ事業所のリハビリ職がケアマネジャーに対してリハビリに関する専門的な見地から、利用者の有する能力、自立のために必要な支援方法、日常生活上の留意点に関する情報提供を行うこと
⑦以下のいずれかに適合すること
　・訪問リハビリ事業所のリハビリ職が、訪問介護などの居宅サービスにかかる従業者と利用者の居宅を訪問し、当該従業者にリハビリに関する専門的な見地から、介護の工夫に関する指導や日常生活上の留意点に関する助言を行うこと
　・訪問リハビリ事業所のリハビリ職が、訪問リハビリの利用者の居宅を訪問し、その家族にリハビリに関する専門的な見地から、介護の工夫に関する指導や日常生活上の留意点に関する助言を行うこと

【加算（A）ロの届け出基準】
・次の基準を全て満たすことを確認し、記録すること
①加算（A）イの①～⑦を満たすこと
②利用者ごとのリハビリテーション計画書等の内容等の情報を厚生労働省に提出し、リハビリテーションの提供に当たって、当該情報その他リハビリテーションの適切かつ有効な実施のために必要な情報を活用していること

【加算（B）イの届け出基準】
・次の基準を全て満たすことを確認し、記録すること
①加算（A）の①～③、⑤～⑦を満たすこと
②訪問リハビリ計画について、訪問リハビリ事業所の医師が利用者または家族に対して説明し、利用者の同意を得ること

【加算（B）ロの届け出基準】
・次の基準を全て満たすことを確認し、記録すること
①加算（B）イの①②を満たすこと
②利用者ごとのリハビリテーション計画書等の内容等の情報を厚生労働省に提出し、リハビリテーションの提供に当たって、当該情報その他リハビリテーションの適切かつ有効な実施のために必要な情報を活用していること

※医師のリハビリ会議への出席については、テレビ電話等の情報通信機器を使用してもよい。リハビリ会議中に医師がリハビリ計画の内容について利用者・家族にテレビ電話等の情報通信機器を介して説明した場合、加算（B）イ、（B）ロの要件を満たす
※1つの事業所が、利用者の状態に応じて利用者ごとに加算（A）イ、（A）ロ、（B）イ、（B）ロのいずれかを算定できる。算定要件を満たすかどうかにより、月ごとに加算（A）イ、（A）ロ、（B）イ、（B）ロを選択できる。ただし加算（B）が算定できる計画を作成した場合は、継続的に加算（B）を、加算（A）が算定できる計画を作成した場合は、継続的に加算（A）を、それぞれ算定することが望ましい

り、（A）はリハビリ職が、（B）は医師が担当した場合に算定することが可能です。またイと口の違いはデータ提出の有無で分かれており、訪問リハビリ計画を国に提出してフィードバックを受けた際は、加算（A）口ないし（B）口を算定できます。サービスの質向上を図るため、「科学的介護情報システム」（LIFE）を推進する国の狙いがあるわけです。

また同加算では、リハビリ会議を3カ月に1回以上開いて利用者の情報を医師やケアマネジャーなどと共有することが要件となっていますが、2021年度改定で定期的な会議は必ずしも対面でなくてもよくなり、テレビ会議等での開催が可能になりました（選択肢②は誤り）。利用者の了解を得ることが前提になります。利用者や家族への説明・同意についても、遠方に住んでいるといったやむを得ない理由で直接説明できない場合は電話などでも認められます。ただし、同意に関しては書面等で直接行わなければいけません。

このPOINTを押さえよう！

* 医療保険の訪問リハビリには加算はないが、介護保険の訪問リハビリには複数の加算が設けられている。短期集中リハビリテーション実施加算は、退院・退所、要介護認定の効力発生日から3カ月以内が対象
* 移行支援加算は、訪問リハビリから通所系サービスへの移行を評価したもの。訪問リハビリの提供終了後、通所介護などを利用した人の割合が5%超であることなどが要件となっている
* リハビリテーションマネジメント加算は、多職種が協働して効果的なリハビリ実施体制を整えた事業所を評価したもの。利用者らへの説明・同意を医師がするのか、リハビリ職がするのかで報酬額が異なる

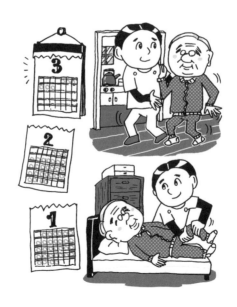

5-11 ショートステイ先で訪問診療などを提供できるの？

ショートステイ（短期入所生活介護・療養介護）先への在宅医療の提供について正しい記述はどれでしょうか？

（複数解答）

❶ 短期入所生活介護の利用者については、サービス利用前30日以内に患家を訪問し、在宅患者訪問診療料、在宅時医学総合管理料（在総管）、施設入居時等医学総合管理料（施設総管）、在宅がん医療総合診療料を算定した医療機関の医師に限り、訪問診療料、施設総管を算定できる

❷ 在宅がん医療総合診療料は算定できない

❸ 短期入所生活介護の利用者に対する訪問看護については、サービス利用前30日以内に在宅患者訪問看護・指導料または訪問看護療養費を算定した医療機関などの看護師等に限り実施できる

❹ 施設の配置医師は、往診はできるが訪問診療はできない

❺ 短期入所療養介護では、訪問診療も訪問看護も実施できない

登場人物　 新人看護師 さくらさん　たんぽぽ先生　新人事務員 あすなろくん

 まず、介護保険サービスの1つであるショートステイとはどんなサービスなのですか。その名の通り、施設に短期間入所してもらって介護を提供するサービスなのでしょうか。

 ショートステイは、一時的に在宅生活が困難になった要介護認定者を介護施設などで短期間（最大連続30日まで）受け入れる居宅サービスで、短期入所生活介護と短期入所療養介護の2種類があるんだ。両サービスとも医師や看護職員の配置が義務付けられています。

　個別に見ると短期入所生活介護では、特別養護老人ホームや介護事業所が要介護認定者を受け入れて、入浴介助や日常生活上の世話などを行います。一方、短期入所療養介護も同様のケアを実施しますが、看護・医学的管理も担う点が異なります。そのため、短期入所療養介護の提供主体は介護医療院や有床診療所、介護老人保健施設といった医療提供施設に限られます。

 自宅療養中に患者への在宅医療の提供を担っている外部の医療機関がショートステイ先で訪問診療を行おうとすると、やはり制限があるのでしょうか。

 その通りです。在宅医療を実施できるショートステイの利用者の状態は限定されています。まず往診料は短期入所生活介護・短期入所療養介護ともに、施設に配置されている医師が診療した場合は算定できません。施設の配置医師については、在宅患者訪問診療料ももちろん算定不可です

（問題の選択肢④は誤り）。ただし、利用者の自宅で日常的に在宅医療を担っている医師など、それ以外の医師が往診した際は往診料の算定が可能です（表1）。この決まりは、往診料だけでなく初・再診料についても適用されます。

✳ 在宅がん医療総合診療料は算定不可

 施設の配置医師は往診料も訪問診療料も算定できないとのことですが、外部の医師であれば訪問診療料や施設入居時等医学総合管理料（施設総管）を算定することはできるのでしょうか。

 これら報酬を算定できる対象範囲は、短期入所生活介護・短期入所療養介護のいずれも、患家に訪問診療をした場合よりはるかに限定的ですが、両サービスでその内容は異なります。具体的には、短期入所療養介護の利用者については、訪問診療料や施設総管は一切算定することができません。これに対して短期入所生活介護は、対象となる患者の規定が具体的に決まっています。

 「末期の悪性腫瘍の患者だけに限る」といった決まりがあるのでしょうか。これまで教えていただいた話を聞いていると、かなり限定されているように思いますが。

 2016年度診療報酬改定の以前は末期の悪性腫瘍の患者だけだったのですが、現在は疾患の規定がなくなりました。それに代わって、算定できる期間などのルールが新設されました。

具体的には、短期入所生活介護を利用する前30日以内に患家を訪問し、訪問診療料、在宅時医学総合管理料（在総管）、施設総管、在宅がん医療総合診療料を算定した実績のある医療機関の医師に限って、短期入所生活介護の利用を開始してから30日後までは訪問診療料や施設総管を算定することが可能です（図1、選択肢①は正解）。

報酬改定における見直しはこれだけにとどまりません。2018年度改定では、末期の悪性腫瘍患者については短期入所生活介護の利用を開始してから30日後を超えても、訪問診療料と施設総管の算定が可能に

なりました。2020年度改定では、対象となる患者の範囲がさらに拡大しました。退院日からサービス利用を開始した患者については、利用開始前の訪問診療料等の算定にかかわらず、退院日を除いて短期入所生活介護の利用を開始してから後30日後まで算定できるようになりました。なお、このケースにおいて末期の悪性腫瘍患者については30日を超えても訪問診療料や施設総管の算定が可能です。短期間でも介護施設に入ることで患者の状態が悪化する事態に陥らないよう改定のたびに対策が取られていると受け取れますね。ちなみに在宅が

表1　ショートステイ利用者に対する初・再診料、在宅点数の算定の可否

	初・再診料	往診料	在宅患者訪問診療料 施設総管	在宅がん医療 総合診療料	在宅患者訪問看護・指導料 訪問看護療養費など
短期入所 生活介護	○ （配置医師を除く）	○ （配置医師を除く）	○（※1）	×	○ （末期の悪性腫瘍の 患者に限る）（※2）
短期入所 療養介護	○ （配置医師を除く）	○ （配置医師を除く）	×	×	×

※1　サービス利用前30日以内に訪問診療料、在総管、施設総管、在宅がん医療総合診療料を算定した医療機関の医師に限り、サービス利用開始後30日まで（末期の悪性腫瘍患者除く）算定可。退院日からサービス利用を開始した患者については、利用開始前の訪問診療料等の算定にかかわらず、退院日を除きサービス利用開始後30日まで（末期の悪性腫瘍患者除く）算定可
※2　末期の悪性腫瘍患者でサービス利用前30日以内に在宅患者訪問看護・指導料または訪問看護療養費を算定した医療機関等の看護師等に限り算定可

図1　短期入所生活介護における在宅関連報酬の算定のルール

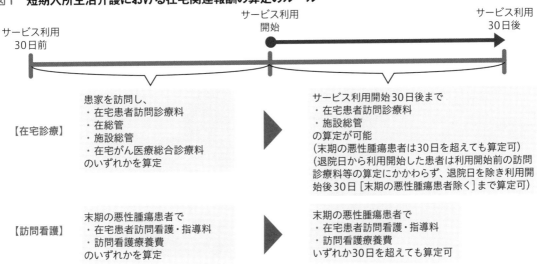

ん医療総合診療料は、短期入所生活介護と短期入所療養介護ともに利用時は算定できません（選択肢②は正解）。

 ショートステイ先への訪問診療などの提供についてはよく分かりました。これに対して、訪問看護の実施に関しては何か制限があるのでしょうか。

 医療機関からの訪問看護（在宅患者訪問看護・指導料など）、訪問看護ステーション

からの訪問看護（訪問看護療養費など）のいずれも、短期入所療養介護の利用中の患者には医療・介護保険の訪問看護は実施できません（選択肢⑤は正解）。ただし、短期入所生活介護に関しては末期の悪性腫瘍の患者で、サービス利用前30日以内に在宅患者訪問看護・指導料または訪問看護療養費を算定していた場合は訪問看護の提供が可能です。問題の選択肢③は、末期の悪性腫瘍患者について記されていないので誤りですね。

このPOINTを押さえよう！

* ショートステイ施設に配置されている医師は、初・再診料や往診料の算定は不可。ただし、患家で日常的に在宅医療を担っている医師など、それ以外の医師は初・再診料や往診料を算定できる
* 訪問診療料や施設総管は短期入所療養介護では算定できないが、短期入所生活介護では利用前30日以内に患家で訪問診療料等を算定した医師に限り、利用開始後30日まで算定できる（末期の悪性腫瘍患者は30日超でも可）
* 訪問看護は短期入所生活介護のみ、末期の悪性腫瘍の患者で、サービス利用前30日以内に在宅患者訪問看護・指導料または訪問看護療養費を算定していた場合は提供できる

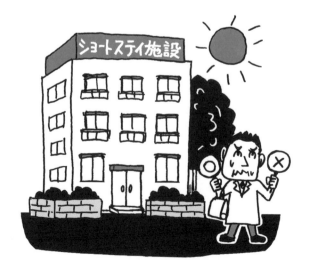

5-12 マッサージ、はり、きゅう は診療報酬と併算定可？

訪問マッサージなどについて
正しい記述はどれでしょうか？

（複数解答）

❶ 主治医が診察に基づき、施術にかかる同意書または診断書を交付すれば健康保険（療養費）の給付対象になる

❷ 再同意の場合も医師の診察と同意書等の交付が必要となるが、電話等による再診でも同意書は交付できる

❸ はり、きゅうの対象は、「慢性病で医師による適当な治療手段のないもの」で、具体的には神経痛、リウマチ、頸腕症候群、五十肩、腰痛症、頸椎捻挫後遺症が給付対象になる

❹ あん摩・マッサージ・指圧の施術は、脳出血による片麻痺、神経麻痺、神経痛などでも、医師の同意により必要性が認められる場合は対象となる

❺ あん摩・マッサージ・指圧については、医療機関が治療を行う場合、同一の疾患に対する同意書等の交付はできない

Answer
5-12

登場人物　 新人看護師 さくらさん　たんぽぽ先生　新人事務員 あすなろくん

 あん摩・マッサージ・指圧、はり、きゅうは在宅医療とあまり関係ないような気もしますが、やはり必要なサービスなのでしょうか……。鍼灸師やマッサージ師などが訪問して施術することを評価した報酬などもあるのでしょうか。

 そんなことはなく、非常に重要なサービスになります。脳梗塞などの後遺症で筋麻痺に陥り、手足のしびれがひどい人には訪問マッサージなどがとても効果的です。在宅患者の中には様々な障害を持っていて症状を訴える人が多く、そのような症状を楽にする施術なのです。特にターミナル期においてはつらい症状に悩まされる人が少なくなく、症状を緩和して少しでも楽に過ごしてもらうことも在宅医療の役割の1つだと

考えています。

 これらの施術は、訪問診療や訪問看護といった他の在宅医療のサービスと同様に保険の適用となり、患者の自己負担が軽減されることもあるのですか。

 あります。特定の症状がある場合は健康保険の給付対象となり、実施者には療養費が払われます。
　あん摩・マッサージ・指圧の健康保険の給付対象は、筋麻痺、筋萎縮、関節拘縮の症状がある患者で、脳出血による片麻痺、神経麻痺、神経痛などでも、医師の同意により必要性が認められる場合は対象となります（問題の選択肢④は正解）。頭から尾頭までの躯幹、右上肢、左上肢、右下肢、左

図1　保険給付の対象となる疾患、症状

◎あん摩・マッサージ・指圧が健康保険の給付対象となるのは……

筋麻痺	関節拘縮	筋萎縮

などの症状があり、医療上マッサージが必要な者

◎はり、きゅうが健康保険の給付対象となるのは……

神経痛　リウマチ

頸腕症候群

頸椎捻挫後遺症

五十肩　腰痛症

※これら以外は保険者が個別に判断

図2　あん摩・マッサージ・指圧の療養費（2020年12月以降）

- あん摩・マッサージ・指圧　　1局所につき350円
（算定部位は頭から尾頭までの躯幹、右上肢、左上肢、右下肢、左下肢をそれぞれ1単位として、1カ所から最大5カ所まで。変形徒手矯正術の算定部位は左右の上肢、左右の下肢で1肢から最大4肢まで）
- 変形徒手矯正術　　　　　　1肢につき450円加算
- 往療料　　　　　　　　　　　　2300円
　4km超の場合　　　　　　　　2550円
（往療料は通所困難な者に限られる）

【費用の目安】
（例）施術所から2km以内に住む人に対して、往療で全身マッサージ（5局所）を施術した場合

1回の費用は　　　350円×5 + 2300円 = 4050円
週3回、1カ月で　　4050円×12回 = 4万8600円
→自己負担（1割の場合）は4860円となる

下肢をそれぞれ1単位として、1カ所から最大5カ所まで認められます。変形徒手矯正術については、左右の上肢、左右の下肢で1肢から最大4肢まで療養費を算定できます（図1、図2）。これらサービスは、あん摩等を実施する治療院などへの通所が困難な場合は患家に赴いて治療する「往療」も認められます。

これに対して、はり、きゅうについて健康保険の給付対象となるのはどんな症状の人になるのでしょうか。

「慢性病で医師による適当な治療手段のないもの」とされており、具体的には神経痛、リウマチ、頸腕症候群、五十肩、腰痛症、頸椎捻挫後遺症の6疾患が対象となります（選択肢③は正解）。これら以外の慢性的な疼痛を主症状とする類症疾患については、各保険者が個別に判断して決定することが多いので、事前に確認しておくとよいでしょう（図1、図3）。こちらも患者が治療院などへの通所が困難な場合は、往療が認

められます。

また、あん摩・マッサージ・指圧、はり、きゅうについて療養費の支給を受けるには、あらかじめ医師が診療に基づいて必要と認めたことを示す同意書または診断書の交付が必要になります（表1、選択肢①は正解）。施術の種類により同意書の有効期間が異なり、有効期間を超えた場合、医師の再同意がなければいけません。

再同意を得るに当たっては、医師が診療して施術師の作成する報告書により施術内容や患者の状態などを確認することが求められます。電話などで診察しただけでは再同意することはできないので気をつけましょう（選択肢②は誤り）。

同意書等の有効期間は、初療日・再同意日が1～15日の場合は当該月の5カ月後の末日、初療日・再同意日が16日以降の場合は当該月の6カ月後の末日となります。有効期間が過ぎても施術が必要な場合、あん摩・マッサージ・指圧の変形徒手矯正術については1カ月ごと、そのほかは6カ月ごとに再同意が必要になります。なお、治療院が施術内容や患者の状態などを記入した施術報告書を作成し、患者等に交付した場合は、施術報告書交付料（460円）を算定できます。

✳ 指示書ではなく同意書が必要

同意には有効期間があるほか、再同意を得るに当たっては医師の診療が必要であることは

図3 はり、きゅうの療養費（2020年12月以降）

・1術（はりまたはきゅうのいずれか一方）
　　初回のみ　　　　　3320円（初検料含む）
　　1術2回目以降　　　1550円
・2術（はり、きゅう併用）
　　初回のみ　　　　　3460円（初検料含む）
　　2術2回目以降　　　1610円
・往療料はあん摩・マッサージ・指圧と同じ

【費用の目安】
（例）施術所から2km以内に住む人に、はりのみ施術した場合（初回でない場合）
　　1回の費用は　　　　1550円＋2300円＝3850円
　　週3回、1カ月で　　　3850円×12回＝4万6200円
　　→自己負担（1割の場合）は4620円となる

表1 あん摩・マッサージ・指圧、はり、きゅう共通の留意点

・医師の同意書または診断書（同意書等）が必要
・同意書等の有効期間は、初療日・再同意日が1～15日の場合は当該月の5カ月後の末日、初療日・再同意日が16日以降の場合は当該月の6カ月後の末日となる
・6カ月ごと（あん摩・マッサージ・指圧の変形徒手矯正術については1カ月ごと）に再同意が必要。再同意の場合も診察を行い、同意書等を交付する
・通所困難な場合は往療も認められる

第5章

分かりました。そうすると、医師が同意書を交付する手間を評価した点数も設定されているのでしょうか。

同意書の報酬として医療機関は、療養費同意書交付料（100点）を算定することができます。同意書の有効期間が過ぎても、施術がまだ必要であると判断して同意書を再度交付する場合も、同交付料は算定可能です。ただし、医師が口頭で同意を伝えただけでは算定できない点を押さえておきたいところです。

訪問診療などの診療報酬と療養費の併算定には何かルールや提供する際の制限があるのですか。

同一疾病について、はり、きゅうの療養費と診療報酬は併算定できません。ただし医療機関は検査料の算定であれば可能で、さらに病名が違えば（同一疾患でなければ）、療養費と保険診療との併用は認められます。一方で、あん摩・マッサージ・指圧では、診療報酬との併算定ができます（選択肢⑤は誤り）。

このPOINTを押さえよう！

＊ あん摩等の保険給付対象は筋麻痺、関節拘縮、筋萎縮の患者で、はり、きゅうの対象は神経痛、リウマチ、頸腕症候群、五十肩、腰痛症、頸椎捻挫後遺症の6疾患になる

＊ あん摩・マッサージ・指圧、はり、きゅうを実施するには、あらかじめ医師が診療に基づいて必要と認めたことを示す同意書または診断書を交付しなければならない。再同意の際も医師による診療が必要になる

＊ 同一疾病について、はり、きゅうの療養費と診療報酬は併算定不可。ただし、検査料との併算定は可能。一方で、あん摩・マッサージ・指圧では、診療報酬との併算定ができる

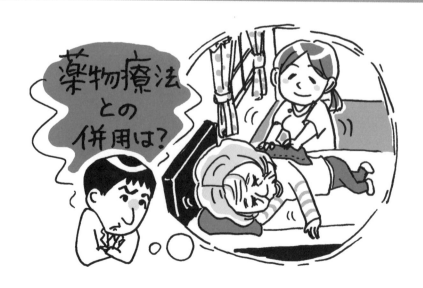

第 **6** 章

全国在宅医療テスト
過去問題

全国在宅医療テスト ビギナー版

////////// （2021年過去問題より抜粋）//////////

通常問題

通常問題1 在宅医療を受けられる場所と在宅医療の対象者について、正しい記述はどれでしょうか？（複数解答）

① 通所介護事業所に訪問した場合は、在宅患者訪問診療料も往診料も算定できない

② 末期の悪性腫瘍患者が小規模多機能型居宅介護（宿泊時）を利用する場合、宿泊サービス利用前30日以内に自宅で訪問診療を行っていれば、サービス利用開始後30日を超えても在宅患者訪問診療料と在宅時医学総合管理料を算定できる

③ 短期入所生活介護や短期入所療養介護は、配置医師以外であれば往診料を算定できるが、在宅患者訪問診療料は算定できない

④ 30歳代の末期の悪性腫瘍患者の場合は、通院可能であっても在宅医療の対象となる

⑤ 認知症対応型共同生活介護（認知症高齢者グループホーム）や特定施設に入居する在宅医療対象者は、在宅患者訪問診療料も往診料も算定できる

通常問題2 往診料と在宅患者訪問診療料について、正しい記述はどれでしょうか？（複数解答）

➡ 解答は245ページ

① 往診料は、1日および1週間単位の訪問回数や、同一月に算定できる医療機関数に制限がない

② 訪問診療を行う場合、患者や家族等の署名付きの同意書を作成し、カルテに添付しなければならない

③ 在宅患者訪問診療料（II）は、同一敷地内の有料老人ホームなどに併設された医療機関が、その施設の入居者に訪問診療を行った場合に算定するが、隣接する敷地内の施設の入居者は対象ではない

④ 渡り廊下でつながった建物は、在宅患者訪問診療料（I）の1の「同一建物居住者」に該当する

⑤ 同一患家では、在宅患者訪問診療料や往診料は1人しか算定できず、2人目以降は初診料または再診料を算定する

通常問題3 訪問看護指示と情報提供書について、正しい記述はどれでしょうか？（複数解答）

➡ 解答は246ページ

① 特別訪問看護指示書は原則として月に1回しか発行できないが、気管カニューレを装着している場合と人工呼吸器を装着している場合は月に2回発行できる

② 主治医が訪問看護の実施を指示する際、訪問看護ステーションの場合は訪問看護指示書を交付し、他の医療機関の場合は診療情報提供書を発行する

③ 自院の看護師に訪問看護を依頼する場合、診療日に指示内容をカルテに記載する

④ 特別訪問看護指示書の作成日は、診療日でなくてもよい

⑤ 他の医療機関に訪問看護を指示した場合の有効期間は1カ月である

① 医療保険の訪問看護の原則は、週3日以下の訪問、1日1回の訪問、利用できる訪問看護ステーションは1カ所である

② 「厚生労働大臣が定める疾病等」（別表第7）に該当し、90分以上の訪問看護が訪問看護計画に組み込まれていれば長時間訪問看護加算を算定できる

③ 要介護認定を受けている入院中の患者が外泊時に訪問看護を利用する場合、介護保険で算定する

④ 利用者の身体的理由から1人の看護師等による訪問看護が困難であると認められる場合は、医療保険でも介護保険でも複数名訪問看護加算の算定が可能である

⑤ 入院する日は原則として医療保険からの訪問看護は算定できないが、訪問看護の後、患者が緊急入院した場合は算定できる

臨床問題　➡ 解答は248ページ

ケース

85歳、要介護4、アルツハイマー型認知症で寝たきり状態の患者。A診療所から月2回の訪問診療を受けている。誤嚥性肺炎を起こしてB病院に入院し、治療を受けて退院の運びとなった。

真皮を越える褥瘡ができて毎日の処置が必要となったため、退院後にA診療所より特別訪問看護指示書が発行され、C訪問看護ステーションによる訪問看護が開始された。2週間が経過したが褥瘡は改善せず、老衰により食事量も低下してきた。今後の方針を決めるため、A診療所の主治医の呼び掛けでC訪問看護ステーションの看護師と、D居宅介護支援事業所のケアマネジャーの3人が自宅でカンファレンスを開催した。患者は点滴などの治療は望まず自然な看取りを希望したので、A診療所から週1回の訪問診療、C訪問看護ステーションから週4回の訪問看護を行った。患者の状態は徐々に悪化し、1カ月後に家族に見守られながら自宅で永眠した。

※A診療所とC訪問看護ステーションは特別の関係にある

問題1　このケースにおいて、正しい記述はどれでしょうか？（複数解答）

① この患者は、在宅時医学総合管理料の「厚生労働大臣が定める状態」の点数を算定できる

② ケアマネジャーは、カンファレンスの報酬は算定できない

③ 特別訪問看護指示書を月2回発行することはできない

④ この患者は、在宅移行早期加算を算定できる

⑤ この患者は、「厚生労働大臣が定める状態等」（別表第8）に該当する

問題2　このケースの訪問看護について、正しい記述はどれでしょうか？（複数解答）

① C訪問看護ステーションは、在宅患者緊急時等カンファレンス加算を算定できる

② C訪問看護ステーションは、1日に複数回の訪問看護を提供できる

③ A診療所の訪問診療とC訪問看護ステーションの訪問看護は、同日に算定できない

④ 毎日の訪問看護が必要になった場合、2カ所まで訪問看護ステーションの利用が可能になる

⑤ C訪問看護ステーションは、複数名で訪問看護を行うことができる

第6章

通常問題1 ［正解］① ② ⑤

問題を解くための勘所

勘所1 在宅医療の対象者は、「在宅で療養生活をしていて通院困難な患者」が基本
勘所2 介護保険の短期入所や宿泊サービスの利用者には訪問診療を提供できる例も
勘所3 医師配置の義務がないグループホームや特定施設は訪問診療が可能

在宅医療を提供できるのは、「在宅療養をし、疾病等のために通院による療養が困難な者」です。厚生労働省は2020年度診療報酬改定で在宅患者訪問診療料などについて、「少なくとも独歩で家族・介護者等の助けを借りずに通院できる者などは算定できない」と明示しました。これは末期の悪性腫瘍などの疾患や年齢に関係なく適用されます（問題の選択肢④は誤り）。

実施できる場所も迷うところです（表1）。もちろん自宅に住む患者は提供可能ですが、介護施設や高齢者住宅などは形態によって細かい規定があります。判断材料となるのが、医師の配置義務があるかどうかです。医療機関や介護老人保健施設など配置義務がある施設への訪問診療は原則できません。一方で特別養護老人ホームは非常勤医での配置が認められるほか、介護を中心とした終の住み家としての機能が勘案され、限定的に訪問診療の実施が可能です。また、グループホームや有料老人ホームといった高齢者住宅は医師の配置義務がないので訪問診療料や往診料を算定できる入居者に制限はありません（選択肢⑤は正解）。

さらに、介護保険の居宅サービスの利用者に対する訪問診療の実施にも様々な規制があります。例えば老健施設が一体的に手掛ける例の多い短期入所療養介護では配置医師以外による往診料などの算定のみ認められていますが、特養などが運営するケースの多い短期入所生活介護では利用期間の制限などがあるものの、訪問診療の実施が可能です（選択肢③は誤り）。小規模多機能型居宅介護については宿泊サービスの利用者で、さらに宿泊サービス利用前30日以内に自宅で訪問診療等を受けた人に対してのみ、宿泊サービス利用開始後30日まで訪問診療が認められます。ただし、末期の悪性腫瘍患者に関しては宿泊サービス利用開始後30日を超えても訪問診療料と在宅時医学総合管理料を算定できます（選択肢②は正解）。なお、通所介護事業所は居住場所ではないため、訪問診療も往診もできません（選択肢①は正解）。

表1 **特養などの入所者、高齢者住宅の入居者、短期入所生活介護などの利用者に対する往診料、在宅患者訪問診療料の算定の可否**

	往診料	在宅患者訪問診療料
特別養護老人ホーム	○（配置医師を除く）	○（※1）
介護老人保健施設・介護医療院（併設医療機関）	×	×
介護老人保健施設・介護医療院（併設医療機関以外）	○	×
住宅型有料老人ホーム・サービス付き高齢者向け住宅（特定施設以外）	○	○
介護付き有料老人ホーム・サービス付き高齢者向け住宅（特定施設）	○	○
認知症高齢者グループホーム	○	○
短期入所生活介護	○（配置医師を除く）	○（※2）（配置医師を除く）
短期入所療養介護	○（配置医師を除く）	×
小規模多機能型居宅介護（宿泊）	○	○（※2）
看護小規模多機能型居宅介護（宿泊）	○	○（※2）

※1 死亡日から遡って30日以内の患者、末期の悪性腫瘍患者に限る
※2 サービス利用前30日以内に訪問診療料、在総管、施設総管、在宅がん医療総合診療料（訪問診療料等）を算定した医療機関の医師に限り、サービス利用開始後30日まで（末期の悪性腫瘍患者を除く）算定可能。退院日からサービスの利用を開始した患者については、サービス利用前の訪問診療料等の算定にかかわらず、退院日を除きサービス利用開始後30日まで（末期の悪性腫瘍患者を除く）算定できる

在宅報酬算定マニュアルの
84〜91ページ参照

通常問題2 ［正解］ ① ② ⑤

問題を解くための勘所

勘所1 患者の求めで訪問する往診と、定期的・計画的に訪問する訪問診療の違いを理解
勘所2 在宅患者訪問診療料に規定されている「同一建物居住者」の定義をしっかり確認
勘所3 同一患家の2人以降の訪問診療は、訪問診療料ではなく初・再診料を算定

　保険診療で医師が患家を訪問する形態として、「往診」と「訪問診療」があります。往診は、患者や家族らが「具合がおかしい」といった病状の悪化を感じて医師に来てもらうよう要望し、医師が必要性を認めた際に患家を訪問するものです。緊急に診療に赴く形のため、1日および1週間単位の訪問回数や、同一月に算定できる医療機関数に制限はありません（問題の**選択肢①は正解**）。

　これに対して訪問診療は、「2週に1回」など計画的に患者の状態を医学管理するため定期的に訪問して診療する形態です。訪問診療をする場合は、患者や家族等の署名付きの同意書を作成し、カルテに添付しなければいけません（**選択肢②は正解**）。まずはこの往診と訪問診療の違いをしっかり理解することが大切です。

　診療報酬の面で注意したいのが、「同一建物居住者」の概念です。1カ所の医療機関が同一日に同一建物の患者2人以上に訪問診療を行った場合、同一建物居住者として扱います。また「同一建物」には、有料老人ホームの高齢者住宅や特別養護老人ホームだけでなく、マンションなどの集合住宅も含まれます。

　往診料にはこの同一建物居住者の概念がありませんが、在宅患者訪問診療料では同一建物居住者に該当するかどうかで異なる報酬が設定されています（表1）。さらに、複数の患者が同一世帯（同一患家）かどうかでも算定する報酬項目が違ってきます。同一世帯では2人以上に訪問診療を実施した場合、1人目は「同一建物居住者以外」の訪問診療料を、2人目以降は「初・再診料」を算定することになります（**選択肢⑤は正解**）。

　これに対して、同一世帯ではない2人以上の同一建物居住者に訪問診療を提供した際は、全員について同一建物居住者の訪問診療料を算定しなければいけません（表2）。また、渡り廊下でつながった建物は同一建物に該当しないので注意しましょう（**選択肢④は誤り**）。

　なお、訪問診療料は同一建物居住者による区分以外に、（I）と（II）の区分けも設けられています。（II）は、同一敷地内の有料老人ホームなどに併設された医療機関がその施設の入居者に訪問診療をした場合に算定する報酬で、（I）はそれ以外になります。ここで言う「同一敷地内」には、隣接する敷地の施設も含まれます（**選択肢③は誤り**）。

第6章

表1　在宅患者訪問診療料

在宅患者訪問診療料（1日につき）
在宅患者訪問診療料（I）
在宅患者訪問診療料1
同一建物居住者以外の場合　　888点
同一建物居住者の場合　　　　213点
在宅患者訪問診療料2
同一建物居住者以外の場合　　884点
同一建物居住者の場合　　　　187点
在宅患者訪問診療料（II）イ、ロ 150点

表2　同一建物居住者に対する在宅患者訪問診療料の取り扱い

同一世帯（同一患家）	1人のみ訪問	「同一建物居住者以外」を算定
	2人以上訪問	1人目は「同一建物居住者以外」、2人目以降は初・再診料などを算定
同一世帯でない同一建物居住者	1人のみ訪問	「同一建物居住者以外」を算定
	2人以上訪問	全員「同一建物居住者」を算定

ビギナー版 答えと解説

在宅報酬算定マニュアルの
160〜163ページ参照

通常問題3 ［正解］② ③ ⑤

問題を解くための勘所

(勘所1) 主治医が訪問看護の指示を出す際は、提供主体によって方法が違う点に注意
(勘所2) 訪問看護指示の有効期間も、提供主体や指示内容で異なることにも留意が必要
(勘所3) 特別訪問看護指示を月2回出せるのは気管カニューレと真皮を越える褥瘡の患者

訪問診療や往診などと並んで在宅医療で重要な役割を果たすのが訪問看護です。訪問看護を実施するには、患者の主治医から指示を受けることが必要になります。その指示の仕方は、訪問看護の提供主体によって異なります（表1）。

具体的には、訪問看護ステーションに訪問看護を指示する際は訪問看護指示書を交付し、他の医療機関に依頼する場合は診療情報提供書を発行します（問題の**選択肢②は正解**）。また、自院の看護師に実施してもらうときは、患者の診療日にカルテに指示内容を記載することが求められます（**選択肢③は正解**）。指示の有効期間も、訪問看護指示書は6カ月以内ですが、他の医療機関への診療情報提供書や自院の看護職員への指示は1カ月以内となります（**選択肢⑤は正解**）。

さらに訪問看護ステーションへの指示では、患者の急性増悪や終末期、退院直後などで主治医が週4回（日）以上の頻度の訪問看護を一時的に行う

必要性を認めた場合、特別訪問看護指示を出すことができます。診療日に指示書を作成する必要があり、有効期間は診療日から14日以内になります（**選択肢④は誤り**）。ちなみに、通常の訪問看護指示の指示書の作成日は診療日でなくてもよく、診療情報提供書については診療日から2週間以内です。また、特別訪問看護指示は原則として月1回しか交付できませんが、「気管カニューレの患者」と「真皮を越える褥瘡の者」については、月2回交付できます（**選択肢①は誤り**）。

訪問看護以外に主治医が交付できる指示書としては、在宅患者訪問点滴注射指示書や介護職員等喀痰吸引等指示書があります。前者は在宅療養中の通院困難な患者について訪問看護師に週3日以上の点滴注射を指示し、実際に実施された際に算定できます。後者は、要介護者に訪問介護などを提供している事業所に対して痰の吸引等に関する指示書を交付した場合に算定できます。

表1　主治医が交付できる訪問看護などに関する主な指示書

訪問看護の提供主体	訪問看護指示の種類	指示書作成日	有効期間	報酬
訪問看護ステーション	訪問看護指示書	診療日でなくてもよい	6カ月以内	月1回300点
	特別訪問看護指示書	診療日	14日以内	原則月1回100点
ステーション、他の医療機関	在宅患者訪問点滴注射指示書	診療日でなくてもよい	7日以内	週1回100点
他の医療機関	診療情報提供書	診療日から2週間以内	1カ月以内	月1回250点
自院	自院の看護職員への指示（カルテ記載）	診療日	1カ月以内	――
居宅サービス事業所・特別支援学校	介護職員等喀痰吸引等指示書	診療日でなくてもよい	6カ月以内	3カ月1回240点

※自院の看護職員への特別訪問看護指示と在宅患者訪問点滴注射指示もカルテに指示内容を記載する。指示内容の記載日や有効期間は訪問看護ステーションに指示を出す場合と同様
※在宅療養で必要かつ十分な量の衛生材料や保険医療材料を主治医が提供した際に、訪問看護指示料の加算として衛生材料等提供加算（80点）を算定できる

通常問題4 ［正解］① ④ ⑤

問題を解くための勘所

勘所1 医療保険と介護保険にまたがる訪問看護の提供制限などの基本ルールを理解
勘所2 それぞれの加算に設けられている患者の状態に関する要件をしっかり確認
勘所3 患者の入院日や入院中の外泊時に提供できる訪問看護の要件を把握

　訪問看護は医療保険と介護保険の双方に位置付けられたサービスです。そのため、それぞれで提供ルールが異なります。まずは、その違いをしっかり押さえておくことが重要です。

　医療保険の適用となるのは、「要介護認定を受けていない場合」「厚生労働大臣が定める疾病等（別表第7）の場合」「特別訪問看護指示期間（急性増悪時など）」──の3つになります。提供回数や関わることのできる事業所数は、「1日1回、週3日、1カ所まで」が原則となります（**問題の選択肢①は正解**）。ただし、患者が「厚生労働大臣が定める疾病等」に該当したり、特別訪問看護指示期間であれば提供制限が緩和されます（図1）。一方で介護保険の訪問看護は、居宅サービス計画（ケアプラン）に盛り込まれれば医療保険のような制限はありません。自院や自訪問看護ステーションの患者の状態をしっかり把握して、適切なサービスを実施できるようにすることが求められます。

　訪問看護には、長時間の実施や複数人による訪問など、多くの加算が設けられているのも特徴です。これら加算にも、算定対象となる患者の状態が細かく規定されています。例えば、90分以上の

長時間の訪問看護を評価した長時間訪問看護加算は医療保険と介護保険の双方に設けられており、対象となる患者は医療保険が「厚生労働大臣が定める状態等」（別表第8）などの場合、介護保険では特別管理加算の対象者になります（**選択肢②は誤り**）。また、医療保険と介護保険の双方に設けられ、複数人による訪問を評価した複数名訪問看護加算は、利用者の身体的理由から1人の看護師等による訪問看護が困難な患者について算定が可能です（**選択肢④は正解**）。

　さらに、ある程度の制限が設けられていますが、患者の入院日や入院中の外泊時に訪問看護を提供できるケースがあります。スムーズに入院や退院につなげるために、知っておくべき仕組みでしょう。患者が入院する日は原則として医療保険からの訪問看護は提供できませんが、訪問看護を実施した後に緊急入院した場合には所定の報酬を算定できます（**選択肢⑤は正解**）。これに対して、入院中の患者が外泊時に訪問看護を利用することが可能です。患者が要介護認定者であっても、この訪問看護には医療保険が適用されるので気をつけましょう（**選択肢③は誤り**）。

図1　訪問看護の訪問回数・日数や関わることのできる訪問看護事業所数の規定（専門研修を受けた看護師の訪問を除く）

【医療保険】
・非要介護＋「厚生労働大臣が定める状態等」（別表第8）に非該当　→　1日1回・週3日まで、1カ所まで

・非要介護＋「厚生労働大臣が定める状態等」に該当
「厚生労働大臣が定める疾病等」（別表第7）に該当
特別訪問看護指示期間
　→　1日に複数回、毎日の訪問、2カ所（別表第7、8で毎日訪問が必要な場合は3カ所まで。医療機関と訪問看護ステーションの組み合わせでは3カ所まで）

【介護保険】
・居宅サービス計画（ケアプラン）に盛り込まれれば、1日・週単位の提供回数、提供主体の数に制限なし

第6章

247

臨床問題

押さえるべきポイントは？

5つの呪文

年齢	85歳 ➡	介護保険の第1号被保険者で、要介護4の認定者
主病名	アルツハイマー型認知症 ➡	「厚生労働大臣が定める疾病等」（別表第7）に非該当
ADL	寝たきり ➡	在宅医療の適応になる
医療処置	真皮を越える褥瘡処置 ➡	「厚生労働大臣が定める状態等」（別表第8）に該当
居住場所	退院して自宅 ➡	訪問診療、訪問看護などの提供に係る居住場所による制約は原則なし

このケースの患者は要介護4の認定を受けているので、介護保険のサービスを利用することができます。主病名は「アルツハイマー型認知症」なので、「厚生労働大臣が定める疾病等」（特掲診療料の施設基準等別表第7に掲げる疾病等）には該当しませんが、真皮を越える褥瘡の状態にあり処置を受けているので「厚生労働大臣が定める状態等」（特掲診療料の施設基準等別表第8に掲げる状態等）には当てはまります。

このケースの焦点の1つが、褥瘡処置に関連した対応です。前述のように、真皮を越える褥瘡の状態にあるこの患者は「厚生労働大臣が定める状態等」（別表第8）に該当しますが、「厚生労働大臣が定める疾病等」（別表第7）には当てはまらず、介護保険の認定も受けているので、この状況では医療保険の訪問看護は適用されないことになります。しかし毎日の褥瘡処置が必要となり、主治医から特別訪問看護指示が出されたため、医療保険の訪問看護が受けられることになります。これにより、手厚い医療サービスの提供が可能になるわけです。

例えば、訪問看護の提供の原則は「1日1回、週3日」ですが、特別訪問看護指示期間（医師の診療日から14日以内）においては訪問制限がなくなって毎日訪問できるようになり、1日複数回の訪問が可能になります。さらに、通常は1カ所に限られる訪問看護の提供元が2カ所から可能になり、

毎日訪問が必要な場合は3カ所まで認められます。

特別訪問看護指示書を交付できるのは患者の急性増悪時、終末期、退院直後などで、主治医が必要と認めれば週4回以上の頻回の訪問看護を一時的に行えます。それだけでなく、真皮を越える褥瘡の患者については、原則として月1回までの特別訪問看護指示を月2回まで交付できます。こうした特例は患者への手厚い支援の実現につながるので確実に押さえておくべきです。なお、このケースではA診療所とC訪問看護ステーションが同一法人などの「特別の関係」にあり、通常はA診療所の在宅患者訪問診療料などとC訪問看護ステーションの訪問看護療養費は同日に算定できませんが、退院後1カ月間は併算定が認められます。

さらに近年の国の施策で推進されているのが、医療と介護の連携です。このケースでも患者の状態悪化を勘案して医師、看護師、ケアマネジャーがカンファレンスを開いて今後の方針を話し合っており、医療と介護の両面から患者の在宅生活を支えようとしています。診療報酬と介護報酬では、こうした取り組みを評価した項目が設定されています。例えば、A診療所では在宅患者緊急時等カンファレンス料（200点）、C訪問看護ステーションでは在宅患者緊急時等カンファレンス加算（2000円）、D居宅介護支援事業所では緊急時等居宅カンファレンス加算（200単位）を算定できます。

　まず、在宅療養計画を作成して定期的に訪問診療し、総合的な医学管理を行うことを評価した在宅時医学総合管理料（在総管）・施設入居時等医学総合管理料（施設総管）についてですが、このケースでは患者は自宅療養中のため在総管の対象になります。さらに真皮を越える褥瘡を患っているため、複数段階の報酬が設定されている在総管の中でも「厚生労働大臣が定める状態」（特掲診療料の施設基準等別表第8の2）の報酬を算定できます（表1、問題の選択肢①は正解）。「厚生労働大臣が定める状態」には真皮を越える褥瘡のほか、末期の悪性腫瘍や指定難病、在宅人工呼吸を行っている状態の患者などが当てはまります。ちなみに、このケースの患者は「厚生労働大臣が定める状態等」（別表第8）にも該当しますが（選択肢⑤は正解）、在総管などの「厚生労働大臣が定める状態」とは異なる点に注意して下さい。

　このケースでは、主治医が毎日の褥瘡処置を勘案して特別訪問看護指示を出しています。特別訪問看護指示は原則として、月1回・14日以内を限度に交付できます。ただし、「気管カニューレを使用している状態」「真皮を越える褥瘡の状態」の患者については月2回交付できます（選択肢③は誤り）。ですので、この患者に関しては特別訪問看護指示を月2回出せることになります。また、在宅移行早期加算（100点）を算定できることにも注目しましょう（選択肢④は正解）。同加算は、患者が退院して在宅医療に移行後、在総管または施設総管を算定した月から起算して3カ月以内の間に各月1回算定できます。

　前ページの「押さえるべきポイントは？」でも触れましたが、在宅医療の現場では多職種によるカンファレンスが広がりつつあります。医療保険では、医師や看護師が参加した際の報酬が設定されていますが、介護保険でもケアマネジャーの参加を評価した居宅介護支援費の加算として緊急時等居宅カンファレンス加算（200単位／回）が設けられています（選択肢②は誤り）。医療機関の求めにより、当該医療機関の職員と共に利用者の居宅を訪問してカンファレンスを行い、必要に応じて居宅サービスの利用調整を実施した際に月2回まで算定が可能です。このケースでは、ケアマネジャーが医師や看護師と患家でカンファレンスを開催しているので同加算を算定できます。

表1　在総管の点数（処方箋を交付する場合（※1））

| | 訪問頻度 | 単一建物の診療患者数 | 在宅専門・在支診以外（※3） | 在支診・在支病以外 | 在支診・在支病 | 機能強化型在支診・在支病 | |
						病床なし	病床あり
在宅時医学総合管理料	月2回以上（厚生労働大臣が定める状態（※2））	1人	2760点	3450点	4600点	5000点	5400点
		2〜9人	2268点	2835点	3780点	4140点	4500点
		10人以上	1440点	1800点	2400点	2640点	2880点
	月2回以上	1人	2200点	2750点	3700点	4100点	4500点
		2〜9人	1180点	1475点	2000点	2200点	2400点
		10人以上	600点	750点	1000点	1100点	1200点
	月2回以上でうち1回が情報通信機器を用いた診療	1人	1623点	2029点	2569点	2789点	3029点
		2〜9人	944点	1180点	1465点	1565点	1685点
		10人以上	528点	660点	780点	820点	880点
	月1回	1人	1408点	1760点	2300点	2520点	2760点
		2〜9人	796点	995点	1280点	1380点	1500点
		10人以上	448点	560点	680点	720点	780点
	月1回でうち2カ月に1回情報通信機器を用いた診療	1人	812点	1015点	1285点	1395点	1515点
		2〜9人	472点	590点	733点	783点	843点
		10人以上	264点	330点	390点	410点	440点

※1 処方箋を交付しない場合は300点を加算
※2 厚生労働大臣が定める状態とは、「特掲診療料の施設基準等」別表第8の2に掲げる疾病・状態
※3 在支診を届け出ていない在宅専門診療所の場合、「在支診・在支病以外」の80％に相当する点数を算定する

第6章

問題2 ［正解］① ② ⑤

訪問看護の提供において押さえておくべきことは、訪問頻度や患者1人に対してサービスを実施できる提供主体の数、医療機関の在宅患者訪問診療料との同日算定などのルールになります。介護保険では居宅サービス計画（ケアプラン）に位置付けられれば、1日・週単位の提供上限や提供主体の数の制限はありませんが、医療保険においては患者の状態などに応じて訪問できる頻度などが変わります。

医療保険の訪問看護の基本的な提供スタイルは、「1日1回まで、週3日まで、提供主体は1カ所に限る」です。ただし、「厚生労働大臣が定める疾病等」（別表第7）の患者や特別訪問看護指示が主治医から交付されている期間は、「1日複数回、毎日の訪問、提供主体は2カ所（厚生労働大臣が定める疾病等［別表第7］・厚生労働大臣が定める状態等［別表第8］で毎日訪問が必要な場合は3カ所）まで」に緩和されます。

このケースでは特別訪問看護指示が出ているため、1日に複数回の訪問看護を提供できるわけです（問題の選択肢②は正解）。また、患者には真皮を越える褥瘡があり「厚生労働大臣が定める状態等」に該当するので、毎日の訪問看護が必要になった場合、3カ所まで訪問看護ステーションの利用が可能になります（医療機関と訪問看護ステーションの組み合わせでは、医療機関1カ所、訪問看護ステーション2カ所の計3カ所まで利用可能）。

（選択肢④は誤り）。「厚生労働大臣が定める状態等」に当てはまると、看護職員ら複数名による訪問看護を提供することも可能になります（選択肢⑤は正解）。

訪問診療と訪問看護を同日に実施する際のルールにも注意しましょう。医療機関と訪問看護ステーションが同一法人などの「特別の関係」にある場合、医療機関の医師から訪問看護指示書の交付を受けた患者について、訪問看護ステーションが訪問看護療養費を算定した日には、医療機関は往診料、訪問診療料などを算定できません。ただし、病状急変などによる往診、退院後1カ月以内、在宅患者訪問褥瘡管理指導料を算定する患者については同一日の算定が認められます。このケースでは、B病院を退院した患者に対してA診療所とC訪問看護ステーションがサービスを始めた状況（退院直後）にあるため、訪問診療と訪問看護の同日算定が可能になります（図1、選択肢③は誤り）。

なお、問題の選択肢①にある在宅患者緊急時等カンファレンス加算（2000円）は、利用者の状態急変などの際、主治医の求めにより看護師等が関係職種と共にカンファレンスを行い、共同で患者に指導した場合に訪問看護管理療養費の加算として算定できます。このケースでは、C訪問看護ステーションの看護師が医師やケアマネジャーとカンファレンスを開催し、患者と一緒に治療方針などを決めているので算定が可能です（選択肢①は正解）。

図1　医療機関と訪問看護ステーションが特別の関係にある場合で同日算定が可能なケース

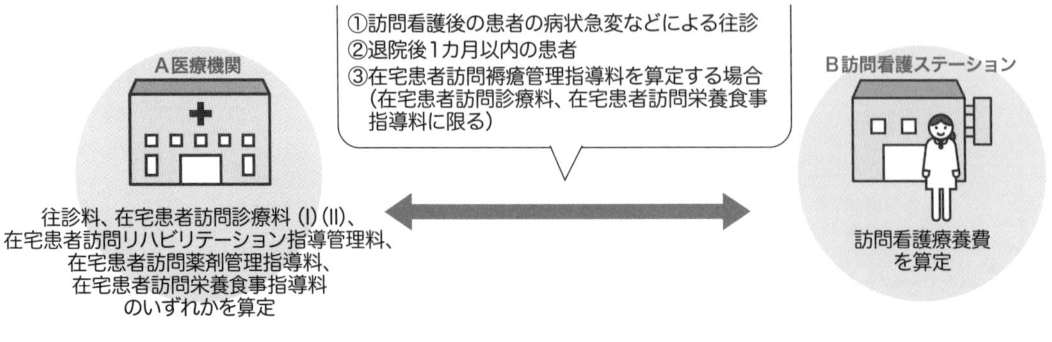

①訪問看護後の患者の病状急変などによる往診
②退院後1カ月以内の患者
③在宅患者訪問褥瘡管理指導料を算定する場合（在宅患者訪問診療料、在宅患者訪問栄養食事指導料に限る）

A医療機関：往診料、在宅患者訪問診療料（I）（II）、在宅患者訪問リハビリテーション指導管理料、在宅患者訪問薬剤管理指導料、在宅患者訪問栄養食事指導料のいずれかを算定

B訪問看護ステーション：訪問看護療養費を算定

全国在宅医療テスト 通常版
////// （2021年過去問題より抜粋）//////

通常問題

通常問題1 「厚生労働大臣が定める疾病等」（別表第7）、「厚生労働大臣が定める状態等」（別表第8）、「第2号被保険者が介護保険の給付対象となる疾病」について、正しい記述はどれでしょうか？（複数解答）

➡ 解答は254ページ

① 医療保険の訪問看護において、「厚生労働大臣が定める疾病等」（別表第7）、要介護認定を受けていない「厚生労働大臣が定める状態等」（別表第8）の該当者、および特別訪問看護指示期間中は週3日以内の訪問回数の制限がない

② 要介護認定者でも「厚生労働大臣が定める疾病等」（別表第7）、「厚生労働大臣が定める状態等」（別表第8）の該当者に限り、患者が希望すれば入院中の外泊時に訪問看護を利用でき、医療保険で算定する

③ 在宅患者訪問点滴注射指示書の交付を受けて点滴注射を週3日実施した者は、「厚生労働大臣が定める状態等」（別表第8）に該当する

④ 「第2号被保険者が介護保険の給付対象となる疾病」のうち癌は、回復の見込みがない状態に至ったと医師が判断したものに限られ、末期の記載がなくても要介護認定の申請は可能である

⑤ 認知症高齢者グループホームや特定施設の入居者に訪問看護を提供できるのは、「厚生労働大臣が定める疾病等」（別表第7）と「厚生労働大臣が定める状態等」（別表第8）に該当する入居者のみである

通常問題2 在宅療養指導管理料について、正しい記述はどれでしょうか？（複数解答）

➡ 解答は255ページ

① 経管栄養の小児患者に対して指導管理を行い、対象薬剤がエレンタール、エレンタールP、ツインラインNFの場合、在宅小児経管栄養法指導管理料を算定する

② 在宅悪性腫瘍等患者指導管理料は、末期の悪性腫瘍、筋萎縮性側索硬化症、筋ジストロフィーの患者が対象である

③ 悪性腫瘍の患者に対して在宅酸素療法を行っており、在宅ターミナルケア加算を算定する場合は酸素療法加算を算定できる

④ 在宅人工呼吸指導管理料の排痰補助装置加算の対象は、筋ジストロフィー、筋萎縮性側索硬化症、脳性麻痺、頸髄損傷などの患者である

⑤ 療養上必要な事項について適正に指導した上で医学管理を行えば、必要な衛生材料などを支給しなくても在宅療養指導管理料を算定できる

通常問題3 在宅療養支援診療所（在支診）・在宅療養支援病院（在支病）、在宅緩和ケア充実診療所・病院加算、在宅専門診療所について、正しい記述はどれでしょうか？（複数解答）

➡ 解答は256ページ

① 在支病は、200床未満の病院以外は届け出できない

② 機能強化型の在支診・在支病の看取り実績には、連携医療機関に入院して7日以内に死亡した場合

も加えられる

③ 在宅専門診療所が在支診にならない場合、一般診療所よりさらに20％低い在宅時医学総合管理料（在総管）・施設入居時等医学総合管料（施設総管）を算定しなければならない

④ 在宅専門診療所が在支診になるには、過去1年間の看取り実績と15歳未満の超・準超重症児への在宅医療の提供実績がそれぞれ10件以上必要である

⑤ 在宅緩和ケア充実診療所・病院加算の施設基準には、過去1年間の在宅看取り実績が20件以上であることなどが求められる

| 通常問題4　同一日における医師やその他職種の訪問について、正しい記述はどれでしょうか？（複数解答）
➡ 解答は257ページ

① 医療機関の薬剤師の居宅療養管理指導費は、医師の在宅患者訪問診療料と同一日に算定できない

② 医療機関と訪問看護ステーションが特別の関係の場合でも、往診後に訪問看護療養費を算定できる

③ 在宅患者訪問褥瘡管理指導料を算定する場合、医療機関と訪問看護ステーションが特別の関係でも在宅患者訪問診療料と訪問看護療養費は同日算定できる

④ 医療保険の訪問看護は、同日に2カ所の訪問看護ステーションが訪問看護療養費を算定できないが、専門研修を受けた看護師による訪問看護では、同一日に共同で訪問看護・指導を実施した場合に算定できる

⑤ 医療機関と訪問看護ステーションが特別の関係の場合、在宅患者訪問リハビリテーション指導管理料と訪問看護療養費の同日算定はいかなる場合でもできない

臨床問題　➡ 解答は258ページ

ケース

　要介護3の認定を受け、大腸癌末期でA病院に入院中の72歳の患者。麻薬による疼痛コントロールを行っている。腸閉塞もあり、栄養は中心静脈栄養を行っている。本人の「自宅に帰りたい」という意向を受け、退院に向けたカンファレンスを行った。A病院の医師・看護師・相談支援専門員、在宅療養を担当するB診療所の医師・看護師・理学療法士、C訪問看護ステーションの看護師、D居宅介護支援事業所のケアマネジャーが参加した。退院後はC訪問看護ステーションから毎日の訪問看護、B診療所から週に3日（1日20分）の訪問リハビリテーション、週1回の訪問診療、E調剤薬局の薬剤師による訪問薬剤指導を実施することにした。また介護用ベッドも導入予定とした。B診療所は在宅中心静脈栄養法指導管理料を算定している。

　自宅に退院し、一時は家族との時間が過ごせたが、徐々に状態は悪化。経口摂取はほぼできずトイレにも行けなくなったことからB診療所の主治医の呼び掛けにより、C訪問看護ステーションの看護師とD居宅介護支援事業所のケアマネジャーが参加して緊急カンファレンスを自宅で開催した。自宅での看取りを視野に、毎日2回の訪問看護、週に3回の訪問診療でサポートを強化したが、10日後に自宅で家族に看取られながら永眠した。

※B診療所とD居宅介護支援事業所は同じ法人だが、B診療所とC訪問看護ステーションは特別の関係ではない

■ 問題1　このケースについて、正しい記述はどれでしょうか？（複数解答）

① この患者は、「厚生労働大臣が定める疾病等」（別表第7）にも、「厚生労働大臣が定める状態等」（別表第8）にも該当する

② 退院時共同指導料1は入院医療機関が算定できる点数で、退院時共同指導料2は在宅医療を担う医療機関が算定する報酬である

③ B診療所もC訪問看護ステーションも退院前カンファレンスを2回行っても、その報酬は入院中に1回しか算定できない

④ 退院前カンファレンスでは、病院側は退院時共同指導料に加え、多機関共同指導加算の算定ができる

⑤ 患者は要介護認定を受けているので、B診療所からの理学療法士の訪問リハビリは介護保険が優先される

■ 問題2　このケースについて、正しい記述はどれでしょうか？（複数解答）

① ケアマネジャーは、緊急カンファレンスに関する報酬は算定できない

② 必要があれば、2カ所の診療所から訪問リハビリを提供できる

③ E調剤薬局の薬剤師は、居宅療養管理指導費を週2回かつ月8回まで算定できる

④ 退院時の訪問看護について、入院医療機関が退院前訪問指導料を算定した場合でも、C訪問看護ステーションは退院支援指導加算の算定ができる

⑤ B診療所からの訪問診療と訪問リハビリは同一医療機関のため、同日算定はできない

■ 問題3　このケースについて、正しい記述はどれでしょうか？（複数解答）

① C訪問看護ステーションは、複数名訪問看護加算を算定できるが、長時間訪問看護加算は算定できない

② ターミナルケアを実施している場合、B診療所は在宅ターミナルケア加算を、C訪問看護ステーションは訪問看護ターミナルケア療養費を算定できる

③ B診療所の理学療法士は、利用者の希望があれば訪問リハビリテーション費を1日に3回、週に3日で計9回算定できる

④ 主治医が在宅患者訪問点滴注射指示書を交付して訪問看護で点滴を週3日以上行えば、在宅患者訪問点滴注射管理指導料を算定できる

⑤ 在宅中心静脈栄養法用輸液セット加算を算定しても、6組を超えた輸液セットは特定保険医療材料で算定できる

第**6**章

通常版 答えと解説

在宅報酬算定マニュアルの
54〜59、170〜171、179〜184ページ参照

通常問題1 ［正解］① ③ ④

問題を解くための勘所

勘所1 別表第7・8の該当者はサービス特例、特定疾病は要介護認定が可能に

勘所2 別表第7や特別訪問看護指示期間は医療保険の訪問看護の制限が解除

勘所3 特定疾病の癌は回復の見込みがない状態で、末期と記載しなくてよい

医療保険・介護保険では、具体的な疾病や状態を規定してサービス提供の特例を可能としたり、要介護認定の申請可否の判断基準としたりしています。医療保険で代表的なのが、「厚生労働大臣が定める疾病等」(特掲診療料の施設基準等別表第7に掲げる疾病等)と「厚生労働大臣が定める状態等」(同別表第8)です。別表第7に規定されているのは末期の悪性腫瘍、多発性硬化症などになります。別表第8においては、気管カニューレや留置カテーテルの使用者、在宅患者訪問点滴注射管理指導料の算定者などが規定されています(表1)(問題の選択肢③は正解)。別表第7や8の該当者に対しては、訪問診療や訪問看護の特例、各種加算の算定などが可能になります。例えば訪問看護では、別表第7や要介護認定を受けていない別表第8の該当者、特別訪問看護指示期間中は医療保険の適用となり、「週3日以内」という提供制限もなくなります(選択肢①は正解)。また別表第7・8と特別訪問看護指示期間中は、入院中の試験外泊時に訪問看護基本療養費(III)の算定ができます。試験外泊時に訪問看護が必要と認められる人も算定可能です(選択肢②は誤り)。

一方、介護保険では40歳以上65歳未満の第2号被保険者が要介護認定の申請が可能になる16の特定疾病が定められています。なお、特定疾病の1つである癌は、医師が回復の見込みがない状態と判断すれば、末期と記載しなくても要介護認定の申請が可能です(選択肢④は正解)。

また在宅医療の実施において迷うのが、高齢者住宅の入居者への提供の可否でしょう。認知症高齢者グループホームや特定施設などには医師の配

置義務がないので、訪問診療や往診の提供には制限がありません。これに対して看護職員の配置については、特定施設は人員基準で規定されており、グループホームでは医療連携体制に関する加算の要件となっています。こうした事情を考慮し、特定施設とグループホームの入居者に対する医療保険の訪問看護は、別表第7の該当者か、特別訪問看護指示期間中の患者にのみ提供が可能となります(選択肢⑤は誤り)。

表1 「厚生労働大臣が定める状態等」(別表第8)

特掲診療料の施設基準等別表第8に掲げる状態等

1. ・在宅悪性腫瘍等患者指導管理、在宅気管切開患者指導管理を受けている状態にある者
   ・気管カニューレ、留置カテーテル(※1)を使用している状態にある者

2. 以下の指導管理を受けている状態にある者
   ・在宅自己腹膜灌流指導管理
   ・在宅血液透析指導管理
   ・在宅酸素療法指導管理
   ・在宅中心静脈栄養法指導管理
   ・在宅成分栄養経管栄養法指導管理
   ・在宅自己導尿指導管理
   ・在宅人工呼吸指導管理
   ・在宅持続陽圧呼吸療法指導管理
   ・在宅自己疼痛管理指導管理
   ・在宅肺高血圧症患者指導管理

3. 人工肛門または人工膀胱を設置している状態にある者

4. 真皮を越える褥瘡の状態にある者(NPUAP分類III度、IV度、またはDESIGN-R2020分類D3、D4、D5)

5. 在宅患者訪問点滴注射管理指導料を算定している者

介護保険の特別管理加算などの要件となる「厚生労働大臣が定める状態等」には、2のうち「在宅人工呼吸指導管理」は含まれない。5については「点滴注射を週3日以上行う必要があると認められる状態」と読み替える

※1 別表第8においては胃瘻も含まれる

在宅報酬算定マニュアルの
124〜127、132〜133、138〜143ページ参照

通常問題2 ［正解］② ③ ④

問題を解くための勘所

勘所1 注射などの指導管理の継続を評価した在宅療養指導管理料は33種類
勘所2 指導管理だけでなく、必要かつ十分な衛生材料などの支給が必要
勘所3 経管栄養関連の指導管理など似通った管理料の算定対象の見極めを

注射や在宅酸素療法など医療行為を継続して行う必要がある在宅患者は少なくありません。医師がこうした患者等に療養上必要な事項を指導し、医学管理を行った際に算定できるのが在宅療養指導管理料です。必要かつ十分な衛生材料などの支給も求められ（問題の**選択肢⑤は誤り**）、33種類の管理料があります。

設問①にある小児の経管栄養の指導管理については、在宅成分栄養経管栄養法指導管理料、在宅小児経管栄養法指導管理料、在宅半固形栄養経管栄養法指導管理料があります。どの管理料を算定するかは患者の状態などから判断するわけですが、対象薬剤がエレンタール、エレンタールP、ツインラインNFの場合、在宅成分栄養経管栄養法指導管理料を算定することになります（**選択肢①は誤り**）。また、半固形栄養剤を使用して経管栄養を実施し、胃瘻造設後1年以内などの要件を満た

す場合は在宅半固形栄養経管栄養法指導管理料を、これら以外は在宅小児経管栄養法指導管理料を算定します（図1）。

設問にある在宅悪性腫瘍等患者指導管理料は鎮痛療法または悪性腫瘍の化学療法を行っており、末期の悪性腫瘍や筋萎縮性側索硬化症、筋ジストロフィーの在宅患者が対象になります（**選択肢②は正解**）。在宅酸素療法を行っている悪性腫瘍の患者について在宅ターミナルケア加算を算定する場合は、酸素療法加算が算定可能です（**選択肢③は正解**）。ただし、在宅酸素療法指導管理料や在宅人工呼吸指導管理料などは併算定できません。また在宅人工呼吸指導管理料の排痰補助装置加算は、換気能力が低下して自力で排痰が困難と医師が認める患者に算定できます。対象は、筋ジストロフィー、筋萎縮性側索硬化症、脳性麻痺、頸髄損傷などです（**選択肢④は正解**）。

第6章

図1　覚えておきたい3つの指導管理料のポイント

在宅成分栄養経管栄養法指導管理料
- 対象薬剤はエレンタール、エレンタールP、ツインラインNFの3種類
- 胃瘻栄養や経管栄養をしているだけでは算定不可
- 鼻腔栄養の費用は算定できない

在宅小児経管栄養法指導管理料
- 経管栄養をしている小児（小児期から継続する者を含む）が対象
- 対象薬剤の定めはない
- 鼻腔栄養の費用は算定できない

在宅半固形栄養経管栄養法指導管理料
- 胃瘻造設術後1年以内で、半固形栄養剤等を使用する患者が対象
- 経口摂取の回復に向けた指導管理を併せて行う
- 鼻腔栄養の費用は算定できない

※小児の場合
- 対象薬剤がエレンタール、エレンタールP、ツインラインNFの場合
　→在宅成分栄養経管栄養法指導管理料
- 半固形栄養剤を使用し、胃瘻造設術後1年以内などの要件を満たす場合
　→在宅半固形栄養経管栄養法指導管理料
- それ以外
　→在宅小児経管栄養法指導管理料

通常版 答えと解説

在宅報酬算定マニュアルの
92～101ページ参照

通常問題3 ［正解］② ③ ⑤

問題を解くための勘所

勘所① 看取りなどの実績要件を満たした在支診・在支病を機能強化型として評価
勘所② 在宅緩和ケア充実診療所・病院加算はより高い看取り実績等が必要
勘所③ 在支診を届け出ていない在宅専門診療所の在総管・施設総管は大幅減額

在宅医療で重要になるのは、在宅患者の状態変化に24時間対応できる連絡・往診体制を整備することです。その機能を有する医療機関を評価したのが、在支診・在支病です。在支診は、医師または看護職員が24時間連絡を受ける体制の整備や、自院または訪問看護ステーションとの連携による24時間の往診・訪問看護体制の確保などが求められます（表1）。

一方で、在支病も在支診と同様、24時間の連絡・往診・訪問看護体制や緊急入院受け入れ体制などの整備が必要になりますが、届け出られる病院は限定されています。200床未満の病院が原則ですが、半径4km以内に診療所がない地域では200床以上の病院、医療資源の少ない地域では280床未満の病院も届け出が認められます（問題の選択肢①は誤り）。

表1 在宅療養支援診療所の施設基準

①診療所
②診療所において24時間連絡を受ける医師または看護職員をあらかじめ指定し、連絡先を文書で患家に提供する
③患家の求めに応じて、自院または他の医療機関、訪問看護ステーションと連携し、24時間往診・訪問看護を提供できる体制を確保する
④③の患者に対して、24時間往診・訪問看護を行う担当医師・担当看護師などの氏名、担当日などを患家に文書で提供する
⑤緊急時に入院できる病床を常に確保する（他の医療機関との連携による確保でもよい）
⑥地方厚生（支）局長に年1回、在宅看取り数などを報告する
⑦直近1カ月の在宅患者割合が95％未満
⑧「人生の最終段階における医療・ケアの決定プロセスに関するガイドライン」等の内容を踏まえた、適切な意思決定支援に関する指針を作成する

在支診・在支病の中でもより高い機能を有した医療機関を評価したのが、機能強化型在支診・在支病になります。機能強化型には3人以上の常勤医の配置、緊急往診や看取り、入院受け入れの年間実績などが求められます。看取り実績は「年間4件以上」が必要ですが、連携医療機関に入院して7日以内に亡くなったケースも件数に含めることができます（選択肢②は正解）。

機能強化型在支診・在支病の在宅時医学総合管理料（在総管）や施設入居時等医学総合管理料（施設総管）などの加算としては、在宅緩和ケア充実診療所・病院加算があります。「過去1年間の緊急往診が15件以上かつ在宅看取り実績が20件以上」「がん性疼痛緩和指導管理料の施設基準に定める研修を修了した常勤医師がいる」などの施設基準をクリアすると、75～1000点を加算できます（選択肢⑤は正解）。

（機能強化型）在支診・在支病とはまた異なる仕組みとして、2016年度診療報酬改定で創設されたのが在宅専門診療所です。「直近1カ月の在宅・外来患者のうち在宅患者の占める割合が95％以上」といった開設要件が設けられています。ただし、上記の在支診として届け出ていない場合、在総管と施設総管は、在支診以外の一般診療所よりもさらに20％低い点数を算定しなければいけません（選択肢③は正解）。在宅専門診療所が在支診を届け出るには、「過去1年間の看取り実績が20件以上または15歳未満の超・準超重症児に対する在宅医療の実績が10件以上」「直近1カ月の在総管・施設総管の算定患者のうち施設総管の算定患者が70％以下」などの基準を満たす必要があります（選択肢④は誤り）。

通常問題4 ［正解］ ① ③ ④

問題を解くための勘所

勘所1 訪問診療料等を算定した後に同日算定できるのは病状急変時等の往診料のみ

勘所2 褥瘡管理指導を受ける患者は特別の関係でも訪問診療と訪問看護の同日算定可

勘所3 専門研修修了看護師の同行訪問ではステーション2カ所で訪看療養費の算定可

　訪問診療や訪問看護のほか、訪問薬剤管理指導や訪問リハビリテーションなどは制限なく提供できるわけではありません。特に、同一日の複数サービスの提供には制限があります。まず、往診料や在宅患者訪問診療料（I）（II）、在宅患者訪問看護・指導料、在宅患者訪問リハビリテーション指導管理料、在宅患者訪問薬剤管理指導料、在宅患者訪問栄養食事指導料など（以下、訪問診療料等）のうち、いずれかを算定した日には、当該医療機関は訪問診療料等の他の点数を算定できません。

　この規定は、医療機関と訪問看護ステーション

表1　特別の関係

「特別の関係」とは

① 開設者が同一の場合
② 代表者が同一の場合
③ 各代表者が親族などの場合
④ 理事・監事・評議員その他の役員などのうち、一方の役員などの10分の3超が親族などの場合
⑤ ①～④に準ずる場合（人事、資金などを通じて、経営方針に重要な影響を与えることができる場合）

※「親族など」：①事実上婚姻関係と同様にある者、②役員などから受ける金銭その他の財産により生計を維持している者、①②の親族で生計を一にしている者

が同一法人など特別の関係（表1）にある場合にも適用され、例えば往診料と訪問看護療養費は同日に算定できません。ただし、往診後の訪問看護は認められませんが、訪問看護の実施後に患者の病状が急変などして往診を行った場合は併算定できます（図1）（問題の選択肢②は誤り）。一方で在宅患者訪問褥瘡管理指導料の算定患者については、特別の関係でも訪問診療料と訪問看護療養費を同日算定できます（選択肢③は正解）。特別の関係の場合、在宅患者訪問リハビリテーション指導管理料と訪問看護療養費も同日の併算定は原則できませんが、退院から1カ月以内であれば併算定が可能です（選択肢⑤は誤り）。また、医療機関の薬剤師による居宅療養管理指導費は、医師の訪問診療料と同一日に算定できません（選択肢①は正解）。

　医療保険の訪問看護については、2カ所の訪問看護ステーションから同日に提供することができないのが原則です。しかし、専門研修を受けた看護師が同日に共同で訪問看護・指導をした場合は、双方の訪問看護ステーションで訪問看護療養費の算定が可能です（選択肢④は正解）。

第6章

図1　医療機関と訪問看護ステーションが特別の関係にある場合で同日算定が可能なケース

①訪問看護後の患者の病状急変などによる往診
②退院後1カ月以内の患者
③在宅患者訪問褥瘡管理指導料を算定する場合
　（在宅患者訪問診療料、在宅患者訪問栄養食事指導料に限る）

A医療機関

往診料、在宅患者訪問診療料（I）（II）、
在宅患者訪問リハビリテーション指導管理料、
在宅患者訪問薬剤管理指導料、
在宅患者訪問栄養食事指導料
のいずれかを算定

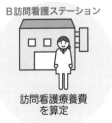

B訪問看護ステーション

訪問看護療養費
を算定

押さえるべきポイントは？

5つの呪文

年齢	72歳 ➡ 介護保険の第1号被保険者で、要介護3の認定者
主病名	大腸癌末期 ➡ 「厚生労働大臣が定める疾病等」（別表第7）、別表第3の1の3に該当
ADL	寝たきり ➡ 在宅医療の適応になる
医療処置	在宅中心静脈栄養法指導管理 ➡ 「厚生労働大臣が定める状態等」（別表第8）に該当
居住場所	退院して自宅 ➡ 通常の訪問診療、訪問看護などの提供にかかる制約は原則なし

　まずは「5つの呪文」に沿って、患者の情報を的確に把握しましょう。このケースの患者は72歳で、介護サービスの利用が可能な要介護3の認定を受けています。主病名は「大腸癌末期」で、「厚生労働大臣が定める疾病等」（特掲診療料の施設基準等別表第7に掲げる疾病等）に該当します。在宅中心静脈栄養法指導管理を受けているので、「厚生労働大臣が定める状態等」（特掲診療料の施設基準等別表第8に掲げる状態等）にも当てはまります。これら別表第7、別表第8に該当すると、訪問診療や訪問看護などを通常より手厚く提供できる特例が適用されるのでしっかり確認すべきです。

　このケースの焦点の1つは、患者の退院時の対応です。退院時にはスムーズな在宅生活への移行に向けて、入院側・在宅側双方の多職種が多方面から支援することが求められます。それを実現するための場の1つとして重要になるのが、入院医療機関で実施する退院前カンファレンスです。入院医療機関と退院後の在宅療養を担う医療機関の双方の医師や看護師等が、患者やその家族に退院後の在宅生活に関する指導を共同で行う場です。在宅での介護サービスの提供を勘案して、ケアマネジャーが同席する場面も増えています。こうした活動は、医療機関では診療報酬の退院時共同指導料、訪問看護ステーションでは訪問看護療養費の退院時共同指導加算などで評価されています。

ケアマネジャーについても介護保険の退院・退所加算が算定できるので、患者の在宅生活を充実させるためにも積極的に取り組みましょう。またこのケースでは、退院後に患者の容体を勘案して患家で緊急カンファレンスを実施しています。この際の取り組みを評価した報酬もあります。

　2つ目の焦点は、どんな手厚いサービスを提供できるかを把握することです。前述のように患者が別表第7、別表第8に該当すると、様々な特例が適用されます。例えば、訪問診療の週4日以上の実施（別表第7のみ）、訪問看護の週4日以上の提供、最多で3カ所の訪問看護ステーションからの訪問看護の実施、複数名の看護職員などによる訪問、長時間の訪問看護の実施（別表第8のみ）などです。さらに退院後1カ月以内は、訪問診療と訪問看護の同一日での提供なども可能になります。また、訪問リハビリなどは介護保険から提供できれば、訪問診療等との同一日の実施に制限はありません。このケースの患者は要介護認定を受けているので、訪問診療と訪問リハビリを同一日に実施することが可能になるわけです。

　重症患者の場合、主治医による在宅療養指導管理を手厚く提供することも重要です。このケースでは中心静脈栄養を行っていますが、点滴注射関連の他報酬との併算定ルールや、輸液セットの提供の仕方などをしっかり押さえておきましょう。

問題1 ［正解］ ① ④ ⑤

在宅報酬算定マニュアルの
54～55、58～59、154～155、222～227ページ参照

高齢患者の場合、退院しても在宅での療養が必要な人が多くいます。自宅に戻って治療の質が低下してしまったら再度悪化しかねません。そこで重要になるのが、入院医療機関と退院後の在宅療養を担う医療機関との連携です。退院時に患者情報の共有ができれば、在宅療養を充実させることができるはずです。

こうした退院時の連携について評価した報酬が退院時共同指導料になります（表1）。入院中の患者に、退院後の在宅療養を担う医療機関と入院医療機関の医師または医師の指示を受けた保健師、助産師、看護師、准看護師などが共同で退院後の在宅療養上必要な説明や指導を行い、その内容を文書で患者に提供した際に算定できます。同指導料1は退院後の在宅療養を担う医療機関が、同指導料2は入院医療機関が算定できます（問題の選択肢②は誤り）。また、入院医療機関の医師または看護師等が、退院後の在宅療養を担う医師、看

表1　退院時共同指導料

退院時共同指導料	
退院時共同指導料1	
1　在宅療養支援診療所の場合	1500点
2　1以外の場合	900点
特別管理指導加算	200点
（「厚生労働大臣が定める状態等に該当する場合」）	
退院時共同指導料2	400点
医師による共同指導の場合	300点
多機関共同指導加算	2000点

【主な算定要件】
- 入院医療機関および退院後の在宅療養を担う医療機関の医師または医師の指示を受けた以下の職種が共同で退院後の在宅療養上必要な説明や指導を行い、その内容を文書で提供した場合、退院後の在宅療養を担う医療機関は退院時共同指導料1、入院医療機関は同指導料2を算定する
    - ・看護師等（保健師、助産師、看護師、准看護師）
    - ・薬剤師　　・管理栄養士　　・理学療法士
    - ・作業療法士　・言語聴覚士　　・社会福祉士
- 他の医療機関、介護老人保健施設、特別養護老人ホームなどに入院・入所する患者、死亡退院した患者では算定できない。ただし、入退院支援加算を算定する患者では、退院時共同指導料2については老健施設、介護医療院、特別養護老人ホーム、特定施設などに入院・入所する患者でも算定できる（医療機関に併設する介護施設などの場合は不可）
- 退院時共同指導料2の医師による共同指導の場合の加算と多機関共同指導加算は併算定できない
- 退院時共同指導料は、ビデオ通話により共同指導した場合でも算定できる

護師等、歯科医師、歯科衛生士、薬局の薬剤師、訪問看護ステーションの看護師等（准看護師を除く）、理学療法士、作業療法士、言語聴覚士、ケアマネジャー、相談支援専門員のいずれか3者以上と共同で指導を行った場合は、多機関共同指導加算として2000点を算定できます。この臨床問題のケースでは入院医療機関のA病院の医師や看護師らが、在宅療養を担うB診療所の医師・看護師・理学療法士のほか、C訪問看護ステーションの看護師、D居宅介護支援事業所のケアマネジャーと共同で指導しているので、退院時共同指導料2に加えて多機関共同指導加算を算定できます（選択肢④は正解）。

さらに、患者が「厚生労働大臣が定める状態等」（別表第8）に該当する場合、患者の在宅療養を担当する医療機関は退院時共同指導料1のほかに特別管理指導加算も算定することができます。加えて、「厚生労働大臣が定める疾病等」（特掲診療料の施設基準等別表第3の1の3）に該当すれば、本来は入院中1回しか算定できない退院時共同指導料1・2を2回算定することができます。このケースの患者は別表第8にも別表第3の1の3にも該当し、これらの算定ルールが適用されるので、しっかり押さえておきたいところです（選択肢①は正解）。

これに関連する訪問看護ステーションを対象とした報酬が退院時共同指導加算です。退院前に医師と共同指導を行った場合に算定できます。同加算は医療保険と介護保険の双方に設定されており、医療保険では患者が別表第7、別表第8に該当する場合、介護保険では別表第8に当てはまる場合は2回まで算定が可能です（選択肢③は誤り）。

なお退院時の共同指導とは別の話になりますが、選択肢⑤にある「B診療所からの訪問リハビリ」は、患者が要介護認定を受けているので介護保険からの給付が優先されます（選択肢⑤は正解）。訪問リハビリが医療保険からの給付になるのは、要介護認定を受けていない場合と、急性増悪時のみになります。

問題2 ［正解］ ②　③　④

（1）訪問看護ステーションが入院患者の試験外泊中に訪問看護を実施したり、（2）退院日に在宅で療養する上での必要な指導を行うほか、（3）入院医療機関が入院中および退院日に患家を訪問して指導するなど、スムーズな退院に向けて関連機関が様々な取り組みを実施することがあります。診療報酬・訪問看護療養費においては、（1）は訪問看護基本療養費(III)、（2）は退院支援指導加算、（3）は退院前訪問指導料として評価されています（図1）。

その際に気になるのが、それぞれの取り組みについて同時に報酬を請求できるのかという点でしょう。実際、退院日に（2）と（3）の両方が行われることがあります。医療保険では併算定の制限が多くありますが、これら2つについては双方とも算定が可能です（問題の選択肢④は正解）。

設問のほかの選択肢についても順次説明します。このケースでは、退院後に患者の容体が悪化してB診療所の呼び掛けにより緊急カンファレンスが開かれています。これに参加したケアマネジャーについては、介護保険の緊急時等居宅カンファレンス加算の算定が可能です（選択肢①は誤り）。

訪問薬剤指導を担当したE調剤薬局に関しては、患者が要介護認定を受けているので介護保険の居宅療養管理指導費を算定することになります。同指導費は本来、薬局薬剤師の場合は月4回が算定の上限ですが、末期の悪性腫瘍の患者と中心静脈栄養の患者については週2回かつ月8回まで算定が認められます。このケースの患者は両方に当てはまるので、この特例が適用されます（選択肢③は正解）。

また、このケースの患者は要介護認定を受けているので、訪問リハビリも医療保険ではなく介護保険からの給付になります。介護保険の訪問リハビリの場合、居宅サービス計画（ケアプラン）に盛り込まれれば週6日まで、退院後3カ月以内は週12回まで提供が可能となり、同じくケアプランに盛り込まれれば複数の医療機関からの実施も認められます（選択肢②は正解）。さらに介護保険による訪問リハビリのため、医療保険からの給付となるB診療所による訪問診療との同一日の実施（算定）もできます（選択肢⑤は誤り）。

図1　訪問看護基本療養費（III）と退院支援指導加算、退院前訪問指導料の関係

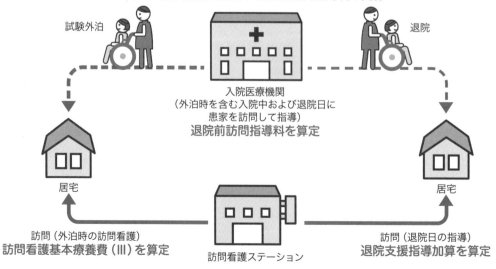

問題3 ［正解］ ② ③ ⑤

在宅報酬算定マニュアルの
120〜121、134〜135、160〜161、196〜199、
202〜203、232〜233ページ参照

　このケースの患者は、中心静脈栄養を受けています。この指導管理は診療報酬では在宅中心静脈栄養法指導管理料として評価されており、在宅中心静脈栄養法用輸液セット加算などが設けられています（表1）。同指導管理料は原因疾患にかかわらず、中心静脈栄養以外の栄養維持が困難で、同療法が必要と医師が判断した患者が対象になります。注意したいのは、在宅患者訪問点滴注射管理指導料との併算定です。主治医が在宅患者訪問点滴注射指示書を交付して、週3日以上の訪問看護で点滴を実施しても併算定はできません（問題の選択肢④は誤り）。また在宅中心静脈栄養法用輸液セット加算に関しては、1カ月に輸液セット6組までは同加算を算定することになり、6組を超える分については特定保険医療材料で算定します（図1）（選択肢⑤は正解）。

　重度の患者については、手厚い訪問看護の実施も可能になります。その1つが複数名の看護師などによる訪問看護です。医療保険では、患者が「厚生労働大臣が定める疾病等」（別表第7）や「厚生労働大臣が定める状態等」（別表第8）などに該当すると、複数名訪問看護（・指導）加算が算定できます。別表第8に当てはまる患者については、90分を超える訪問看護を実施した場合を評価した長時間訪問看護（・指導）加算の算定も可能になります。このケースの患者は別表第7、別表第8の

両方に該当するので、これらの加算の算定が認められます（選択肢①は誤り）。

　このケースでは自宅での看取りを視野に、亡くなる10日前から週3回の訪問診療、毎日2回の訪問看護を実施しています。そのためB診療所は、死亡日および死亡日前14日以内の計15日間に2回以上の往診または訪問診療を実施した場合を評価した在宅ターミナルケア加算を算定することができます。C訪問看護ステーションにおいても、同様の期間に2回以上の訪問看護の実施を評価した訪問看護ターミナルケア療養費の算定が認められます（選択肢②は正解）。なお2022年度診療報酬改定では、同療養費の「2回以上」の要件について、退院日の退院支援指導も含められるようになりました。

　一方、問題1・2でも触れましたが、このケースの訪問リハビリは介護保険からの給付になります。介護保険の訪問リハビリは週6日（回）が算定限度ですが、2021年度介護報酬改定では、退院日から起算して3カ月以内の患者に対する訪問リハビリは週12回まで提供できるようになりました。そのため、このケースの患者の希望により1日3回・週3日（計9回）のケアプランが立てられれば実施が可能です（選択肢③は正解）。

表1　在宅中心静脈栄養法指導管理料

在宅中心静脈栄養法指導管理料（月1回）	3000点
（以下は在宅療養指導管理材料加算）	
在宅中心静脈栄養法用輸液セット加算	2000点
注入ポンプ加算（2カ月に2回まで）	1250点
（以下は特定保険医療材料）	
在宅中心静脈栄養用輸液セット	
（1）本体	1520円
（2）付属品	
フーバー針	419円
輸液バッグ	414円

※在宅患者訪問点滴注射管理指導料との併算定は不可

図1　輸液セットの算定イメージ

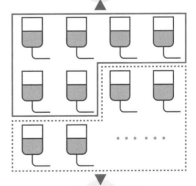

**1カ月に6組までは
在宅中心静脈栄養法用輸液セット加算で算定**

**6組を超える分は
特定保険医療材料で算定**

[著者]

永井 康徳（ながい やすのり）

1966年生まれ。愛媛大学医学部卒業後、愛媛大学医学部附属病院、自治医科大学地域医療学教室を経て、愛媛県の明浜町国保俵津診療所所長に就任。2000年に、愛媛県初の在宅医療専門診療所「たんぽぽクリニック」を松山市に開業。2016年2月には在宅療養支援病床・緩和ケア病床として「たんぽぽのおうち」を併設。現在、医療法人ゆうの森の理事長として、「たんぽぽクリニック」、西予市の僻地診療所「たんぽぽ俵津診療所」、訪問看護ステーション、訪問介護事業所などの運営を手がける。「医療者の無知は患者にとって罪」との考えから在宅医療従事者の教育に取り組み、全国在宅医療テストを主催している。

[著者]

江篭平 紀子（えごひら のりこ）

2003年に「たんぽぽクリニック」に入職後、主に医事業務を担当し、現在は医療法人ゆうの森の業務サポート室室長を務める。ゆうの森の医療事務を統括し、全国在宅医療テストの問題作成にも携わっている。

たんぽぽ先生の在宅報酬Q&A 改訂版
2022年度診療報酬改定完全対応

2020年8月11日	初版第1刷発行
2022年8月8日	改訂版第1刷発行

著者	永井 康徳
	江篭平 紀子
編集	日経ヘルスケア
発行者	米田 勝一
発行	株式会社日経BP
発売	株式会社日経BPマーケティング
	〒105-8308　東京都港区虎ノ門4-3-12
表紙デザイン	クニメディア
デザイン・制作	クニメディア
イラスト	やまもと 妹子
印刷・製本	大日本印刷